ALEXA LINELL

PROJEKT 22

THRILLER

HarperCollins

1. Auflage 2023
Originalausgabe

Umschlaggestaltung von Büro Süd GmbH
Umschlagabbildung von PIER,
Choksawatdikorn/SCIENCE PHOTO LIBRARY / Getty Images
Gesetzt aus der Stempel Garamond
von GGP Media GmbH, Pößneck
Druck und Bindung von CPI books GmbH, Leck
Printed in Germany
ISBN 978-3-365-00290-2
www.harpercollins.de

Klimaneutral
Druckprodukt
ClimatePartner.com/15109-2009-1001

MIX
Papier
FSC FSC® C083411

PROLOG

Die schwarze Limousine beschleunigte.

»Was machen die denn?« Rönne gab ebenfalls Gas, verringerte zügig den Abstand.

Sein Kollege Kalle schaltete zum Haltesignal die Sirene an, die einen kurzen Heuler von sich gab.

Daraufhin hielt die Limousine endlich am Rand der Landstraße.

Rönne parkte den Streifenwagen mit laufendem Motor ein Stück dahinter. »Hoffentlich keine Wilderer.«

»In so ’nem Schlitten?«, fragte Kalle.

»Unauffällig.«

»Auch wieder wahr.«

Die Hände an den Waffen näherten sie sich vorsichtig der Limousine.

Das Fenster an der Fahrerseite glitt herunter.

»Was ist denn das Problem?«, fragte der drahtige Mann hinterm Steuer und verzog den Mund zu einem freudlosen Lächeln.

»Warum haben Sie nicht gleich angehalten?«, fragte Rönne.

»’tschuldigung, ich wollte Ihnen Platz machen. Habe nicht gecheckt, dass Sie meinen, dass ich anhalten soll.«

Rönne wechselte einen Blick mit Kalle, der zweifelnd das Gesicht verzog.

»Führerschein und Fahrzeugschein bitte.«

Nach kurzem Zögern reichte ihm der Fahrer beides. Er hatte schmutzige Finger, und Rönne roch abgestandenen Schweiß.

»Ihr rechtes Bremslicht ist defekt.«

»Oh, haben wir nicht bemerkt. Das wechseln wir aus, sobald wir wieder in der Firma sind, und fahren bei der nächsten Polizeistation vor, um es abnehmen zu lassen. Wir haben es nämlich eilig, wissen Sie.«

Der Beifahrer rieb seine Handflächen an den Oberschenkeln. Auch seine Hände starrten vor Dreck. Irgendwas stimmte hier nicht.

»Wohin wollen Sie?«

»Wir sind geschäftlich unterwegs.«

Rönne kontrollierte den Halter im Fahrzeugschein. »Für einen Buchholzer Spielhallenbetreiber? In dieser Gegend?« Er deutete mit dem Kinn in Richtung Gruber Forst.

Der Fahrer zuckte mit den Schultern.

»Steigen Sie bitte aus.«

»Warum?«

Rönne wechselte wieder einen Blick mit Kalle.

»Meinetwegen, verdammt noch mal«, fluchte der Fahrer. Er brachte neben seinem eigenen Geruch den Hauch eines weiteren, süßlich-stechenden mit.

Während er in einen Alkoholtester pustete, ließ Kalle auch den Beifahrer aussteigen und ging hinter ihm herum ums Auto. Die rechte Hand ruhte auf seiner Dienstwaffe, während er mit der linken ein paar Fliegen verscheuchte, von denen sich einige auf dem Kofferraumdeckel niederließen und zu den Rändern krabbelten.

Beide Männer hatten einen Bartschatten ums Kinn, aber der Fahrer war nüchtern.

Ein paar Kühe standen am Zaun und sahen ihnen wiederkäuend zu.

»Machen Sie bitte den Kofferraum auf«, sagte Kalle.

»Warum? Das ist doch Schikane«, sagte der Fahrer.

»Machen Sie schon! Haben Sie etwa im Naturschutzgebiet einen kapitalen Hirsch erwischt? Oder einen Wolf erschossen?«, fragte Rönne. Vor zwei Tagen hatten sie gleich drei Wilderer festgesetzt.

»Öffnen«, befahl Kalle ruhig.

Der Fahrer stakste zum Kofferraum. Der Beifahrer sah sich nervös um.

Die Fernbedienung piepste, der Kofferraum glitt auf, und die Fliegen hatten freie Bahn.

»Scheiße!«, flüsterte Rönne.

ACHT TAGE ZUVOR

Flügel müsste man haben. Und einen Panzer. Alice legte ihren Zeigefinger an die kühle Scheibe und schnitt dem Marienkäfer den Weg ab. Er stoppte. *Hier nützen dir deine Flügel nichts.* Sie schaute an Finger und Käfer vorbei aus dem Fenster des Autos.

Sie waren da. Vor dem großen Tor.

»Haben Sie einen Termin?«, fragte der Wachmann.

Vater bejahte und nannte Arzt und Uhrzeit.

»Ihren Ausweis, bitte.«

»Guter Mann, wir kommen seit zwanzig Jahren regelmäßig hierher«, beschwerte sich ihr Vater. »Zu oft für meinen Geschmack. Sie kennen uns. Von Hauensteins.«

Der Wachmann zeigte sich unbeeindruckt. »Ich habe meine Anweisungen.«

»Herrgott!« Vater zog sein Portemonnaie aus dem Jackett und reichte seinen Ausweis hinüber.

»Denk an die Demonstrationen, die es hier schon gegeben hat, Schatz«, sagte Mutter. »Die strengen Auflagen dienen unserem Schutz. Und dem Schutz der Patienten.« Sie hörte sich an wie die Sprecherin eines Werbeclips für GP-Tech, das diese Klinik hier in München als Außenstelle betrieb.

Sie durften passieren.

Alice bekam eine Gänsehaut. *Jetzt geht es mir wie dir.* Sie beobachtete den Marienkäfer, der immer noch einen Weg ins Freie suchte.

Vater lenkte den satt schnurrenden SUV auf die von Bäumen gesäumte Zufahrt, an deren Ende der schneeweiße Flügelbau mit den Sprossenfenstern inmitten eines blühenden Parks lag.

Sie hielten im Schatten eines Baumes, und ihre Eltern stiegen aus.

Alice hielt dem Marienkäfer den Finger hin, bis er draufkrabbelte.

Mutter klopfte gegen die Scheibe und winkte ungeduldig.

Alice konzentrierte sich auf den Marienkäfer und balancierte ihn auf dem Zeigefinger aus dem Auto. Er krabbelte bis zur Fingerspitze, fühlte die leichte Spätsommerbrise, die durch die Blätter ringsum strich, öffnete seinen gepunkteten Panzer und flog davon.

Viel Glück. Sie sah ihm nach. *Wenigstens einer von uns ist frei.*

»Alice!«, befahl Vater.

Sie ließ die Schultern hängen und trottete hinter ihren Eltern her zum Haupteingang der Klinik.

»Ach, der Rotschopf ist da«, murmelte die Oberschwester, als sie an Alice vorbeiging. Dann begrüßte sie lächelnd Vater und Mutter, trat hinter den Tresen und griff zum Telefonhörer. »Die von Hauensteins sind da.«

Alice strich sich die Haare hinter die Ohren und schaute zu Boden.

Ein großer, in weiß gekleideter Pfleger kam, um sie abzuholen.

»Der Termin mit Gerrard Knox findet morgen wie geplant um elf Uhr statt«, sagte die Oberschwester zu ihren Eltern.

Vater nickte gönnerhaft. Mutter lächelte unsicher und folgte Alice noch ein Stück in Richtung Fahrstuhl.

»Was für ein Termin?« Alice war nun auf der Hut. Fast immer musste sie nach solchen Besprechungen länger hierbleiben oder sogar in den Hauptsitz nach Buchholz, von Eingeweihten nur »die Anstalt« genannt. Sie war zu einem

Routinetermin hier. Worüber wollten ihre Eltern mit Herrn Knox sprechen? Es war Jahre her, dass sie dem Arzt aus Versehen einen Finger gebrochen und dafür wochenlang in der Anstalt gebüßt hatte. Auch geritzt hatte sie sich lange nicht mehr. Alles nur, um nicht nach Buchholz zu den anderen zu müssen. Um Viktor nicht wieder zu begegnen.

»Es geht darum, wie deine Behandlung in Zukunft aussehen wird, Alice. Du bist längst volljährig. Wir können nicht ewig auf dich aufpassen. Bis morgen, Kind.«

Mutter lächelte zerstreut, scheuchte sie mit einer Hand in Richtung Fahrstuhl, ohne sie zu berühren, und eilte dann zurück zu Vater.

Er nickte Alice zum Abschied zu, die sich für das wappnete, was sie erwartete.

Neben dem Fahrstuhl hing ein Bild der Anstalt. Ein in der Sonne glitzernder Glaskasten und darunter stand in silberner Schrift: *Institute for Genetic and Pharmacological Technology.* Die zwei großen Tore und den doppelten Zaun mit dem NATO-Draht hatten sie nicht mit aufs Bild genommen.

Sie fuhr unter Bewachung des Pflegers nach unten und stieg in einem nach Desinfektionsmitteln riechenden, hell erleuchteten Gang aus.

Mutter sagte immer, ohne diese Klinik gäbe es sie nicht. Aber die Art, wie sie das sagte, hatte sich über die Jahre verändert. Früher hatte es sich froh und hoffnungsvoll angehört. In letzter Zeit klang sie eher resigniert und traurig. Besser wäre es gewesen, sie hätte sich eine Fortpflanzungsklinik gesucht, die nicht gleichzeitig eine psychiatrische Abteilung unterhielt, selbst wenn das zur Betreuung der oft verzweifelten Paare mit Kinderwunsch sinnvoll war.

Wie in Buchholz lag die Psychiatrie auch hier in München im Untergeschoss. Vielleicht hatte sich einer der bösen Geister nachts durch die Wände nach oben in Mutters luxuriöses Zimmer und in die unschuldige, werdende Seele ihrer Tochter geschlichen.

Der Mann neben ihr sagte nichts. Er begleitete sie durch die mit PVC ausgelegten Gänge und passte auf, dass sie nicht stehen blieb, mit niemandem sprach und nirgendwo unerlaubt abbog. Auf dem ganzen Weg spürte sie die Kameralinsen auf sich gerichtet, als wären es die kleinen, blanken Augen unzähliger Krähen. Der Mann führte sie in ein Behandlungszimmer und schloss die Tür von außen ab.

Sie setzte sich auf die Liege und sah zu dem kleinen, hoch angebrachten Fenster, das mit einer Folie verklebt war. Immerhin gab es ein Fenster.

Ob es dem Marienkäfer wohl gut ging? Hoffentlich hatte er einen schönen und sicheren Platz gefunden.

Der Raum war eng, aber hell erleuchtet. Sie versuchte, das Summen der Kamera links oben zu ignorieren, atmete konzentriert.

Was genau ihre Eltern morgen wohl mit Herrn Knox besprechen wollten? Sie hatte vor zwei Monaten ihr Abitur mit sehr guten Noten bestanden und wollte studieren. Psychologie vielleicht, oder Germanistik. Vater meinte, das könne sie mit ihrer Krankheit nicht, aber er irrte sich. Alle irrten sich. So krank war sie gar nicht. Sie wollte etwas lernen und ein eigenes Leben beginnen. Außerdem wären ihre Eltern bestimmt froh, sie aus dem Haus zu haben. Diese Fahrten zur Klinik waren ihnen längst lästig geworden, und sie mussten ständig auf Alice Rücksicht nehmen.

Die Zeit verging, und die Luft in dem kleinen Zimmer wurde stickig.

Was, wenn die Frau mit den dicken, fleischigen Lippen und den quietschenden Turnschuhen aus der Anstalt hierher versetzt worden war? Wenn sie jetzt in dieses Zimmer käme und sie anbrüllen würde? Sie war grob, laut und hatte Spaß daran, ihre Patientinnen am Bett zu fixieren. Wollte Alice ihre Tabletten nicht nehmen, fesselte dieses Miststück sie auch mal mit Kabelbindern an einen Stuhl, griff ihr in die Haare und riss ihren Kopf zurück, bis sie den Mund aufmachte.

Das Türschloss klickte, und Alice schreckte hoch.

Der Pfleger von vorhin kam herein, setzte sich auf einen Hocker, nahm ihren zerstochenen Arm, suchte kurz nach einer geeigneten Stelle und nahm ihr Blut ab. Er tat einfach seine Arbeit, deswegen pikste es nur einmal kurz. In der verfluchten Anstalt dagegen nutzten manche der Pfleger jede Gelegenheit, um den Patienten wehzutun.

Er stellte die immer gleichen Fragen und notierte ihre Antworten. Sie musste sich bis auf die Unterwäsche ausziehen, was ihr extrem peinlich war. Er schoss Fotos von allen Seiten.

Dann folgte das Wiegen. Zu dünn.

Nachdem sie sich wieder angezogen hatte, brachte er sie zum MRT. Als könnte diese lärmende Röhre die lockeren Schrauben in ihrem Kopf finden.

Wieder wartete sie in einem kleinen, engen Raum darauf, abgeholt zu werden. Hier gab es nur schummriges Licht und wahrscheinlich keine Kamera. Ihr gegenüber standen mehrere abgeschlossene Schränke, und ganz links stapelten sich Kisten. Ihr Blick blieb an ihnen hängen. Die Dunkelheit in den Zwischenräumen der Kartons bewegte sich, langsam, wie zähflüssige Lava, und kroch auf sie zu. Sie schloss die Augen und atmete tief durch. Als sie die Augen wieder öffnete, waren die Schatten an ihren Platz zurückgekehrt.

Diesmal musste der andere Arm dran glauben. Für das Kontrastmittel.

Warum machten sie das mehrmals im Jahr? Was sollte sich verändert haben? Und wie lange sollte der ganze Mist noch dauern? Diese tollen, neuen Pillen hatten sie nicht geheilt. Warum also noch testen? Sie verstand den Sinn des Ganzen nicht, aber sie hatte aufgehört nachzufragen. Vor Jahren war sie dafür immer wieder wochenlang in der Anstalt in Buchholz gelandet. Manchmal tagelang in dem Erziehungszimmer ohne Fenster, schallisoliert, nur mit einem Klo, einem Waschbecken und einer Matratze. Das Licht wurde von außen gesteuert. Morgens weckte es grell und zur Nacht wurde es nur einmal kurz abgedimmt, bevor es fast ausging. Fast, weil die Kameras etwas Licht brauchten.

Sie lag ganz still in dem ohrenbetäubend lauten Gerät und träumte sich mit Limo und Sandwiches auf eine rot karierte Picknickdecke neben ihre beste Freundin. Weil sie keine Freundin hatte, stellte sie sich die mit den Sommersprossen aus ihren Pferdebüchern vor. Neben ihnen grasten ihre treuen Ponys.

Nach der Prozedur durfte sie nicht ins Wartezimmer, weil dort eine Leidensgenossin saß, die sie hier schon öfter gesehen hatte. Im Gegensatz zu den meisten anderen durften sie bei ihren Eltern leben und wurden nicht in der Anstalt verwahrt.

Zu gerne hätte sie sich mit der jungen Frau unterhalten. Freundschaft mit ihr geschlossen. Aber das war nicht erlaubt. Taten sie es doch und wurden erwischt, folgte prompt die Bestrafung. Das Erziehungszimmer zum Beispiel. Oder eine Fixierung am Bett über Nacht. Kein Umdrehen. Allem und jedem ausgeliefert. Feuer. Viktor.

Sie atmete gegen die aufkommende Übelkeit an und sah auf ihre Uhr. Erst zehn Minuten vorbei.

Der Raum, in dem sie bis zu ihrem Gespräch warten musste, war so klein, dass sie das Summen der Kamera hörte.

Dreißig Minuten.

Oder summte es bloß in ihrem Kopf? Das sagten sie ihr ständig. Dass es hier nur in einigen Räumen Kameras zur Sicherheit gab, aber nicht in den Patientenzimmern und nicht in ihrem Zimmer zu Hause. Es sei eine der typischen Wahnvorstellungen bei paranoider Schizophrenie. Doch das stimmte nicht. Sie hatte die Kameras gefunden. Ihre Eltern glaubten ihr nicht, überprüften es nicht einmal. Und weil Diskutieren, Weinen und Brüllen nicht halfen, sondern nur noch Schlimmeres heraufbeschworen, kniff oder kratzte sie sich. Manchmal schnitt sie sich an Papier. Um zu fühlen, dass sie nicht fantasierte. Wenn der Schmerz da war, war sie es auch.

Fünfunddreißig Minuten.

Vielleicht wussten sie es doch. Schließlich war es ihr Haus. Steckten sie so tief drin? Oder waren sie ebenfalls Opfer der Lügen, die ihnen erzählt wurden? Vielleicht sollte sie doch versuchen, eine der Kameras auszubauen. Egal, wie viel Ärger das für sie bedeutete. Dann hätte sie endlich einen Beweis, dann mussten sie ihr glauben.

Erst nach einer Stunde wurde sie abgeholt.

Man stellte ihr endlos viele Fragen. Manche davon erschienen ihr sinnlos. Was spielte es für eine Rolle, wie viel sie trank und ob ihr in letzter Zeit mehr Haare ausgefallen waren oder die Haut öfter juckte? Sie bekam seit Jahren das gleiche Medikament.

Manche ihrer Antworten musste sie sehr genau abwägen, um nicht wieder im Erziehungszimmer zu landen. Und manchmal log sie einfach: Meine Angst vor der Dunkelheit ist nicht mehr so schlimm. Ich schlafe besser. Ansonsten ist alles wie immer.

Sie hatte gelernt, sich durch die Verhöre zu schlängeln.

Als sie endlich fertig waren, zog sich ein dumpfer Schmerz von den Schulterblättern über den Nacken bis hinter die Augäpfel.

Man brachte sie auf ein kleines Zimmer, dessen hoch angebrachte Fenster blind und von außen vergittert waren. Vorhänge gab es keine. Mit ihnen könnte man sich erhängen. Auch in der offenen Abteilung war man vorsichtig.

Es gab ein Bett mit einem hochklappbaren Tischchen, einen Nachttisch und einen kleinen Einbauschrank. In dem winzigen Bad war alles fest montiert und bestand aus Materialien, die sich leicht abwischen ließen. Es roch nach Desinfektions- und Reinigungsmitteln.

Das an die Tür gereichte Abendessen roch dafür nach nichts. Eine Scheibe blasses Formfleisch auf gräulichem Brot. Ein angetrocknetes Stück Gurke und ein eiskaltes Stück Tomate, gegen das ihre Zähne rebellierten.

Nach dem Abendbrot öffnete sie den Einbauschrank. Einer der Pfleger hatte – wie üblich – ihre Tasche ausgepackt, kontrolliert und ihre wenigen Habseligkeiten eingeräumt.

Sie zog den verwaschenen Pyjama an, den ihre Mutter seit Jahren aussortieren wollte. Abgetragen und geflickt. Voller kleiner, bunter Luftballons. Als könnten sie jederzeit davonfliegen. Ihr kleiner Bruder hatte damals einen Schlafbeutel mit demselben Muster gehabt. Er war Erlösung, Traum, Erfüllung und Hoffnung gewesen. Sie war nach vielen Fehlversuchen, Tränen und Mühen aufgrund künstlicher Befruchtung geboren worden. Er aber war ganz unverhofft und natürlich acht Jahre später entstanden, ein kleines Wunder, an das ihre Eltern längst nicht mehr geglaubt hatten.

Oft hatte er fröhlich das Händchen nach ihr ausgestreckt und vorsichtig nach einer Strähne ihres Haares gegriffen.

Als sie ihn damals fand, sein kleines Gesicht grau, die Augen trüb und erloschen. Sein schlaffer Körper lag wie der einer Puppe im Bett. Mutter brach bei dem Anblick zusammen. Die Notärzte. Die Anklage im Blick ihres Vaters. Sie hätte sofort mit ihrem Bruder getauscht. Aber der Teufel macht keine fairen Geschäfte.

Mit dem Ärmel wischte sie die Tränen fort.

Sie putzte sich die Zähne und legte sich ins Bett. Die Tür ließ sich von innen nicht abschließen. Wie ihre Zimmertür zu Hause hatte sie keinen Schlüssel, es gab keinen Fernseher, kein Radio. Immerhin konnte sie das Licht löschen, wann sie wollte. Also tat sie genau das und träumte sich zum Einschlafen wieder auf die Wiese zu ihrer besten Freundin, der Picknickdecke und den Ponys.

Es gibt Limo, Sandwiches, Salat und Obst. Die Ponys stibitzen die Äpfel. Es ist warm, und die Luft riecht nach frischem Gras. Sanft hangabwärts liegt ein See, und an dessen Ufer taucht eine Trauerweide ihre Astspitzen ins Wasser.

Es quietscht leise. Sie sieht sich nach einem Fahrrad um. Stattdessen kommt eine gedrungene Person mit strähnigen Haaren, fleischigen Lippen und weißer Krankenhauskluft über die Wiese auf sie zugestampft. Ihre weißen Turnschuhe sind ausgelatscht und quietschten bei jedem Schritt.

Nein, bitte nicht!

Alice schreckte hoch. Ein Krankenhausbett. Fenster. Die Klinik in München. Gott sei Dank. Dass ständig etwas Licht in ihr Zimmer fiel, hatte wenigstens den Vorteil, dass sie nicht im Dunkeln aus ihren Albträumen erwachte.

Draußen im Flur verloren sich quietschende Schritte. War diese schreckliche Frau vielleicht doch hierher versetzt worden?

Sie konnte weder abschließen noch etwas vor die Tür schieben, aber sie konnte alle Schlupflöcher verstopfen. Also schlich sie ins Badezimmer, rollte Klopapier ab und stopfte es in den Türschlitz am Boden.

Dann nahm sie ihren Zahnputzbecher aus Plastik, stellte ihn umgedreht auf den Boden an die vordere Türkante und legte zwei Zehn-Cent-Münzen so nah wie möglich an den Becherrand. Ein Glasbecher wäre besser gewesen, weil er Krach beim Umfallen gemacht hätte. Leider war Glas wegen der Scherben tabu. Sie hatten zwar alles durch die Kameras im Blick. Trotzdem hoffte Alice, dass ihnen das nichts nützen würde. Öffneten sie die Tür, sollten die Münzen zu Boden fallen.

Sie schlüpfte wieder ins Bett.

Hätte sie bloß ein paar von ihren Büchern mitnehmen dürfen. Zu Hause standen sie schon in Zweierreihen. Wenn sie sich in eine schöne Geschichte einlesen konnte, träumte sie meist davon. Wenigstens ein schöner Traum.

Zuerst wachte sie stündlich auf. Dann jede halbe Stunde. Um fünf Uhr morgens nahm sie Becher, Münzen und Klopapier weg und wartete auf das Wecken um sechs.

Lautes Klopfen ließ sie hochfahren.

»Frühstück in fünfzehn Minuten«, rief eine giftige Frauenstimme.

Wo? Was? Ach so. Alice ließ sich wieder aufs Kissen fallen, seufzte und rollte sich schwerfällig aus dem Bett. Vor zehn Minuten hatte sie zuletzt auf die Uhr gesehen.

Im Halbschlaf zwang sie sich zur Eile. Die Zähne putzte sie unter der Dusche.

Das Frühstück war fast wie das Abendessen. Statt Gurke und Tomate gab es eine noch überwiegend grüne Banane und statt der Wurst Käse. Jedenfalls sah es so aus. Sie würgte das Brot hinunter und spülte mit lauwarmem Tee nach.

Danach ging es wieder in einen Behandlungsraum. Eine Kappe mit Kabeln wurde ihr über den Kopf gestülpt und weitere Elektroden ins Gesicht geklebt. Sie musste sich Bilder auf einem Monitor ansehen, Fragen beantworten und ein paar Geschicklichkeitsübungen absolvieren.

Hinterher war ihr Nacken steinhart vom Starren. Und da war auch wieder der dumpfe Schmerz hinter ihren Augäpfeln. Sie schloss die Augen, drückte sachte mit den Fingern gegen die Lider. Das half ein wenig.

In einer halben Stunde hatten ihre Eltern den Termin mit Herrn Knox.

Alice trottete neben dem Pfleger her, der gestern schon auf sie aufgepasst hatte, und starrte dabei zu Boden.

Hoffentlich durfte sie irgendwo studieren oder eine Ausbildung machen. In letzter Zeit hatte sie sich so viel Mühe gegeben, nicht aufzufallen, alles richtig und es jedem recht zu machen. Sie wollte ein ganz normales Leben führen. Freunde finden, einen Hund aus dem Tierheim adoptieren, sich verlieben, Geld verdienen.

Hauptsache, weit weg von der Anstalt. Und weit weg von …

Alice sah ein Paar schwarze Schnürstiefel, die an ihr vorübermarschierten.

Viktor!

Abrupt blieb sie stehen und sah sich hektisch um. Der Pfleger griff fest ihren Arm und führte sie wortlos weiter.

Alice entdeckte Herrn Knox, der hinter ihr durch eine Tür ging. Er trug feine dunkelbraune Lederschuhe zu einem braunen Nadelstreifenanzug.

Viktor war nirgendwo zu sehen.

»Ich muss mal«, sagte sie, als sie an der Damentoilette vorbeikamen.

»Beeil dich.« Der Pfleger bezog vor der Tür Stellung.

In einer der Kabinen setzte sie sich auf den Klodeckel, legte den Kopf in die Hände und wartete, bis der Schwindel vorüber war.

Dann atmete sie durch, stand auf und drehte den Entriegelungsknopf.

Die Tür schlug ihr entgegen, sie fiel auf die Klobrille zurück. Viktor packte sie mit einer Hand an der Kehle, die andere griff ihren Oberarm. Für einen Schrei bekam sie nicht genug Luft. Er zog sie aus der Kabine und drückte sie gegen die gekachelte Wand gleich daneben. Verzweifelt versuchte sie, ihn wegzudrücken, strampelte mit den Beinen, obwohl sie spürte, dass ihn genau das erregte.

»Da sind wir also wieder«, flüsterte er ihr ins Ohr, schob seine Hand in ihre Hose und versenkte mit einem bösen Grinsen seine Finger in ihr.

Sie schlug um sich. Er verstärkte den Griff um ihren Hals. Ihr wurde wieder schwindelig.

Plötzlich ließ er ihren Hals los, zog die Hand aus ihrer Hose, drückte sie aber weiter mit seinem Körper gegen die Wand. Sein Atem roch scharf nach Chili und Zwiebeln. In sein Gesicht hatten sich Falten eingegraben, und graue Strähnen mischten sich in sein schwarzes Haar. Dabei konnte er kaum älter als achtzehn Jahre sein.

»Ich habe es nicht eilig. Wir sehen uns ja bald öfter«, flüsterte er, durchbohrte sie mit einem langen Blick aus seinen stahlgrauen Augen und trat zurück.

Sie stolperte zur Tür und schlüpfte hinaus. Der Pfleger wich ihrem Blick aus, sagte nichts. Dabei wusste er genau, was passiert war. Trotzdem würde er nicht nachsehen, denn er hatte mindestens genauso viel Angst vor Viktor wie sie. Alle hatten Angst vor ihm. Außer Herr Knox und Herr Sendhausen.

Wieder in ihrem Zimmer, setzte sie sich zitternd aufs Bett und hoffte, dass ihre Eltern sie abholten, bevor Viktor ihr einen weiteren Besuch abstattete.

Hier war sie Viktor nie zuvor begegnet. Hatte er nur Herrn Knox begleitet? Oder hatte er einen eigenen Auftrag? Und warum sollten sie sich bald öfter sehen? Sie wollte ihn nie wiedersehen!

Vor ein paar Jahren hatte er schon einmal einen unbeobachteten Moment genutzt, um über sie herzufallen. Damals war er noch ein Teenager gewesen. Er war älter geworden. Und bestimmt schlimmer.

Sollte sie es jemandem erzählen? Würden sie ihr diesmal glauben? Sicher nicht. Jedes Mal, wenn sie von einem Übergriff erzählte, taten sie es als Übertreibung, Wahnvorstellung oder Aufsässigkeit ab. Auch ihre Eltern. Die Ärzte und Pfleger redeten es ihnen ein. Gezeigt wurden nur die schönen, hellen Zimmer, nicht die dunklen Löcher, in die man sie steckte. Selten trug sie Verletzungen davon und wenn, fanden sie immer eine unverfängliche Erklärung dafür. Und wer viel redete, wurde genauso oft und hart bestraft. Also hielt sie den Mund.

Die Türklinke bewegte sich, und ihr brach sofort der Schweiß aus.

Der große Pfleger winkte sie heraus. Erleichtert griff sie nach ihrer Reisetasche und folgte ihm. Ständig sah sie sich um, hatte das Gefühl, von allen angestarrt zu werden, und atmete auf, als sie ihre Eltern sah, die sich gerade von Gerrard Knox verabschiedeten.

»Überlegen Sie es sich«, sagte er zu ihnen und lächelte gewinnend.

»Das werden wir«, sagte Vater. Mutter nickte und zeigte ihr Gesellschaftslächeln.

Herr Knox ging lässig an Alice vorbei, ohne sie eines Blickes zu würdigen.

Sie widerstand dem Drang, Mutters Arm zu greifen und sie zum Ausgang zu zerren, denn seit sie kein Kind mehr war, lehnte Mutter ungebetenen Körperkontakt ab.

Zum Glück hatte es Vater eilig, und keine fünf Minuten später saßen sie im Auto. Doch die Stille im Wagen wog schwer.

»Worum ging es in dem Gespräch?«, fragte Alice, obwohl sie Angst vor der Antwort hatte.

Mutter wollte sich zu ihr umdrehen, aber Vater sagte: »Wir reden später darüber.«

Mutter sah ihn kurz an und setzte sich wieder gerade hin. »Ja, erst müssen wir noch etwas miteinander besprechen, dein Vater und ich.«

»Ich will nicht wieder dorthin. Es geht mir gut.«

»Es ist nur zu deinem Besten, mein Kind«, erwiderte Mutter resigniert.

»Wenn diese blöden Pillen so toll wären, müsste ich da längst nicht mehr hin«, murmelte Alice.

»Wärst du nicht in diesem Programm, säßest du längst in einer geschlossenen Abteilung, junge Dame. Also sei etwas dankbarer«, sagte Vater.

Sollte sie ihnen von Viktor erzählen? Beim letzten Mal hatte Vater Beweise für ihre Behauptungen gefordert, und als sie ihm keine liefern konnte, war er wütend geworden: »Ich will nichts mehr davon hören. Niemand glaubt dir diese wahnwitzigen Geschichten.«

Sie hatte die ganze Zeit geweint. Mutter hätte sie fast in den Arm genommen, legte ihr aber nur die Hand auf die Schulter und sagte: »Das passiert doch alles nur in deinem Kopf, Schätzchen.«

Auch diesmal hatte sie keine Beweise.

ERSTER TAG

1.

Alice saß mit zwei dicken Kissen im Rücken in der weißen Villa ihrer Eltern auf dem Bett.

»Der Tee ist fertig, Liebling«, sagte Mutter im Erdgeschoss. Wahrscheinlich war sie auf dem Weg ins Wohnzimmer.

»Sehr gut«, sagte Vater.

Die Hintertreppe, an der ihr Zimmer im ersten Stock lag, wirkte wie ein Verstärker. Hoffentlich vergaßen ihre Eltern die Flügeltüren zum Flur zu schließen, dann konnte sie mithören, was die beiden zu besprechen hatten.

Unten klirrte feines Porzellan.

Alice' Füße wurden kalt, aber sie schlüpfte nicht unter die Decke.

»Die neue Therapie, von der Herr Knox sprach, wird ihr guttun«, sagte Vater.

Noch mehr Pillen? Andere Pillen? Hauptsache, sie musste nicht in die Anstalt.

»Und das Programm im Anschluss«, sprach er weiter, »mit dem Alice auf ein Studium oder eine Ausbildung vorbereitet werden soll, erscheint mir sehr ausgereift. Sie kann in einer Wohngruppe leben und endlich ihre sozialen Kompetenzen ausbauen. Alle Teilnehmer werden ärztlich überwacht und an ein selbstständiges Leben herangeführt. Ich halte das für die beste Alternative, die wir im Moment haben.«

»Wahrscheinlich hast du recht«, sagte Mutter. »Die Zimmer sahen sehr schön aus auf den Bildern, und das Gebäude steht direkt neben dem Institut, sodass es keine langen Wege gibt. Außerdem haben sie das Kursprogramm extra auf die besonderen Bedürfnisse ihrer Schützlinge abgestimmt.«

»Siehst du.«

Wohngruppe? In der Anstalt? Das war eine Lüge. Es gab nur wenige kleine Zimmer für die Ruhigen und dafür umso mehr Einzelzellen für die anderen, in deren Wänden sich die Angst und der Schmerz der Insassen festsetzte.

Nachts löste sich diese dunkle Energie aus den Betonporen, kroch einem flüsternd in die Ohren und legte sich auf Mund und Nase.

Das hatte Viktor also gemeint, als er davon sprach, dass sie sich wiedersehen würden.

Sie zog ein Stück Unterlippe von innen zwischen die Zähne und kaute darauf herum.

Keine Klinik, keine Anstalt, keine Therapien mehr! Nie mehr! Dann beweg dich! Sie schlüpfte in ihre weißen Ballerinas, lief ums Bett und blieb unentschlossen stehen. Sie roch das Waschmittel und die verschwitzte Wolle ihres Pullovers.

Ihre Eltern verließen sich auf die Ärzte der Anstalt, aber denen traute sie schon lange nicht mehr. Wenn die Medikamente, die sie nehmen musste, so neu und toll waren, warum war sie dann nicht gesund und munter und reiste durch die Welt? Sie hatte oft über Flucht nachgedacht. Doch wohin? Sie kannte nur ihre Eltern, die kleine Privatklinik in München und die Anstalt. Nie durfte sie allein hinaus, besaß trotz des Luxus, in dem sie lebte, nur ein paar Münzen, und sie konnte nicht Auto fahren.

Sie brauchte einen Plan. Aber ihr Hirn war vor lauter Panik wie gelähmt.

»Wenn es nicht klappt, hat sie hier ihr Zimmer, in das sie zurückkehren kann«, sagte Mutter gerade.

Bullshit!

Bei jedem Aufenthalt in der Anstalt fürchtete sie, für immer bleiben zu müssen. So wie die vielen anderen, deren Zustand sich dort verschlechterte, bis sie gar nicht mehr gesehen wurden. Also, was jetzt? *Abhauen. Egal wohin. Erst mal weg. So weit wie möglich.*

Sie sah auf ihre Uhr, und ihr stiegen die Tränen in die Augen. Das kleine runde Ziffernblatt war schwarz mit goldenen Punkten statt Ziffern. Darüber wölbte sich randlos das Glas. Nach dem Tod ihres kleinen Bruders war es der einzige Kauf gewesen, bei dem sie und Mutter noch einmal zueinandergefunden hatten. Sie wischte sich die Tränen mit dem Ärmel ihres Pullovers von den Wangen und überlegte, wie sie aus dem Haus und vom Grundstück kommen könnte. Rund um die Uhr stand ein Wagen der Anstalt auf der anderen Straßenseite in der Nähe des Tores. Normalerweise nur mit einer Person besetzt. Ab und zu checkten sie die Kameras in ihrem Zimmer, die es angeblich nicht gab.

Ständig im Haus wollten ihre Eltern niemanden von GP-Tech haben. Damit verschafften sie ihr unabsichtlich mehr Bewegungsfreiheit und Zeit. So konnte Alice leichter entkommen. Und dann? Auf der einen Seite die Sackgasse, auf der anderen der Mann im Auto. Lief sie quer über das Grundstück, würde er sie sehen. Ihre Eltern genauso. Sie musste an ihm vorbei. Ungesehen.

Unmöglich. Es gab nur wenig Deckung, und mit dem Auto würde er sie schnell eingeholt haben.

Sie musste ihn aus dem Wagen locken. Die Karre lahmlegen. Dabei würde er nicht einfach zusehen. Also musste sie auch ihn ausschalten. Hätte sie eine dieser widerlichen Betäubungsspritzen aus der Anstalt, wäre sie um Hilfe rufend auf ihn zugestürzt und hätte sie ihm in den Arm gerammt. Aber das Zeug bekam sie nur, wenn sie ausflippte.

Ein Schlag gegen den Kopf?

Dazu brauchte sie eine Waffe. Außerdem ein Messer zum Zerstechen der Autoreifen.

Sie sah auf ihre schwitzigen, kalten Handflächen und überlegte, wo sie nach einer Waffe suchen könnte. Schusswaffen gab es in diesem Haus nicht. Jedenfalls hatte sie nie eine gesehen.

Keller und Dachboden waren zu weit weg.

Vorsichtig schlüpfte sie hinaus in den Flur. Er schien sich mit jedem Schritt, den sie zur Eingangshalle tat, länger zu strecken, als wolle er sie nicht dort ankommen lassen.

Türen reihten sich aneinander, und Schatten folgten ihr, mal wie gehorsame Hunde, mal sprangen sie davon, wenn sie sich nach ihnen umsah.

Rechts und links die Zimmer der Angestellten, die heute ihren freien Tag hatten. Zum Glück! Sie war früher schon verpfiffen worden und dafür im Erziehungszimmer der Anstalt gelandet.

Weiter vorne lag das Schlafzimmer von Mutter und Vater.

Davor gab es eines, das nicht verschlossen war. Alice griff nach der stumpfen Klinke, und die Tür schwang auf.

Der Luftzug scheuchte den Staub etlicher Jahre auf, schickte ihn in trägen Wirbeln über die Lichtfächer, die sich durch die halb offenen Jalousien der großen Sprossenfenster stahlen.

Alice stand auf der Schwelle und sah in den Flur.

Beobachtete sie jemand?

Niemand da.

Also trat sie ein und schloss leise die Tür hinter sich.

Es war das Zimmer ihres kleinen Bruders.

Auf den ersten Blick wirkte es wie ein großer Abstellraum.

Links stapelten sich ordentlich Möbel, Kartons und jede Menge Spielzeug, geschützt durch Plastikplanen. Sie erkannte das Kinderbett ihres Bruders, seine Schränke und den riesigen Teddy im Bett. Auch das rote, nie benutzte Elektroauto stand hier. Das konnte sie schlecht werfen.

Rechts vorne waren die Möbel des Kindermädchens gestapelt. Unter einer Plane.

In der Ecke hinten rechts lagerten ihre eigenen Kindermöbel unordentlich übereinander und ohne Abdeckung. Ein trauriger Haufen angeschwemmtes Treibholz. Alice sah wieder in das fröhliche Gesicht des Teddys. Es erinnerte sie an das Lächeln ihres zehn Monate alten Bruders.

Vater gab ihr die Schuld an seinem frühen Tod, obwohl sie ihn nur in diesem Bettchen gefunden hatte.

Sie rieb sich mit beiden Händen das Gesicht und atmete tief durch.

Sollte sie ein Tischbein abbrechen? Nein, das würde zu viel Lärm machen.

Das Krockettset!

Sie ging ans Kinderbett, hob vorsichtig die Plane an und entdeckte darunter das Set. Vorsichtig zog sie einen Schläger heraus und wog ihn in der Hand.

Sachte schwang sie ihn vor und zurück. Nicht schlecht.

Was war das für ein Geräusch? Kriechend, schleifend. Sie schaute auf den unteren Türschlitz, hielt die Luft an. Horchte. Nichts. Oder doch? Nein. Mit zittrigen Fingern öffnete sie die Tür einen Spalt und lugte hindurch.

Der Flur war zu beiden Seiten verwaist.

Sie schlüpfte hinaus, schlich zur Haupttreppe, drückte sich an die Wand und beobachtete die Eingangshalle. Kaute innen an der Unterlippe. Dort, wo sie noch nicht aufgebissen war.

Dann gab sie sich einen Ruck und stieg die Stufen hinab, als wandere sie über ein schlafendes Ungeheuer.

Die Kristalle des Kronleuchters bewegten das Licht.

Die Halle lag still, nur ihre Sohlen quietschten leise auf den weißen Marmorfliesen. Alice schlüpfte in die Küche und lehnte die Tür nur an.

Mit weichen Knien stützte sie den Rücken gegen die einzige freie Wand. Die Kälte der Kacheln und ihr vom Schweiß feuchter Pulli ließen sie frösteln. Sie bemühte sich, möglichst lautlos wieder zu Atem zu kommen.

Unbehaglich sah sie sich in der sterilen Küche um, deren Edelstahlflächen glänzten. Sie öffnete die Schublade mit den Messern. Manche waren mit einem Klingenschutz versehen und zusätzlich in Stoff eingeschlagen. Eines davon hatte Vater Mutter geschenkt, obwohl sie nie selbst kochte. Es hatte einen schön gemaserten Griff und vor allem eine zweischneidige, leicht nach oben geschwungene Spitze. Die Klinge war schmal und nicht zu lang. Zur Probe hielt sie den Stoff zwischen einer Hand und den Zähnen stramm. Er ließ sich mühelos zerteilen. Alice setzte das kühle Metall an ihren Arm, überlegte es sich dann aber anders. Sie schob den Schutz aus Plastik über die Klinge, steckte sich das Messer durch den Gürtel in die Gesäßtasche und zog ihren gelben Pullover über den Griff.

Weiter hinten führte eine schwere Metalltür in den weitläufigen Garten. Der Schlüssel steckte von innen im Schloss. Konnte sie diese Tür öffnen, ohne den Alarm auszulösen? Von der Treppe aus hatte sie das grüne Lämpchen gesehen. Die Alarmanlage war nicht scharf gestellt. Jedoch erinnerte sie sich dunkel daran, dass irgendwann von extra gesicherten Türen die Rede gewesen war. Leider war sie schon lange nicht mehr durch die Küche in den Garten gegangen. Sollte sie doch das Hauptportal nehmen? Nein. Aus dem richtigen Winkel konnte man es von der Straße aus sehen. Also schlich sie quer durch die Küche und wagte es. Der Schlüssel ließ sich leicht drehen und der solide Riegel nahezu lautlos zurückschieben. Die Tür schwang auf, die Nachmittagssonne schien ihr wärmend ins Gesicht und brachte den parkähnlichen Garten zum Leuchten.

Zuerst stand sie verdutzt in der Öffnung und starrte hinaus. Kein Alarm. Nur Vogelgezwitscher und ihr klopfendes Herz. War es wirklich so einfach?

Zögerlich trat sie über die Schwelle, schloss leise die Tür und hastete über die Schieferplatten, die kleinen Inseln gleich in verschlungenen Wegen durch den Garten führten. Erst hinter der nächsten Thuja duckte sie sich und schnappte nach Luft. *Du musst ruhig atmen, gleichmäßig, sonst kommst du nicht weit!*

Als sie zurückblickte, kamen ihr die Tränen.

Trotz allem, was geschehen war, liebte sie ihre Eltern. Denn früher hatten sie auch schöne Zeiten miteinander erlebt. Außerdem gab es sonst niemanden, der auf sie achtgab. Und dies war ihr Zuhause. Aber es blieb ihr keine andere Wahl.

Geduckt schlich sie von Baum zu Baum, vorbei an duftenden Rosen und Gladiolen, bis sie die Gruppe großer, alter Rhododendren hinter dem Nebengebäude mit den Garagen erreichte. Dahinter versteckte sie sich. Hielt jemand auf der anderen Seite Wache? Mied er den Kiesweg wegen des Knirschens und schlich deshalb über den Rasen oder durch die Beete?

Sie schloss kurz die Augen und lauschte.

Nichts.

Vorsichtig lugte sie um die Ecke, jederzeit auf dem Sprung. Vor den Garagen war niemand.

Mit eingezogenem Kopf huschte sie weiter, bis sie endlich bei der Buchsbaumhecke ankam, die das Grundstück begrenzte. Der strenge Geruch der Büsche ließ sie flacher atmen. Wie eine grüne Mauer türmten sich die Blätter vor ihr auf.

Eine Lücke, bitte, bitte eine Lücke!

Weit weg vom Haupteingang hatte sie Glück. Dort kümmerte eines der Bäumchen vor sich hin. Die unteren Äste waren licht und teilweise abgestorben, nur darüber war das Grün noch satt.

Sie zwängte sich durch die enge Öffnung, zog sich einen brennenden Kratzer am Arm zu und landete auf dem Seitenstreifen.

Zu beiden Seiten der Allee standen hohe Bäume, nur wenige der zurückgesetzten Häuser konnte man durch die dichten Hecken und Vorgärten sehen.

Links, ein Stück die gebogene Straße hinunter, stand die silberne Limousine, und halb auf der Motorhaube saß ein schlanker Mann. Er las Tageszeitung, die Füße lässig über Kreuz. Also musste sie ihn nicht aus dem Auto locken.

Sie warf einen Blick auf den Krocketschläger, den sie mit beiden Händen fest vor dem Körper hielt.

Auffälliger ging es kaum. Deshalb fasste sie den Schläger nur mit der rechten Hand und ließ das schwere Ende nach unten baumeln. Sie überquerte das Kopfsteinpflaster und schlenderte auf der anderen Seite Richtung Tor, als sei es völlig normal, einen Krocketschläger schwenkend die Straßen entlangzuspazieren.

Sie näherte sich dem Mann schräg von hinten. Obwohl der Sand unter ihren Füßen bei jedem Schritt laut knirschte, rührte er sich nicht.

Jetzt war sie hinter ihm.

Zwei weitere Schritte um die Motorhaube herum und sie stand neben ihm.

Er ließ die Zeitung sinken und drehte ihr den Kopf zu. Kopfhörer steckten in seinen Ohren. Das Kabel verschwand in der Innentasche seiner Jacke.

Ungläubig starrte er sie an, ließ die Zeitung fallen, wollte sich vom Auto abstoßen. Doch sie hatte den Schläger schon in weitem Bogen geschwungen und traf seinen Kopf mit einem dumpfen Geräusch. Sein Körper klatschte auf die Motorhaube, glitt an ihr herunter und blieb neben dem Auto liegen. Kleine Blutspritzer glänzten auf dem silbernen Metall. Sie hatte es tatsächlich getan! Stand er wieder auf? Sein Brustkorb hob und senkte sich, aber sonst zeigte er keine Regung.

War die Luft rein? Alice schaute sich in alle Richtungen um. Ja, sie war rein.

Also ging sie um das Auto herum, zog das Messer aus dem Gürtel, hielt es mit beiden Händen und stach die Klinge in die Seite des ersten Reifens. Zuerst erschrak sie vor dem lauten Zischen. Beim zweiten Mal war sie stolz darauf, dass ihr Plan aufging.

Als es erledigt war, warf sie Krocketschläger und Messer in die Hecke des Nachbargrundstücks und lief Richtung Hauptstraße, ohne sich noch einmal umzusehen.

2.

Hoffentlich hatte niemand gesehen, in welche Richtung sie gelaufen war.

Hatte sie sein Blut abbekommen? Nein. Gott sei Dank.

Dennoch hatte sie das Gefühl, dass Spione der Anstalt hinter den Fenstern standen und ihre Handys zückten, um die Polizei zu rufen.

Ich weiß nicht, wohin!

Sie zwang sich, an der nächsten Bushaltestelle stehen zu bleiben und die ausgehängten Abfahrtszeiten zu studieren. Dann schloss sie sich einer kleinen Gruppe Fußgänger an und ließ sich mit ihnen treiben. Menschen hasteten an ihr vorbei, schlenderten Hand in Hand vorüber, unterhielten sich miteinander oder telefonierten. Das Gefühl, beobachtet zu werden, verflog. Sie kannte niemanden, und niemand kannte sie. Erleichtert und gleichzeitig traurig trottete sie weiter und sah sich um.

Ein Paar zog sich an einem Automaten ein S-Bahn-Ticket. Unvermittelt blieb sie stehen.

Sie hatte kein Geld, kein Auto, keine Fahrkarte und keine Ahnung, wohin sie gehen sollte. Hier endete ihr Plan.

Wie konnte sie möglichst schnell möglichst weit wegkommen?

Sie beobachtete den Straßenverkehr, stellte sich in die Nähe einer leeren Parkbucht an den Seitenstreifen und hielt den rechten Daumen raus.

Niemand hielt an.

Sie versuchte, die Fahrer zu erkennen. Sahen sie freundlich aus? Suchten sie nach ihr? Oh, es war dumm, sich hier für alle Welt sichtbar an den Straßenrand zu stellen. Gerade wollte sie sich umdrehen und weggehen, als ein froschgrüner Kleinwagen neben ihr hielt. An dessen Rückspiegel hing eine Sammlung bunter, glitzernder Ketten, und aus dem heruntergelassenen Beifahrerfenster blickte sie eine junge Frau mit kurzer pechschwarzer Strubbelfrisur und knallroten Haarsträhnen an.

»Hallo, wohin willst du?«

»Nach Norden«, antwortete Alice spontan.

»Bis Kassel kann ich dich mitnehmen. Wenn du noch weiter in den Norden«, die letzten Worte markierte sie mit in die Luft gezeichneten Anführungsstrichen, »willst, musst du dir was Neues suchen.«

»Das reicht mir«, stammelte Alice, öffnete die Beifahrertür und setzte sich in ein mittelschweres Chaos aus angebrochenen Tüten mit Lakritz und Salzcrackern zwischen den beiden Sitzen, leeren Plastikflaschen im Fußraum, einer Plastiksonnenblume in der rechte Ecke der Windschutzscheibe sowie Gepäcktaschen auf den Rücksitzen. Die zerfledderte Deutschlandkarte nahm sie vom Sitz und legte sie auf ihren Schoß. Künstlicher Vanilleduft kribbelte ihr in der Nase, als sie die Tür schloss.

»Ich heiße Sabine. Mensch, das ist toll, dass ich diese öde Fahrt nicht ganz alleine machen muss. Eigentlich nehm ich ja keine Anhalter mit, aber du bist ja auch keiner von diesen abgeranzten Typen in Tarnklamotten. Und wie selten ist es geworden, dass Frauen per Anhalter fahren. Ich weiß, dass es gefährlich ist, trotzdem hab ich das früher genauso gemacht, und mir is' nix passiert. Wenn man halt keine Kohle für 'n Bahnticket und kein Auto hat, kann man entweder zu Hause bei den nervigen Alten versauern, oder man wird kreativ. Ich bin dermaßen froh, dass ich mir endlich ein Auto leisten kann. Ist zwar 'ne alte Karre, fährt aber ganz ordentlich. Und wenn die mal kaputt ist, dann ...« Sabine fädelte sich wieder in den Verkehr ein, ohne sich in ihrem Gerede zu unterbrechen.

Alice sah während der Fahrt meistens aus dem Fenster und schwieg. Zwischendurch nickte sie der quasselnden Sabine zu, wenn es ihr irgendwie angebracht schien. Ansonsten hielt sie sich an den Straßenkarten auf ihrem Schoß fest.

Nur einmal warf Sabine ihr einen verstohlenen Blick zu. Vielleicht weil sie ohne Jacke und Tasche unterwegs war. Oder lag es daran, dass sie jedes Mal zusammenzuckte und den Kopf wegdrehte, wenn ein Fußgänger sie an einer roten Ampel durch das Fenster ansah?

Sabines Zweifel waren nur von kurzer Dauer, denn kaum zwei Straßen weiter plapperte sie wieder ohne Pause.

3.

Als sich Alice spätnachts an einer Autobahnraststätte nahe Kassel hinter einer schiefen Kinderrutsche versteckte, kannte sie Sabines halbe Lebensgeschichte. Sabine sah sich verwirrt um, wartete einige Minuten bei ihrem Auto und starrte in die Dunkelheit. Dann zuckte sie mit den Schultern, stieg ein und fuhr davon. Spätestens morgen würde sie ihre stille Begleiterin vergessen haben. Hoffentlich.

Die Rücklichter des kleinen grünen Autos reihten sich in den spärlichen Autobahnverkehr ein und verschwanden in der Ferne.

Der Wind frischte auf. Hinter ihr rasselten die Kettenschaukeln, als warteten sie nur darauf, sie zu fesseln und in die düstere Welt der sich an den Spielplatz drängenden Bäume zu verschleppen.

Auf der Autobahn dröhnte ein Lastzug vorbei.

Die Dunkelheit wurde schwerer.

Bloß nicht umdrehen, nicht hinter sich gucken.

Mit schweißnassem Rücken huschte sie zur Raststätte und drückte sich an die Wand neben den Personaleingang.

Zum ersten Mal betrachtete sie bewusst den Parkplatz und bereute, dass sie sich an diesem Ort von Sabine getrennt hatte, denn da standen nur zwei Kleinwagen und eine große Zugmaschine mit Auflieger.

Die Kälte des roten Klinkers kroch ihr in die Knochen. Zitternd schlang sie die Arme um sich. Sie musste ins Warme. Also drückte sie sich durch die Eingangstür und schlüpfte in eine von drei Nischen, deren Sitzbänke mit dunkelgrünem Kunststoff bezogen waren. Die helle Tischplatte aus Holz fühlte sich quietschsauber an. Alice machte sich so klein wie möglich und beobachtete die wenigen anderen Gäste und den Kellner.

Der war in ein Gespräch mit einem leicht untersetzten Mann in den Vierzigern mit dichtem grau melierten Haar vertieft. Sein schwarzer Vollbart, das karierte Hemd und die Bluejeans erinnerten sie an die Rancharbeiter aus ihren Romanen.

Sonst saßen nur noch zwei andere Gäste jeder für sich an einem der frei stehenden Tische an den Fenstern, der eine mit dem Rücken zu ihr, der andere im Profil. Die Rückansicht des einen disqualifizierte ihn schon als potenzielle Mitfahrgelegenheit. Schulterlanges fettiges Haar fiel ihm bis auf die Schultern seiner speckigen Jacke.

Der andere Mann hatte sehr kurze blonde Haare, trug eine Cargohose mit Tarnmuster, derbe schwarze Stiefel und ein T-Shirt mit dem Konterfei eines ernst dreinschauenden Mannes, dessen schwarze Locken unter einer leicht schräg sitzenden Mütze hervorlugten.

Was hatte Sabine über Typen in Tarnklamotten gesagt? Abgeranzt sah er nicht aus, dafür so durchtrainiert, dass er ihr mit zwei Fingern das Genick brechen könnte.

Also wandte sie sich wieder dem Mann zu, der mit dem Kellner sprach. Er wirkte müde, aber gut gelaunt. Vielleicht war er auf dem Heimweg. Als er ein Foto aus der Brieftasche zog, glänzte ein schmaler goldener Ring an seiner rechten Hand auf. Die beiden Männer lachten.

Alice beobachtete ihn noch ein paar Minuten, bevor sie sich genauso leise hinausstahl, wie sie den Raum betreten hatte, und den Geruch von kaltem Frittierfett und Kaffee gegen den nach Autoabgasen und Benzin eintauschte.

Trotz der Kälte lehnte sie sich an die Außenmauer und kaute an ihrer wunden Lippe. Es tat weh, doch sie konnte nicht aufhören, mit den Zähnen an einem losen Häutchen zu ziehen.

»Soll ich?«, fragte sie flüsternd den stummen Asphalt zu ihren Füßen.

Einen Moment später kam der Rancher mit dem Bart aus der Gaststätte, zog den Reißverschluss seines navyfarbenen Parkers zu, fischte eine Packung Zigaretten aus der Tasche und zündete sich eine an. Als die Flamme des Feuerzeugs aufleuchtete, trafen sich für einen Sekundenbruchteil ihre Blicke. Sie erschrak, war sich aber im nächsten Moment nicht mehr sicher, ob sie es sich doch nur eingebildet hatte, denn der Mann tat einen tiefen Zug, steckte das Feuerzeug weg, blies den Rauch zur Nase wieder aus und ging, ohne sie eines weiteren Blickes zu würdigen, in einigem Abstand an ihr vorbei zu seinem Truck.

Sollte sie es wagen? Sie musste.

Die Verzweiflung trieb sie von der Wand weg und hinter ihm her.

Bei der Zugmaschine angekommen, blieb er stehen und trat die Zigarette aus. Sie hielt Abstand. Er warf einen Blick an seinem Lkw vorbei auf die Autobahn, als wolle er die Verkehrslage abschätzen.

Sie nahm all ihren Mut zusammen: »Fahren Sie nach Norden?«

Er drehte sich langsam zu ihr um und maß sie demonstrativ.

Sie kam sich nackt vor, spürte ihr Gesicht heiß werden und wollte sich schon umdrehen und davonrennen, als er den Blick wieder abwandte, um sich eine weitere Zigarette anzuzünden. Die rochen gar nicht so schlecht. Aromatisch.

Abermals ließ er das Ende mit einem kräftigen Zug aufglühen, sodass Alice über die anderen Geräusche hinweg hörte, wie der Tabak knisternd verbrannte.

Während er den Rauch ausatmete, fragte er: »Was macht ein Mädel wie du nachts ohne Jacke, Tasche und Begleitung auf 'ner Autobahnraststätte?«

Er versuchte, ihren Blick mit seinem festzuhalten, aber sie fixierte statt seiner Augen einen Punkt hinter ihm und zuckte mit den Schultern.

Verdammt, ihr fiel keine gute Ausrede ein.

Mit zwei Schritten stand er plötzlich vor ihr. Vor Schreck erstarrte sie und schloss die Augen.

Es durchzuckte sie die Erinnerung an einen grauen, endlos scheinenden Raum in der Anstalt, gleichzeitig hell und dunkel, matt und spiegelnd, muffig und kalt, die Krankenschwester mit den fleischigen Lippen und den Quietscheschuhen so dicht vor ihr, dass sich fast ihre Nasen berührten, eine kalte Betonwand an ihrem Rücken. Die Schwester brüllte, die Hand schon erhoben …

Entsetzt öffnete Alice die Augen und sah einen ruhigen, forschenden Blick. Er war nah, aber nicht zu nah. Die eine Hand steckte in der Jackentasche, die andere hielt die Zigarette, deren Qualm ihr trocken und heiß in die Nase stieg.

»Was willst du im Norden?« Er hob die linke Augenbraue und neigte leicht den Kopf.

Sollte sie sagen, dass sie von zu Hause ausgerissen war, weil ihre Eltern sie an die Hölle auf Erden und deren gierige Wächter ausliefern wollten?

»Zu meinen Eltern. Nach Hamburg.«

Der Rancher grunzte ungläubig und schüttelte den Kopf.

»Schwachsinn! Ich wette, deine Eltern wohnen genau in der entgegengesetzten Richtung.«

Anstatt zu heulen, wurde sie bockig. »Erstens bin ich volljährig, kann also gehen, wohin ich will. Und ja, ich bin abgehauen, aber von meinem – jetzt – Ex-Freund und nicht von meinen Eltern. Warum, geht Sie einen Sch…, äh, nichts an. Ich hatte jedenfalls keine Zeit, irgendetwas mitzunehmen. Und nun bleiben mir nur noch meine Eltern. Und nein, ich werde sie nicht anrufen, damit sie mich abholen. Ich will ihre Vorträge lieber später als früher hören.«

Wenn das mal keine plausible Erklärung war!

»Aha.«

Für einen Moment sagte und tat keiner von ihnen etwas, bis er einen letzten Zug nahm, die Zigarette austrat, sich umdrehte und zu seinem Truck ging. Er öffnete die Tür und setzte sich hinters Steuer.

Scheiße!

Sie wünschte ihm gerade ein Bombenkommando an den Hals, als er doch die Beifahrertür öffnete und ihr zurief: »Sieh zu, ich will hier nicht übernachten.«

Zuerst zögerte sie, stieg dann aber erleichtert ein. Sie murmelte einen Dank, schnallte sich an und wich seinem kritischen Blick aus.

»Wer weiß, von wem du dich sonst hier aufgabeln lässt.«

Während sie konzentriert aus dem Fenster starrte, hörte sie den Motor röhrend anspringen. Das Gefährt wälzte sich langsam vom Parkplatz, nahm Fahrt auf und rollte auf die dunkle, kaum befahrene Autobahn.

4.

Viktor passte sie in der Küche ihrer Eltern ab und hielt ihr das Messer an die Kehle, mit dem sie die Reifen zerstochen hatte.

»Wir haben alle Zeit der Welt«, sagte er.

Sie erwachte ruckartig.

Wo bin ich?

Ein tiefes Brummen, vorbeigleitende Lichter, eine dunkle, enge Kabine. Dann erkannte sie den Mann neben sich.

Flach atmend starrte sie das Fenster an und versuchte, sowohl ihren Herzschlag zu beruhigen als auch die Bilder ihres Albtraums zu vergessen. Sie rieb sich das Gesicht mit beiden Händen, um den Rest der Erinnerung fortzuwischen. Dabei half der Duft nach Minze, der den Geruch nach Zigaretten fast ganz überdeckte.

Der Rancher goss sich dampfenden Pfefferminztee in seinen Thermobecher.

»Geht's?«

»Nur ein Traum.«

»Hmm«, brummte er im Duett mit dem Motor und zeigte auf seinen Becher. »Möchtest du auch?«

Sie schüttelte den Kopf und mied seinen Blick. Stattdessen sah sie auf die weißen Fahrbahnmarkierungen und las die blau-weißen Wegweiser Richtung Hamburg.

Und da erst begriff sie schlagartig: Sie floh genau in die falsche Richtung! Nicht weg von ihnen, sondern fast bis vor die Tore der Anstalt bei Buchholz. Andererseits war es vielleicht genau das, was sie nicht von ihr erwarteten – so viel Dummheit, oder so viel Mut.

Es war nicht mehr zu ändern, und sie war zu erschöpft, um sich darüber zu ärgern. Irgendwie ging es weiter, und bis dahin würde sie ihren Weg nach Norden fortsetzen, vielleicht bis über die Grenze hinaus.

Wenig später rollte der Lkw eine Ausfahrt entlang, bog ab und beschleunigte wieder.

Sie betrachtete im fahlen Schein, der dem Morgenlicht vorausgeht, die Wohnhausfassaden und hatte eine Idee.

»Lassen Sie mich bitte hier aussteigen.«

Sie spürte, dass er den Fuß vom Gaspedal nahm, aber nicht bremste. Deshalb fuhr sie von ihrem Sitz hoch, folgte mit dem Blick einem Straßenschild und rief: »Hier!«

Endlich bremste er und fuhr an den Rand.

Sie hatte schon die Tür geöffnet, als er fragte: »Sicher?«

Mit einem »Ja, vielen Dank!« sprang sie auf den Gehweg und ging zu der ihr völlig unbekannten Abzweigung.

Der Lkw brummte noch einen Moment auf der Stelle, dann fuhr er wieder an, und sie sah ihn weiter vorne abbiegen.

5.

An der Küste einer windumtosten Landzunge Großbritanniens wurde eine Leiche angespült.

Frauke hörte ein tiefes Brummen, ließ ihren Krimi sinken, schaute aus dem Fenster und sah zwei Stockwerke tiefer die reich beleuchtete Zugmaschine eines schweren Lkw-Gespanns vorüberfahren.

Ihr Blick wanderte durch das Wohnzimmer ihres älteren Bruders Simon, der, in eine Zeitung vertieft, verkehrt herum auf einem mit dunklem Leder bezogenen Chromstuhl an seinem Esstisch saß. Sein dunkelbrauner Pony hing ihm bis über die Augenbrauen, und sein kräftiges Kinn mit dem Dreitagebart ruhte auf der linken Hand, während er eine Seite umblätterte.

Sie schob sich ihre Locken hinter die Ohren und zog eine bunte Ringelsocke zurecht. Dann faltete sie sich auf dem quadratischen Ledersessel in den Schneidersitz.

Simon pustete sich ein paar Fransen aus dem Gesicht und blätterte weiter.

»Friseur – dringend!«, mahnte sie und fixierte ihn über ihr Buch hinweg.

Simon sah nicht einmal auf.

»Später.«

»Du siehst aus wie ein Surfer, nur ohne das sonnengebleichte Haar, die Bräune und den athletischen Körper.«

»Deswegen war ich ja heute mit dir im Fitnessstudio.«

Sie lachte laut auf. Ihre Locken rutschten wieder vors Ohr und kitzelten sie an den Wangen. »Du hast in der Sauna gesessen, während ich trainiert habe. Ein bisschen Sport täte dir gut, sonst gehst du irgendwann auf wie ein Hefekloß.«

Grummelnd sah er von seiner Zeitung auf.

»Ich meine es ernst, Simon. Nach dem Studium hast du mit dem Laufen und dem Volleyballspielen aufgehört. Mama macht sich auch schon Sorgen.«

»Ach«, er schüttelte schmunzelnd den Kopf. »Daher weht der Wind. Die Frau Doktor hat dich auf mich angesetzt.«

»Ich finde, sie hat recht.«

Es war ebenfalls Mama gewesen, die ihr vor ein paar Tagen geradeheraus geraten hatte, endlich ihren Freund zu verlassen. Einem kokainsüchtigen Workaholic könne man nicht helfen, wenn er es nicht zuließe, egal, wie sehr man ihn liebte. Mama hatte recht.

»Vielleicht lasse ich mir beim nächsten Mal ein Geräteprogramm zusammenstellen. Damit ihr beruhigt seid.«

»Fein, dann schaue ich schon mal, wann Anna wieder Dienst hat, sie ist die Beste«, sagte Frauke begeistert und schlug ihr Buch zu. Anna war außerdem ganz sein Typ, Single, und sie fand ihn süß.

»Moment mal ...« Simon runzelte die Stirn, aber die Melodie seines Handys lenkte ihn ab. Er griff danach. »Ach, hallo. Hast du dich gut von der Tagung erholt?«

Sie nahm wieder ihren Krimi zur Hand, aber ihr schwirrte Anna durch den Kopf, und dazu kam der Mann, mit dem sie den Rest ihres Lebens hatte verbringen wollen. Sie hatte ihn geliebt. Trotz seiner Grenzenlosigkeit in allem, oder genau deshalb. Er arbeitete, lebte und liebte bis zur Erschöpfung. Sie mochte es, sein Anker zu sein, seine Rettungsleine. Doch das Feuer, das in ihm brannte, verzehrte ihn und drohte auch sie zu vernichten.

Nun musste sie wieder von vorne anfangen.

Simon war aufgestanden und schlenderte mit seinen gut eins achtzig lässig ein paar Schritte in den Raum. Dann jedoch drehte er sich zu ihr um und zog die Augenbrauen zusammen.

Und je länger das Gespräch dauerte, desto öfter verengten sich seine blauen Augen mit den beneidenswert dichten, langen Wimpern.

»Warte, langsam!« Er hörte einen Moment schweigend zu. »Warte, Dennis. Meine Schwester ist hier. Lass mich den Lautsprecher anstellen, okay?« Simon setzte sich zu Frauke auf die Sessellehne und hielt das Smartphone zwischen ihnen.

Dennis und er hatten zusammen Biochemie studiert. Lange waren sie dicke Kumpel gewesen, hatten sich dann aber aus den Augen verloren. Nach jahrelanger Funkstille waren sie sich letzte Woche auf einem Krebs-Kongress begegnet. Dennis hatte schlecht ausgesehen, ausgezehrt und erschöpft. Trotzdem war er froh gewesen, Simon zu sehen und ihre Freundschaft wiederbeleben zu können.

»Ihr Name ist Alice«, sagte Dennis. »Ihr müsst sie finden.«

Frauke warf Simon einen fragenden Blick zu.

»Was ist denn so merkwürdig an ihrer Behandlung?«, fragte er.

»GP-Tech hat angeblich ein ganz neues Psychopharmakon entwickelt, ohne dass bisher irgendeine Information darüber nach außen gedrungen ist. Sie erproben es schon seit einigen Jahren an Menschen.«

»Keiner ist über die Patentanmeldung gestolpert?«, fragte Frauke.

»Ich habe keine gefunden.«

»Bist du sicher, dass es sich um ein neuartiges Medikament handelt?«

Im Hintergrund quietschte es laut. »Moment, hier fährt gerade ein Zug ein«, rief Dennis über den Lärm hinweg. Es folgte eine verzerrte Lautsprecherdurchsage.

»Was ist mit den vorklinischen Tests?«, fragte Simon. »Davon muss doch jemand Wind bekommen haben.«

»Offensichtlich nicht. Keine Ahnung, wie sie das geschafft haben, aber du weißt ja, für wen ich arbeite, und hast von ihren Methoden gehört.«

»Wenn die Gerüchte stimmen«, sagte Simon.

»Keiner glaubt daran, dass die beiden früheren Geschäftsführer von GP-Tech zufällig zum richtigen Zeitpunkt gestorben sind«, sagte Dennis, und bevor jemand antworten konnte: »Hör zu, ich weiß, ich habe nicht viele Informationen. Das ist nicht meine Abteilung, aber da läuft etwas ganz entschieden falsch. Diese klinischen Tests stimmen hinten und vorne nicht. Die Testpersonen sind alle seit ihrer Geburt in Behandlung, und keine ist älter als zwanzig. Zuerst wurden sie zusammen mit ihren Eltern in den Fortpflanzungskliniken betreut, und sobald sie sprechen und laufen konnten, auch in den Psychiatrien. Da geht es um mehr als ein neuartiges Psychopharmakon, und die junge Frau ist eine Schlüsselfigur. Wenn ihr sie vor Ivans Leuten findet, könnt ihr vielleicht herausfinden, worum es wirklich geht.«

»Du spielst uns Firmengeheimnisse von GP-Tech zu?«, fragte Frauke. »Warum gehst du damit nicht zur Polizei?«

»Weil ich erstens zu wenig über diese Sache weiß und zweitens in anderen Projekten zu tief drinstecke. So arbeitet Gerrard Knox. Er sorgt dafür, dass du ein Teil des Unternehmens wirst und bleibst. Nicht aus Überzeugung, so wie die vorherigen Chefs, sondern aus Angst. Er legt jedem seiner Mitarbeiter eine Leiche in den Keller. Aber diese junge Frau könnte zu einem Stolperstein für Ivan und Gerrard werden.«

»Warum erzählst du ausgerechnet mir das?«, fragte Simon.

»Wir wollten die Welt verbessern, erinnerst du dich? Ich will das immer noch. Heute mehr denn je. Ich dachte, bei GP-Tech hätte ich die Chance dazu. Du hast den besseren Griff getan, Simon. Du kannst unseren Traum vielleicht wahr machen.«

Simon rieb sich mit der freien Hand den Nacken. »Du doch auch.«

»Nicht in dieser Sache. Das kann nur jemand von außen, und euer Laden hat die Möglichkeiten und die Moral dazu, denke ich.«

»Wo ist sie jetzt?«, fragte Simon.

»In Hamburg. Ein Lkw-Fahrer hat sie dort abgesetzt. Moment.« Wieder war eine verzerrte Durchsage zu hören. »Findet sie und macht etwas draus.«

»Warte!«, rief Simon. »Hamburg ist groß. Sollen wir ihren Standort auspendeln, oder wie hast du dir das vorgestellt?«

»Frag Einstein. Der kann euch helfen. Ich muss los. Viel Glück!«

»Einstein?« Frauke musste grinsen.

»Ein Kumpel aus dem Studentenheim. Wir haben uns manchmal mit den IT-Spezis getroffen und echt schräge Partys gefeiert. Die haben Dinger gedreht, herrje! Wie man als Student eben ist. Einstein hat früher unsere PCs repariert und gepimpt. Mittlerweile ist er in der Branche tätig.«

»Als Programmierer?«

Simon wich ihrem Blick aus. »Ja, auch. Er ist selbstständig. Programmiert Webseiten und handelt mit Hardware.«

»Legal?«

Wie ein treuer Dackelwelpe sah er zu ihr auf. Dieser Blick funktionierte immer, sogar bei ihr. »Meistens. Früher hat er sich häufiger illegal irgendwo eingehackt und musste ein paar Sozialstunden dafür ableisten. Seitdem haben sie ihn aber nicht wieder erwischt.«

»Irgendwie fühle ich mich damit nicht wohl.«

»Er ist kein Schwerkrimineller. Er verkauft Sachen, die theoretisch jeder über das Internet bestellen kann.«

»Es kann sich auch jeder eine Knarre kaufen. Trotzdem bekommt man Ärger, wenn man keinen Waffenschein dafür hat.«

»Wir kaufen doch keine Waffe, um Himmels willen. Es ist eher so etwas wie eine Blitzerwarn-App. Komm schon, sei kein Hasenfuß.«

»Hhm«, machte sie und dachte an die Angst, die sie um ihren Ex gehabt hatte, wenn er mit den Leuten feierte, die ihm das Kokain beschafften.

»Wer hat noch gleich während des Studiums Gras geraucht, um sich zu entspannen?«

»Das war etwas anderes.« Sie seufzte. »Na schön, fahren wir hin. Und was kaufen wir?«

»Informationen, denke ich. Vielleicht ein Programm oder ein Gerät. Dennis hat wahrscheinlich schon mit Einstein gesprochen.«

»Und dann?« Sie spielte den Advocatus Diaboli, obwohl sie sich inzwischen auf ein Abenteuer freute.

Ihr Bruder öffnete den Mund, klappte ihn aber gleich wieder zu. Er runzelte die Stirn und sagte: »Keine Ahnung.«

Frauke dachte über die Gerüchte nach, die über die Geschäftsführer von GP-Tech kursierten. Gerrard Knox hatte bereits mehrere Jahre die Zweigstellen geleitet, als GP-Tech angeblich finanziell in Schieflage geriet. Bald darauf starben die beiden Geschäftsführer kurz hintereinander unter nie ganz geklärten Umständen.

»Sie werden Dennis erwischen und feuern«, sagte Frauke.

»Mindestens«, murmelte Simon und rieb sich mit einer Hand den Nacken.

»Du willst ihm um der alten Zeiten willen helfen, oder?«

»Und weil es wichtig ist. Sonst hätte er nicht gefragt.«

Iiiiaaaaaaah, schallte es dumpf. Sie eilte zu ihrer geräumigen Handtasche, kramte das wiehernde Handy heraus, las die Nachricht und verzog das Gesicht. Nein, diesmal musste ihr Ex ohne ihre Hilfe auskommen. Sie warf das pinkfarbene Glitzerding zurück in die Tasche und zog energisch den Reißverschluss zu.

Auf dem Weg zurück zu ihrem Bruder, der vor sich hin grübelte, fischte sie ihr Fransentuch von einer Sessellehne und wickelte es sich um den Hals.

»Ruf Einstein doch erst mal an, und dann sehen wir weiter.« Sie nahm Simons Handy vom Tisch und hielt es ihm unter die Nase.

6.

»Hat die Polizei das Projekt also gefunden.« Gerrard wandte sich halb zu seinem Freund und Geschäftspartner um, dessen Bassstimme ihm vorausgeeilt war. Er betrachtete den fast zwei Meter großen Mann in seinem maßgeschneiderten schwarzen Anzug aus feinstem Stoff, unter dem sich ein gut trainierter, massiger Körper abzeichnete. Er stieg die letzten Stufen zum Vorplatz ihres Instituts hinab und stellte sich neben Gerrard.

»Noch nicht ganz, aber sie haben Zeugen gefunden und das Gebiet eingegrenzt. Es wird nicht mehr lange dauern. Sie hatte Glück, dass sie überhaupt so weit gekommen ist.«

Ivan verschränkte die Arme hinter dem Rücken, während zwei schwarze Limousinen an ihnen vorbeifuhren. In der ersten saß ihr bulliger Angestellter mit den kurz geschorenen Haaren und seiner typischen grimmig-entschlossenen Miene am Steuer.

»Ich hoffe, dass Cameron seinen Auftrag richtig verstanden hat. Wir haben ihn fürs Grobe eingestellt, aber bei dieser Sache müsste er etwas Fingerspitzengefühl zeigen.« Er sprach im Gegensatz zu Ivan nur so laut wie nötig, denn er mochte seine eigene, zu hohe Stimme nicht. Das war allerdings auch das Einzige, worüber er sich beklagen konnte.

Beiläufig fuhr er sich mit der Hand über seinen dunkelblauen Nadelstreifenanzug, am Revers Strich auf Strich gelegt, die Silhouette typisch englisch, und warf einen kurzen Blick auf Ivans lässigeren, nach amerikanischem Stil geschneiderten Anzug. Vielleicht fand sein muskulöser Körper darin besser Platz. Hinter Ivan passierten die beiden Wagen das erste Tor.

»Wir hätten Viktor schicken können«, erwiderte Ivan, den stahlgrauen Blick in die Ferne gerichtet.

»Er ist noch nicht so weit.«

»Wer ist wofür noch nicht so weit?«, fragte jemand mit gepresst klingender Stimme hinter ihnen.

»Wenn man vom Teufel spricht«, entgegnete Ivan.

Gerrard beobachtete die Wagen, die nun zwischen den meterhohen Sicherheitszäunen warteten, um aus dem zweiten, äußeren Tor gelassen zu werden. Von der Seite spürte er Viktors brennenden Blick, während Ivan dessen Frage beantwortete: »Wir brauchen deine Fähigkeiten im Moment dringender, um einen Verräter aus unseren eigenen Reihen zu finden, der eine erheblich härtere Nuss sein dürfte als unser entlaufenes Projekt. Die Polizei ist ihr schon auf den Fersen und dank Gerrards Kontakten und unseres freigiebigen Wesens wird Alice an Cameron übergeben, sobald die Polizei sie eingesammelt hat.«

Viktor verdrehte die Augen. »Der Idiot wird die Sache vermasseln.«

»Da gibt es nichts zu vermasseln. Cameron muss sie nur abholen«, sagte Ivan.

»Pff«, machte Viktor genervt. »Wozu braucht ihr die Göre überhaupt? Sie ist nichts Besonderes.«

Gerrard hörte auf, Viktor zu ignorieren, und musterte den etwa gleich großen, aber sehr viel jüngeren Mann. Er war anmaßend und hitzköpfig. Beides schlechte Angewohnheiten. Ivan las derweil die Zeit von dem schwarzen Diamantziffernblatt seiner Rolex ab und klatschte Viktor die Hand auf die muskulöse Schulter, eine Geste, die er neben Freunden nur ausgewählten Mitarbeitern zugutekommen ließ. Sofort grub sich Anspannung in Viktors Gesicht. Trotz seiner erst achtzehn Jahre sah er kaum jünger aus als Gerrard, dem er in Statur und Größe ähnelte.

»Du weißt, warum wir sie brauchen, es gefällt dir nur nicht«, sagte Ivan und lachte.

Viktor ballte kurz die Fäuste und knirschte leise mit den Zähnen. Dann streckte er bewusst die Finger wieder aus, löste die Kiefer voneinander und wartete mit Blick auf seine geschnürten Einsatzstiefel.

Ivans Smartphone intonierte Rammsteins ›Ich will‹. Er nahm die Hand von Viktors Schulter und schnitt Rammstein das Wort ab.

Viktor kreiste geschmeidig die berührte Schulter und warf Gerrard einen misstrauischen Blick zu.

Und so unvermittelt, wie er aufgetaucht war, verschwand er wieder, jedoch nicht ohne ein Lächeln anzudeuten.

7.

Vor einem tristen, grauen Hochhaus hielt Simon seinen schwarzen SUV an, und Frauke war froh, dass der sintflutartige Regen endlich nachgelassen hatte.

Mittlerweile war Mitternacht vorüber, sie war müde und ihre Abenteuerlust etwas erlahmt.

»Schick ist der Block hier nicht gerade«, sagte sie.

»Es kommt auf die inneren Werte an. Willst du mitkommen?«

Sie warf einen Blick auf den kaputten Bretterzaun, der den Durchgang zum nächsten Hochhaus versperren sollte, und die ohne künstlerisches Talent besprühten Erdgeschosswände aller Häuser in Sichtweite.

»Nein. Ich wähle lieber schon mal 110 und bereite mich darauf vor, im Notfall auf den Fahrersitz zu springen und das Fluchtauto zu fahren, während du aus der Tür stürzt und durch das offene Fenster in den Wagen hechtest.«

Simon lachte auf, stieg aus und beugte sich durch die offene Tür in den Wagen. »Du liest zu viele Romane, Schwesterherz.«

»Besser als deine dünne Lieblingszeitung, die hauptsächlich mit Schlagzeilen und bunten Bildern gefüllt ist.«

»Die kaufe ich nur, wenn mir die halb nackte Frau auf der Titelseite gefällt.« Er schlug grinsend die Tür zu, ging vorne um das Auto herum und joggte locker die wenigen Meter zur Haustür.

Warum musste sie sich jede Woche im Fitnessstudio quälen, um schlank zu bleiben, und er brauchte nichts dafür zu tun?

Simon klingelte und verschwand im Haus.

So weit zum ersten Teil ihres Plans, wenn man ihn so nennen wollte.

Einstein hatte sich gefreut, von Simon zu hören und noch mehr über ein eventuelles Geschäft. Er wusste bereits, worum es ging, war aber gerade mit einem anderen Kunden beschäftigt gewesen.

Nach einer Stunde hatte er sie zurückgerufen und ihnen ein Angebot gemacht.

Simon holte nun ein Gerät ab, mit dem sie den Polizeifunk abhören konnten. Weil die Polizei nur nach einer vermissten Person suchte, wurde kein besonderer Wert auf Geheimhaltung gelegt. Hatte Einstein jedenfalls gesagt. Frauke sah sich um. Weiter hinten, unter einer der noch funktionierenden Straßenlaternen, gingen zwei Männer vorbei.

Es war bestimmt illegal, einen Funkscanner zu benutzen. Wie aufregend! Mulmig war ihr trotzdem zumute.

Zehn Minuten war Simon jetzt in dem Gebäude. In einem Fenster neben der Haustür bewegte sich die Gardine, aber Frauke konnte kein Gesicht ausmachen. Sie wünschte sich, sie wäre zu Hause, auch wenn noch überall in ihrer neuen Wohnung Kartons im Weg standen.

Wo blieb er? Er sollte doch nur dieses Ding abholen.

Jemand trat aus der Haustür, und sie richtete sich auf. Nur war es nicht Simon, der auf den Eingangsstufen stehen blieb und sich eine Zigarette anzündete. Frauke rutschte tiefer in den Sitz. Der Raucher ging in entgegengesetzter Richtung davon. Sie setzte sich wieder aufrecht hin und schüttelte grinsend den Kopf. In letzter Zeit las sie tatsächlich viele Krimis, denn seit sie ihren Ex verlassen hatte, machten sie Liebesromane traurig. Stattdessen könnte sie den Reiseroman, den sie zum Geburtstag bekommen hatte, als Nächstes in Angriff nehmen. Sizilien. Sonne, Zitrusfrüchte, Mafia.

Endlich trat Simon aus der Tür. Er hielt einen kleinen schwarzen Kasten und einen Zettel in der Hand.

»Alle Achtung«, sagte Simon, als er einstieg, »ich hatte recht mit den inneren Werten. Der Mann hat ein verdammt gut ausgestattetes Büro mit beneidenswerter Technik.« Er fischte ein Kabel aus seinem olivfarbenen Fliegerblouson. Das eine Ende steckte er in den Kasten, das andere verband er mit dem Zigarettenanzünder und drehte an einem schwarzen Knopf. Ohne Erfolg. Deshalb schaltete er die Innenbeleuchtung an und besah sich das Gerät von allen Seiten.

»Warum nennt ihr ihn eigentlich Einstein?«

»Er ist ein großer Fan. Trägt immer T-Shirts mit seinem Porträt.«

Sie griff an Simon vorbei zum Autoschlüssel und betätigte die Zündung, ohne den Motor zu starten.

Der schwarze Kasten begann zu rauschen.

»Ach ja, Strom, danke«, murmelte Simon und nahm den Zettel zur Hand, auf dem Zahlen aufgelistet waren. Er drehte an den Knöpfen, bis menschliche Stimmen hörbar wurden. »Er hat mir eingetrichtert, dass ich nicht sagen darf, von wem ich den Funkscanner habe, wenn sie uns erwischen. Sonst hilft er mir nie wieder. Und er hat sich umgehört. Wir sollen uns in Acht nehmen, meint er.«

Vor der Polizei oder GP-Tech, fragte sich Frauke.

»Einstein hat herausgefunden, dass sie ein Lkw-Fahrer in Heimfeld abgesetzt hat. Zuletzt wurde sie in Lokstedt gesehen. Dort sucht die Polizei nach ihr. Ah, ich glaube, jetzt habe ich die richtige Frequenz.« Er stellte den Kasten auf die Mittelkonsole.

»War das Ding teuer?«, fragte Frauke.

»Na ja, ging so.«

»Ich gebe die Hälfte dazu. Wer weiß, wozu man den noch gebrauchen kann.«

Simon nickte lächelnd, ließ den Wagen an, drehte sich dann jedoch zu ihr um. »Wollen wir wirklich hinfahren?«

Sie überlegte einen Moment, wollte dieses Abenteuer aber nicht abbrechen.

»Wir fahren nach Lokstedt, hören uns eine Stunde den Funkverkehr an, und wenn nichts weiter dabei herauskommt, fahren wir heim und gehen schlafen.«

»Einverstanden, wenn wir uns auf dem Rückweg irgendwo noch etwas zu essen holen. Ich habe Hunger«, sagte Simon und fuhr los.

Ungefähr zehn Minuten würden sie nach Lokstedt brauchen. Um diese Zeit waren selbst Hamburgs Straßen frei. Aus dem Scanner kamen verrauschte Stimmen.

»Meine Güte, die nuscheln vielleicht«, murmelte Frauke und lauschte.

»Hat der gerade ›Dönerbude‹ gesagt?«, fragte Simon.

»Wunschdenken.« Sie drehte die Lautstärke des Funkscanners auf.

›Vermisste Person wurde gesichtet nahe der Kollaustraße …‹

»Kollaustraße«, wiederholte Simon und hielt am Straßenrand. Er sah sich um. »Das ist keine fünf Minuten von hier.« Er warf einen Blick über die linke Schulter, knallte den ersten Gang rein und … würgte den Motor ab.

Frauke sagte nichts, hob aber den Blick gen Himmel.

Simon ließ den Wagen wieder an, gab Gas und riss das Lenkrad herum. Er wendete über alle vier Fahrspuren. Frauke wurde gegen die Tür geschleudert und knallte mit dem Ellenbogen gegen das Fenster. Fast kollidierten sie mit einer Limousine und einem Lkw. Hupend scherten sie aus. Frauke rieb sich den Arm und schickte ein Stoßgebet gen Himmel. Die Antwort war Regen.

8.

Der Regen prasselte auf das Glasdach. Alice drückte sich zitternd in die Ecke eines Bushäuschens und hörte dem Regen zu. Er schien langsam nachzulassen, und tatsächlich hörte er einige Minuten später ganz auf.

Zögernd trat sie aus dem Glaskasten und tappte eine Wohnstraße entlang. Seit der Lkw-Fahrer sie abgesetzt hatte, war sie wegen des kurz darauf einsetzenden Regens nicht weit gekommen. Es war dumm gewesen, keine Jacke mitzunehmen. Sie hatte einfach nicht daran gedacht.

Komisch, dass sie mitten in der Nacht Menschen auf der Straße begegnete. Allerdings war sie um diese Uhrzeit noch nie in einer Großstadt gewesen.

Die nächste Straße, auf die sie stieß, war etwas größer, und gelegentlich fuhr ein Auto vorbei.

Wie sollte es jetzt weitergehen? Zweimal hatte das Trampen gut funktioniert. Warum sollte es nicht auch ein drittes Mal gut gehen? Sie hielt wieder den Daumen raus, sobald sie einen Wagen sah. Diesmal fuhren etliche an ihr vorüber, bevor endlich ein schmutziger blauer BMW-Kombi neben ihr hielt. Er war alt und zerbeult. Die Scheibe glitt herab, und sie sah den müden Fahrer. Sein hellbraunes Haar hing ihm schlaff über die Ohren. Unter der hohen Stirn lagen die hellbraunen Augen tief in den Höhlen, aber der schmallippige Mund lächelte müde über dem fliehenden Kinn.

»Wohin möchtest du?«

Sie überlegte, ob sie besser auf eine Frau warten sollte, und wollte sich schon abwenden, als sie auf dem Rücksitz zwei Memory-Karten mit einfachen bunten Motiven sah und im Fußraum des Beifahrersitzes einen grünen Spielzeug-Traktor, dem ein Rad fehlte.

»Ich möchte nach Fuhlsbüttel.«

Diesmal hatte sie sich vorbereitet und in dem Bushäuschen die Stadtkarte studiert, um nicht wieder in Erklärungsnot zu kommen. In Fuhlsbüttel gab es einen Flughafen. Vielleicht schaffte sie es irgendwie in ein Flugzeug. Schließlich hatte sie es schon einmal längs durchs Land geschafft. Und das ohne Jacke.

»Da fahre ich eh vorbei.« Wieder ein schwaches Lächeln.

Also öffnete sie die Tür, und der Mann räumte eine Tüte vom Sitz, aus der es nach Croissants duftete. Er nahm eines heraus und bot ihr, sobald sie sich gesetzt hatte, auch eines an.

»Nein, danke«, murmelte sie und schnallte sich an.

Als sie aufsah, merkte sie, dass er sie musterte. Beinahe wäre sie wieder ausgestiegen, doch dann wandte er sich ab, nahm das Gebäck zwischen die Zähne, kämpfte mit dem hakenden Schalthebel und fuhr los.

Sie hatte seit Stunden nichts gegessen, aber trotzdem keinen Hunger. Nur etwas Durst.

Im Auto war es schön warm, und während sie einen nicht enden wollenden Tunnel durchquerten, wurden ihr die Augenlider schwer. Sie kämpfte dagegen an und schlief doch ein.

9.

Alice wachte auf, als der Wagen ruckartig abbog, verlangsamte und anhielt. Sie schaute aus dem Fenster. Ein nasses Feld in der Morgendämmerung. Die Häuser gegenüber standen ein gutes Stück zurück. Bevor sie fragen konnte, warum sie anhielten, packte sie der BMW-Fahrer am Handgelenk und öffnete ihren Sicherheitsgurt.

Sie wehrte sich gegen den schnaufenden Mann, der versuchte, über die Mittelkonsole auf sie zu krabbeln. Dabei knallte sie mit dem Kopf gegen das Seitenfenster, stieß sich am Armaturenbrett das Knie. Verzweifelt versuchte sie, die Beine anzuziehen, um ihn wegzustoßen. Bekam immerhin die Knie hoch. Konnte ihn davon abhalten, ganz über die Mittelkonsole zu steigen.

Sie sah Viktor vor sich, spürte kalte Kacheln im Rücken.

Nicht schon wieder!

»Nein!«, schrie sie so laut, dass der BMW-Fahrer überrascht aufhörte, mit einer Hand an ihrer Hose zu zerren, und kurz den Griff um ihr linkes Handgelenk lockerte. Ihr rechter

Unterarm lag unter seinem Kinn. Sie drehte sich etwas zum Sitz, schob den Arm nach oben und warf sich mit aller Kraft in Richtung Windschutzscheibe. Sein Kopf knallte gegen das Armaturenbrett. Benommen sackte er auf ihr zusammen und tastete mit einer Hand nach seiner Schläfe. Der Türgriff. Die Verriegelung ging auf. Zum Glück nicht abgeschlossen. Hektisch arbeitete sie sich unter ihm hervor. Mit Händen und Knien landete sie auf dem Randstreifen. Da packte er sie am Knöchel. Sie schrie auf, drehte sich um und trat ihm ins Gesicht. Ein Stück kroch sie. Stand auf. Rannte.

Du musst abbiegen, Haken schlagen.

Ein Blick nach hinten. Niemand. Vor ihr plötzlich eine Limousine, die gerade noch rechtzeitig bremste. Zwei vor Schreck aufgerissene Augenpaare. Sie stieß sich von der Motorhaube ab. Rannte weiter. Sah in dem wiedereinsetzenden Regen eine Häuserzeile mit schmalen, dunklen Gassen. Flüchtete sich in eine davon. Stolperte hinter eine Reihe Müllcontainer. Keuchend ließ sie sich mit dem Rücken gegen die Wand fallen, sank an ihr hinunter und blieb auf dem nassen Beton sitzen.

Regen trommelte auf die Deckel der Container. Alice umschlang ihre Knie mit den Armen und starrte zitternd die gegenüberliegende Klinkerwand an. Ihre Kleider klebten nasskalt an ihrem Leib.

Es war schon wieder geschehen. Und diesmal hätte sie es wissen können, wissen müssen. Sie war dumm. Unvorsichtig.

Mit der Vergewaltigung hatte Viktor ihr Vertrauen in sich selbst getötet. Und das Vertrauen in andere. Jeder weitere Überfall riss die Wunde wieder auf. Warum passierte es wieder? Was machte sie falsch? Sie wusste es nicht, wusste nichts mehr …

Schräg gegenüber öffnete sich eine Tür, und eine Frau mit dunkelrot geschminkten Lippen trat auf die Schwelle. Sie blieb stehen und zückte ihr Smartphone.

»Was machst du hier?«, fragte die Frau, klemmte die Tür mit einem Stück Holz fest und kam vorsichtig näher. Das Licht ihres Handydisplays erzeugte unheimliche Schatten in ihrem Gesicht.

»Helfen Sie mir.« Alice' Stimme brach.

»Ich muss zur Arbeit.« Sie presste die roten Lippen aufeinander. »Vielleicht habe ich da vorne Netz und kann die Polizei rufen.«

»Nein, bitte nicht.« Die Polizei würde sie bestimmt zu ihren Eltern bringen, oder gleich in die Anstalt.

Die Frau zögerte, ging dann aber doch zur Straße und winkte kurz darauf.

Ein großes dunkles Auto kam langsam an den Kantstein gefahren, und zwei Personen stiegen aus, ein Mann und eine Frau.

»Das ist nett von Ihnen«, sagte die Frau. »Ich muss nämlich zurück zur Arbeit.« Sie verschwand wieder im Haus, die Tür fiel mit einem Rumms ins Schloss.

»Alice?«, fragte die Frau aus dem Auto.

Alice schaute nicht hoch.

Der Mann kam näher und sagte etwas mit leiser, tiefer Stimme, aber Alice umklammerte ihre Knie fester und kniff die Augen zusammen.

Er blieb zurück.

Dafür kam seine Begleiterin näher. »Du holst dir den Tod, wenn du hier klitschnass in der Kälte sitzen bleibst, Alice«, sagte sie.

Na und?

Es war vorbei. Widerstand zwecklos. GP-Tech hatte sie gefunden. Geschlagen tastete sie sich an der rauen Wand empor und aus der Gasse. Die Frau öffnete ihr die Tür.

Es gab keine Freiheit. Es gab nur den Kreis, in dem sie sich drehte.

ZWEITER TAG

1.

Alice liefen die Tränen über die Wangen, obwohl sie schon so viele Tränen in ihrem Leben vergossen hatte, dass sie längst ausgetrocknet sein müsste.

Obwohl es warm aus der Lüftung pustete, klapperte sie mit den Zähnen. Nicht nur wegen der nassen Klamotten.

Bisher waren die beiden nett gewesen. Sobald sie in der Anstalt ankamen, würde sich das ändern.

Die Frau drehte sich im Beifahrersitz um und fragte: »Du heißt doch Alice, oder?«

Welcher Trick könnte hinter dieser Frage stecken?

Sie sah weiter aus dem Fenster und schwieg. Die Höchststrafe war ihr ohnehin sicher.

»Ich heiße Frauke, und das ist mein Bruder Simon.«

Es hörte sich an wie die Wahrheit. Alice warf der Frau einen kurzen Blick zu und sah dann wieder weg. Wie oft hatte sie ihnen geglaubt und war betrogen worden?

»Wir wollen dir helfen.«

Und wieder liefen die Tränen. Helfen! Alle wollten ihr *nur helfen.* Stattdessen machten sie es schlimmer.

»Ein Freund hat uns angerufen und uns gebeten, nach dir zu suchen.«

Was für ein Freund? Was sollte das Verwirrspiel? Ihre Ärzte stellten oft komische Fragen, und manchmal ergaben sie bis zum Ende der stundenlangen Gespräche keinen Sinn, aber jetzt war doch alles klar, oder?

»Wir arbeiten nicht für GP-Tech«, sagte der Mann.

Er beobachtete sie durch den Rückspiegel. Sie starrte einen Moment zurück, wandte den Blick ab und sah aus dem Fenster, um besser denken zu können. Es half nicht.

»Ein alter Studienfreund von Simon hat uns gebeten, dich zu suchen und mitzunehmen. Er glaubt, dass mit deiner Behandlung etwas nicht stimmt. Wir arbeiten für eine Firma, die Medikamente herstellt. TENEG.«

Sie parkten zwischen vier- bis fünfstöckigen, eng zusammenstehenden Mehrfamilienhäusern. Frauke blieb sitzen, Simon stieg aus und öffnete Alice' Tür von außen. Sie rutschte erschrocken auf den anderen Rücksitz. Er machte einen Schritt zurück und hob besänftigend die Hände.

»Wir tun dir nichts. Du kannst auch wieder heimfahren oder jemanden von GP-Tech anrufen, der dich abholt.«

»Nein!«, rief sie lauter als beabsichtigt. »Ich will nicht. Und zurück kann ich nicht.«

»Warst du die ganze Nacht unterwegs?«, fragte Frauke.

Alice nickte.

»Lass uns hochgehen und ein paar Stunden schlafen. Simon hat ein Gästezimmer. Danach sehen wir weiter. Was meinst du?«

Alice sah vom einen zum anderen. Welche Alternativen hatte sie? Keine bessere.

2.

Frauke ließ sich erschöpft neben Simon auf die Ledercouch fallen und nahm dankbar die Tasse mit Kakao in beide Hände. »Genau richtig«, murmelte sie und trank in kleinen Schlucken. Er konnte nicht kochen, aber seit jeher machte er einen perfekten Kakao. Schon als Kind hatte sie ihn dafür geliebt.

»Wie geht es ihr?«, fragte Simon.

»Ich glaube, ganz gut.«

»Du *glaubst*?«

»Ich kann ihren Zustand nicht richtig einschätzen. Sie glaubt uns immer noch nicht. Kein Wunder! Ich kann selbst nicht glauben, dass wir sie gefunden haben. Immerhin hat sie mich gebeten, ihr zu helfen und nicht die Polizei zu rufen. Sie ist total verstört.«

»Wer weiß, was sie in den letzten Stunden erlebt hat.«

»Zum Glück habe ich ein paar Klamotten hier, die sie anziehen kann.«

»Ein paar? Du bist praktisch bei mir eingezogen.«

»So viele Sachen sind es gar nicht. Sei froh, dass wir sie notdürftig einkleiden können, denn das, was sie trug, kann man nur noch wegschmeißen. Die Flecken bekommt man nicht mehr raus.«

»Ich frage mich, wo wir da reingestolpert sind«, sagte Simon.

»In ein echtes Abenteuer.« Sie grinste. »Ich bin gespannt, wie es weitergeht.«

»Morgen ist Montag. Wir müssen sie überreden, mit uns zur Firma zu kommen. Dann sehen wir weiter. Ich weiß gar nicht, ob der Chef da ist, aber Ron müsste da sein. Es kann nicht schaden, wenn sie als Erstes mit einem Arzt spricht. Sie ist furchtbar dünn und blass.«

»Du hast recht.« Frauke gähnte herzhaft.

»Vielleicht sollten wir noch mal nach ihr sehen.« Simon stemmte sich von der Couch hoch.

»Sie schläft.«

Er schaute auf seine Armbanduhr. »Es ist erst später Mittag, trotzdem ich bin hundemüde. Vielleicht sollten wir auch ein paar Stunden schlafen.«

Sie nickte und trank aus. »Apropos schlafen …«

Simon nahm das schmutzige Geschirr und warf ihr einen bösen Blick zu. Schnell packte sie ihr Klopf-den-Bruder-weich-Lächeln aus.

»Ich nehme die Couch«, sagte er.

»Danke, mein liebster Bruder.«

»Schon gut«, murrte er.

Sie huschte schnell ins Bad, bevor er es sich anders überlegen konnte, denn schon von einer Nacht auf der Couch bekam sie Rückenschmerzen.

3.

Alice horchte.

Hatte sich im Flur etwas bewegt?

Sie stand mit den hochgekrempelten Ärmeln und Hosenbeinen ihres Pyjamas vor dem verspiegelten Kleiderschrank. Durch die geschlossenen Gardinen fiel nur wenig Licht. Simon hatte erst vor ein paar Minuten nach ihr gesehen. Sie hatte sich schlafend gestellt.

Oder kam das Geräusch aus diesem Zimmer?

Nein, nur die Hintergrundgeräusche eines Mehrfamilienhauses: Wasserrauschen, Klappern, Türknallen.

Vorsichtig betastete sie die Hämatome an ihren Armen und Beinen, die sich langsam von rot zu blau färbten. Dort hatte er sich festgekrallt. Vielleicht blieben sie. Zeichneten sie auf ewig für ihre Dummheit und Schwäche.

Ein dumpfes Gefühl kroch in ihre Magengrube und setzte sich lauernd fest. Obwohl sie schrecklich müde war, konnte sie nicht schlafen. Es war einfach zu gefährlich. Noch wusste

Alice nicht sicher, wer die beiden waren und ob sie wirklich nicht für GP-Tech arbeiteten. Vielleicht täuschten sie ihre Hilfsbereitschaft nur vor. GP-Tech könnte sie angeheuert haben. Andererseits hätten sie Alice dann gleich in der Anstalt abgeliefert. Außer, sie wollten ihr eine besondere Lehre erteilen. Frierend krempelte sie Ärmel und Hosenbeine herunter. Beim linken Ärmel hielt sie inne, hauchte das Glas ihrer Armbanduhr an und polierte es an der Pyjamahose. Der große Zeiger sprang auf die nächste Minute, aber das Klicken kam zu spät – und zu laut! Seit wann tickte die Uhr?

Misstrauisch beäugte sie zuerst die Uhr, danach das Fenster. Es war geschlossen.

Der Spiegel.

Vor ihrer Selbstbetrachtung hatte sie ihn untersucht und keine Kameras gefunden. Allerdings konnten die überall sein.

Systematisch durchsuchte sie das ganze Zimmer. Am gründlichsten ging sie bei der Deckenlampe vor. Vorhin hatten alle der vier in eine runde Holzeinfassung eingelassenen Strahler geleuchtet. Aber die Kameralinse konnte auch in dem polierten Halbrund in der Mitte oder in den Schraubenköpfen an den Rändern versteckt sein.

Als sie sich endlich wieder im Schneidersitz aufs Bett setzte, hörte sie, wie die Geschwister nacheinander das Bad benutzten.

Nichts hatte sie gefunden.

Gedankenverloren kaute sie an ihrer verschorften Unterlippe. Autsch! Sie schmeckte Blut und ärgerte sich darüber.

Das Fenster. Die Gardinen waren zugezogen. Stand er da draußen und beobachtete das Haus? Sollte sie nachsehen? Von der Seite die Gardine etwas wegschieben und … Nein! Viktor würde es sofort bemerken. Dann wusste er mit Sicherheit, dass sie hier war. Wenn sie sich nicht blicken ließ, dachte er vielleicht, er hätte sich geirrt. Sie schlang beide Arme um sich und wiegte sich vor und zurück.

4.

Frauke stellte gerade eine Pfanne auf den Herd, als Simon die Küche betrat. Sie hielt ihm einen Becher voll schwarzen Kaffees hin, den er ihr im Vorbeischlurfen abnahm und sich ächzend auf einem der vier metallenen Küchenstühle niederließ. Das sah nach Kopf- und Rückenschmerzen aus.

»Schlecht geschlafen?«

Er schoss einen Blick ab, unter dem sie zusammenzuckte.

»Vielleicht habe ich mir den Rücken verdreht. Die Couch ist eher für kleine Menschen gedacht. Ganz im Gegensatz zu meinem Bett, auf dem du, alle viere von dir gestreckt, leise schnarchend selig geschlummert hast.«

»Ich schnarche nicht.«

»Oh doch, meine Liebe, du schnarchst«, brummelte Simon und trank leidend seinen Kaffee.

Hinter ihm leuchtete ein kitschig-bunter Sonnenuntergang durch das Küchenfenster.

Sie verquirlte die Rühreier und gab sie in die Pfanne.

»Hast du unserem Gast ein paar farbenfrohe Klamotten übrig gelassen?«, fragte er.

Sie sah auf ihr gemustertes Tuch, den zitronengelben Pulli und die orangefarbenen Plüschschlappen und fand ihre Wahl sehr passend. Aber vielleicht hatte er das Recht, seine schlechte Laune an ihr auszulassen, deshalb wechselte sie das Thema: »Die Auswahl der Testpersonen ist merkwürdig, oder? Warum waren sie schon so früh in Behandlung?«

»Vielleicht gibt es Vorerkrankungen in der Familie«, gab Simon zu bedenken. »Sie bieten in ihren Fortpflanzungskliniken für alle Paare und deren Kinder psychotherapeutische

Begleitung an. In dem Zuge haben sie die psychischen Erkrankungen wohl festgestellt. Das können aber nicht die einzigen Testpersonen der Studie sein, weil sie sonst sinnlos wäre. Vielleicht hat GP-Tech selber ein paar Gerüchte gestreut. Weißt du noch, was für ein Unsinn im Umlauf war vor ihrer letzten Patentanmeldung? Damit wollten sie nur verhindern, dass die Franzosen ihnen zuvorkommen. Sie konnten ja nicht ahnen, dass einer ihrer ehemaligen Mitarbeiter GP-Tech Informationen verkauft hatte. Jahrelange Forschung für die Katz.«

»Die Firma ging pleite, und Ivan Sendhausen hat die Reste aufgekauft. Der Typ breitet sich aus wie eine Krankheit«, sagte sie.

Welche kompromittierenden Informationen mochte Alice nach Dennis' Meinung wohl über GP-Tech haben?

»Woher hast du eigentlich die Eier und die Brötchen?«, fragte Simon.

Sie stellte den Backofen aus, denn die Aufbackbrötchen waren schon goldgelb.

»Ich war einkaufen. Dein Kühlschrank war so gut wie leer.«

Simon zuckte mit den Schultern und rieb sich die länger werdenden Bartstoppeln.

»Vielleicht solltest du wenigstens duschen vor dem Essen.« Sie stellte die Pfanne mit dem fertigen Rührei zum Warmhalten in den Backofen.

»Wenn du meinst«, murmelte er und schlurfte betont laut zur Tür.

Sie hasste das, und er wusste es.

Da durchschnitt ein Schrei die sonntägliche Trägheit wie ein Fingernagel, der über eine Schiefertafel kratzt.

Sie starrten einander kurz an. Dann rannten sie in Richtung Gästezimmer.

Simon schlitterte auf seinen Hausschuhen an der geöffneten Gästezimmertür vorbei und konnte knapp eine Grätsche vermeiden. Alice schoss aus dem Zimmer und rempelte Frauke an, sodass sie das Gleichgewicht verlor und mit dem Hinterkopf gegen die Flurwand knallte. Sie sank auf die Knie und hielt sich den Kopf.

»Ist alles in Ordnung?«, fragte Simon, während er vor ihr in die Hocke ging.

»Ja, wird nur eine Beule. Geh!«, bat sie, als es im Wohnzimmer polterte.

Er folgte Alice. Frauke richtete sich langsam auf, warf einen kurzen Blick in das Gästezimmer und wunderte sich über die Dunkelheit darin. Weil es im Wohnzimmer wieder polterte, eilte sie dorthin. Die dröhnenden Kopfschmerzen ignorierte sie.

Alice zog wie rasend die Vorhänge zu. Dabei riss sie gerahmte Fotografien, einen Kaktus und die Bronzestatue eines Denkers von Fensterbänken und Kommode.

Simon rief nach ihr. Alice zögerte kurz, sah sich aber nicht nach ihm um. Bevor sie das nächste Fenster erreichte, griff er sie um Oberarme und Oberkörper. Sie schrie auf, wand sich und strampelte.

Frauke lief zu ihnen, um zu helfen. Simon wollte sie umdrehen, um ihr in die Augen zu sehen. Dabei trat sie ihm gegen das Schienbein. Als Frauke sie erreichte, griff sie mit der einen Hand Alice' linken Oberarm und mit der anderen das Handgelenk. Simon machte das Gleiche auf der rechten Seite.

Alice hörte auf, sich zu wehren. Ihre Gesichtszüge waren scharfkantig, die Augen weit aufgerissen, jeder Muskel angespannt.

»Beruhige dich«, sagte er sanft.

»Ich will nicht zurück, bitte, er wird mich holen, und ich kann mich nicht wehren, niemand kann das.«

»Wen meinst du?«, fragte Frauke, aber da sackte Alice schon in sich zusammen.

5.

Simon trug Alice zurück ins Gästezimmer.

Frauke rieb sich den schmerzenden Kopf, nahm jedoch die vor das Fenster gestellte Matratze und zerrte sie wieder auf das Bett.

Nachdem sie Alice zugedeckt hatten, blieben sie unschlüssig stehen.

»Du meine Güte«, murmelte Simon.

»Was sollen wir jetzt tun? Die Polizei rufen?«

»Damit bringen wir uns bestimmt in Schwierigkeiten«, fluchte Simon leise. »Gerrard Knox wird uns mit Vergnügen einen Strick draus drehen, und das fällt auf TENEG zurück. Verdammt, wir hätten uns nicht darauf einlassen sollen.«

»Lass uns die Notfallnummer anrufen. Der Chef wird stinksauer sein, aber er kann uns jemanden zu Hilfe schicken, und danach überlegen wir, wie wir möglichst unbeschadet aus der Sache rauskommen.« Sie kramte ihr Handy aus der Tasche.

Das Telefongespräch verlief erwartungsgemäß kurz, und auf die Frage: »Warum mischt ihr euch ein?«, fand sie keine zufriedenstellende Antwort. Dass Simon einem alten Freund helfen wollte, war nur der Antrieb gewesen, nicht das Motiv. Was hofften sie zu finden? Eine bahnbrechende Entdeckung? Einen Skandal? Oder waren sie einem Gerücht aufgesessen, das sie wie die Franzosen den Kopf kosten konnte?

Nach dem Gespräch ging sie in die Küche, schluckte eine Schmerztablette und brachte Simon einen Teller mit Rührei und Brötchen. Er hatte die erste Wache auf einem Stuhl vor dem Gästezimmer übernommen.

»Danke! Wie war das Gespräch?«

»Peinlich.«

»Vielleicht sollte ich dem Chef erklären, von wem wir die Informationen haben«, sagte Simon. »Ich bin mir sicher, dass Dennis uns nicht belügt. Er muss ein sehr schlechtes Gewissen bei der Sache haben, sonst hätte er uns nicht mit reingezogen.«

»Ich weiß. Er schickt Nina und Ron.«

»Dann hält er uns wenigstens nicht für verrückt«, sagte Simon, stutzte und fragte: »Oder soll Nina uns psychologisch betreuen?«

»Nein, er hält uns nur für unvernünftig.« Was ihr unangenehmer war, als für verrückt gehalten zu werden. Viele Genies werden zuerst für verrückt gehalten, aber kaum einer für unvernünftig.

»Ich habe Nina lange nicht gesehen.«

»Sie ist seit zwei Jahren vergeben.«

»Leider. Was findet sie bloß an einem Rechtsmediziner?«

»Er ist kein Arbeitskollege von ihr.«

»Der Chef hat nichts dagegen, wenn die Arbeit nicht darunter leidet.«

»Ich weiß.« Dabei beließ sie es.

DRITTER TAG

1.

Morgens um sechs Uhr kündigte ein tiefer Gong die Ankunft von Arzt und Psychologin an. Simon öffnete die Tür und sah als Erstes einen der jungen, durchtrainierten Personenschützer mühelos die Stufen hochspringen. In der Hand trug er einen silbernen Koffer, der vermutlich Ron gehörte.

Simon richtete sich mehr auf, begrüßte den Mann und bot ihm mit der ausgestreckten Hand Hilfe an. »Danke, geht schon«, sagte der Personenschützer freundlich und ging federnd an ihm vorbei.

Simon strich sich beiläufig über die Brust bis zum Gürtel. Na ja, immerhin noch kein Bauchansatz.

Als Nächstes erschien Ron, adrett in dunkelgrauem Anzug mit blassblauem Hemd, die seidene Krawatte wie üblich akkurat gebunden, als käme er gerade aus einem Meeting. Vielleicht steckte sein Arztkittel im Koffer. Sie nickten einander knapp zu.

Nina begrüßte ihn mit festem Händedruck und aufrichtigem Lächeln. Beides erwiderte er gerne.

Er ließ ihr so viel Raum zum Eintreten, wie es die Höflichkeit gebot, wollte ihr dabei aber so nah wie möglich sein. Sie duftete nach Zitrusfrüchten. Ein Parfüm oder ihr Duschgel? Warum hatte sie ihn eigentlich abblitzen lassen?

Als sie sich an ihm vorbeischob, fiel ihm wie so oft die zarte goldene Kette auf, deren Anhänger unter dem Stoff ihrer sandfarbenen Bluse verborgen lag. Was mochte das für ein Anhänger sein, dass sie ihn immerzu verbarg?

Die Ankunft von Thomas riss ihn aus seinen Gedanken.

»Geht euch das Personal aus?«, fragte Simon den Chef des Sicherheitsdienstes von TENEG.

»Euer Chef möchte sichergehen, dass nichts weiter schiefgeht. Was habt ihr angestellt?«

»Wir haben nichts angestellt!«, rief Frauke empört.

»Wie habt ihr das Mädchen überhaupt gefunden und GP-Tech vor der Nase weggeschnappt?«

Simon wechselte einen Blick mit Frauke und rieb sich mit einer Hand den Nacken. Er wollte ihm lieber nicht von Einstein und dem Funkscanner erzählen.

»Von wegen nichts angestellt«, meinte Thomas, zog seine zerschlissene schwarze Lederjacke aus, hängte sie an den Kleiderhaken und bedeutete seinem sportlichen Kollegen mitzukommen. Er und sein Mitarbeiter inspizierten zügig die Wohnung, hielten sich von den Fenstern fern, warfen aber unauffällige Blicke hinaus.

»Ist das nicht ein bisschen übertrieben?«, fragte Frauke flüsternd.

Er wollte gerade antworten, als Ron sie unterbrach: »Wo ist sie?«

Simon sah zu Frauke, die mit den Augen rollte, und führte Arzt und Psychologin zum Gästezimmer.

Während Nina und Ron sich mit ihrer neuen Patientin beschäftigten, kehrte er zurück ins Wohnzimmer. Hoffentlich nahm diese Geschichte ein gutes Ende.

Er beobachtete Thomas und die Sportskanone, die seitlich mal an diesem, mal an jenem Fenster stehen blieben. Sie bewegten sich konzentriert und sicher, verständigten sich nur über Gesten und bezogen den nächsten Posten.

Nach kurzer Zeit kam Nina ins Wohnzimmer und setzte sich neben Frauke in den zweiten Sessel. Simon ging in die Küche, brachte Nina Tee und für sich und seine Schwester Kaffee.

»Danke«, murmelte Nina und nahm den Becher vorsichtig in beide Hände. Während sie durch Pusten den Tee abkühlte, beschlugen die Gläser ihrer Brille, deren auberginefarbene Bügel im Kontrast zu ihrem langen blonden Haar und den hellblauen Augen standen.

Er wandte den Blick ab und konzentrierte sich auf seinen Kaffee. Ihre bloße Anwesenheit reichte, um sein Blut in Wallung zu bringen.

»Hat Alice mit dir gesprochen?«, fragte Frauke.

»Nein, sie liegt auf der Seite und starrt ins Leere. Ich konnte keinen Kontakt zu ihr aufnehmen. Das macht mir Sorgen.«

»Sie soll an paranoider Schizophrenie leiden«, sagte Frauke.

Nina nickte. »Diese Lethargie und das von euch beschriebene Verhalten können Symptome der paranoiden Schizophrenie sein. Vielleicht hat sie sich verfolgt gefühlt und wollte sich verstecken. Es könnten aber auch die Folgen eines Schocks sein.«

»Glaubst du, an Dennis' Geschichte mit dem innovativen Medikament ist etwas dran?«, fragte Simon Nina und hob den Blick.

»Dazu kann ich noch nichts sagen. Gehört habe ich von so einem Medikament jedenfalls nicht.«

Sein Blick blieb schon wieder an ihrer Kette hängen, als Ron hereinplatzte.

»Sie lässt sich partout nicht von mir untersuchen«, entrüstete er sich. Seine Finger richteten den bereits akkurat sitzenden Krawattenknoten, womit er seinen schweren goldenen Siegelring in Szene setzte. »Ich habe sie natürlich nicht gezwungen. Es würde sehr viel Zeit erfordern, um das Vertrauensverhältnis aufzubauen, das ich üblicherweise zu meinen Patienten habe. Meine Aussagen beschränken sich somit auf ein Minimum: Sie ist unterernährt und befindet sich in einem Schockzustand. Eine sofortige Behandlung ist vonnöten. Allerdings muss ich dazu mehr über ihre Krankengeschichte wissen.« Er sah Simon auffordernd an.

Doch er zuckte entschuldigend mit den Schultern.

»Mehr als das, was ihr schon kennt, haben wir nicht.«

»Das ist zu wenig«, sagte Ron bestimmt.

Simon stellte seinen Becher auf den Couchtisch, holte genervt Luft, ließ sich dann aber von Nina unterbrechen: »Würde sie sich helfen lassen, hätten wir eine Chance, herauszufinden, was wir tun können. Unter diesen Umständen wäre es jedoch besser, wenn sie wieder zu ihren behandelnden Ärzten käme.«

»Wir haben nicht die Absicht, sie gegen ihren Willen festzuhalten«, erwiderte Simon kühl. »Sie ist geflohen und hat uns um Hilfe gebeten.«

»Es ist gut, dass sie hier gelandet ist«, sagte Nina. »Wer weiß, was ihr sonst alles hätte zustoßen können. Allerdings dürfen wir ihr unsere Hilfe nicht aufdrängen. Sie muss sich ausdrücklich dafür entscheiden. Konntet ihr mit Alice darüber sprechen? Hat sie etwas gegessen?«

Frauke schüttelte den Kopf.

»Die Ärzte von GP-Tech suchen nach ihr, und sie haben logische Gründe«, gab Nina zu bedenken.

Simon war skeptisch, aber er wusste, dass seine Abneigung gegen die Machenschaften von Ivan Sendhausen und Gerrard Knox kein guter Grund waren, um Alice von ihrer Familie und ihren Ärzten fernzuhalten.

»Du denkst, wir sollten sie zurückbringen?«, fragte Frauke. Nina nickte und sah Simon an.

Der seufzte. »Es wird das Beste für sie sein.«

»Ich werde versuchen, ihr etwas überzuziehen«, sagte Frauke und erhob sich.

Nina folgte ihr in Richtung Gästezimmer.

Ron wandte sich rastlos dem Ordnen seines aufgeräumten Koffers zu.

Während Simon die Tassen wegbrachte, beschlich ihn das Gefühl, versagt zu haben, obwohl er nicht wusste, womit.

Als er das Gästezimmer betrat, hatten sie Alice bereits umgezogen. Die restlichen Kleidungsstücke packte Frauke in eine Stofftragetasche.

Thomas kam zu ihnen und lotste sie alle in den Flur. Die Tür zum Gästezimmer ließen sie einen Spalt offen, um Alice im Blick zu behalten.

»Wir werden beobachtet«, teilte Thomas mit.

Sie sahen einander stirnrunzelnd an.

»Zwei Wagen, jeweils mit einem Zweierteam besetzt. Der eine Wagen steht am Vordereingang und der andere in der Nähe des Hintereingangs. Sie verstecken sich nicht. Sie warten.«

»Worauf?«, fragte Simon.

»Das haben wir uns auch gefragt. Wären es Polizisten, hätten sie sich die Situation nur kurz angesehen, uns anhand unserer Nummernschilder identifiziert, geklingelt und uns gebeten, das Mädchen an sie zu übergeben.«

»Wenn sie zu GP-Tech gehören«, sagte Frauke. »Warum kommen sie dann nicht herauf und verlangen die Herausgabe des Mädchens?«

»Wer könnte es sonst sein?«, fragte Simon.

»Weil wir das nicht wissen, werden wir uns strikt an unseren Auftrag halten«, erklärte Thomas. »Wir nehmen das Mädchen mit und liefern sie bei GP-Tech ab. Ich werde einen Teufel tun und sie jemandem übergeben, von dem ich nicht sicher weiß, wer es ist.«

Jetzt tauschten Simon und Frauke bange Blicke.

»In fünf Minuten habt ihr zusammen, was ihr braucht. Der Arzt und die Psychologin gehen vorne raus. Wenn wir Glück haben, rufen sie alle Wagen dort zusammen, weil sie denken, wir kommen hinterher. Der Rest verlässt das Haus anschließend mit mir und meinem Kollegen durch den Hinterausgang. Deren Wagen steht dort strategisch ungünstiger. Ich habe einen Posten vor dem Haupteingang gelassen, den anderen habe ich zum Schein zur nächsten Tankstelle geschickt. Sie sind ihm nicht gefolgt. Jetzt steht mein Mann zwar in der Nähe des Vordereingangs, kann aber genauso schnell am Hinterausgang sein. Also los!«

Sie nickten still und setzten sich in Bewegung. Ron musste seinen Koffer selbst tragen, denn die Sportskanone hob das lethargische Mädchen mühelos vom Gästebett. Wie eine Puppe hing sie in seinen Armen. Simon griff nach dem Stoffbeutel, den Frauke gepackt hatte. Sie verließen die Wohnung, hasteten die Stufen hinunter und trennten sich grußlos im Treppenhaus.

Während sie durch den Keller zum Hinterausgang eilten, erhielt Thomas einen Anruf.

»Unser Wagen steht bereit, aber sie haben sich nicht nach vorne locken lassen«, sagte er, nachdem er aufgelegt hatte.

»Ist das schlimm?«, fragte Frauke mit dünner Stimme.

»Ich denke, nicht. Schlimmstenfalls machen sie uns eine Szene. Dann einigen wir uns auf eine Lösung, mit der alle Parteien leben können, und fertig.«

Simon legte Frauke zur Beruhigung eine Hand auf die Schulter.

Thomas öffnete die Hintertür.

Der Lieferwagen stand mit geöffneter Schiebetür ein paar Meter von der Hintertür entfernt auf dem begrünten Hof. Der Motor lief. Auf der anderen Seite des Hofes sah Simon eine silbergraue Limousine mit quietschenden Reifen halten. Zwei Männer in Anzügen stiegen aus. Einer mit blauem, der andere mit schwarzem Hemd.

Thomas schubste Simon Richtung Wagen, und er rannte los. Ihm folgte die Sportskanone mit Alice.

Simon sprang als Erster in den Wagen. Der Personenschützer übergab ihm Alice, die er behutsam auf eine der Rückbänke legte. Sie wirkte zerbrechlich und war viel zu leicht.

Auf halber Strecke zum Auto kamen die Männer bei Thomas und Frauke an. Sie wollten zu dem Lieferwagen, aber Thomas und Frauke blockierten ihnen den Weg.

»Bleiben Sie hier, ich helfe den beiden«, sagte die Sportskanone zu Simon und joggte zu seinem Chef.

Die fremden Männer diskutierten laut mit Thomas und kamen ihm immer näher. Mit Frauke im Rücken wich er in Simons Richtung aus.

»Wer sind Sie überhaupt?«, fragte Thomas, den er noch nie so wütend erlebt hatte.

»Geben Sie uns sofort das Projekt raus«, rief einer der Anzugträger.

Frauke wollte zu Simon laufen, aber einer der Anzugträger versuchte, an Thomas vorbei nach ihr zu greifen. Thomas sprang zur Seite, packte den Arm des Angreifers von außen, brachte ihn aus dem Gleichgewicht und schubste ihn gegen seinen Kompagnon. Der wollte gerade auf die Sportskanone losgehen. Beide Anzugträger strauchelten, konnten sich aber abfangen. Das Manöver brachte die kämpfenden Männer zwischen Frauke und Simon, der überlegte, ob er hinlaufen und ihr helfen sollte. Dabei sah er in die Richtung, aus der die Anzugträger gekommen waren. Neben der silbernen Limousine hielt eine zweite. Auch aus ihr stiegen zwei Männer aus. Einer von ihnen, der bullige Fahrer, trug eine Schusswaffe in der Hand. Er legte an und brüllte seinen Kollegen etwas zu. Alle blieben einen Moment lang unschlüssig stehen und schauten zu ihm. Sein Beifahrer legte ihm die Hand auf den Arm und begann zu diskutieren. Thomas ergriff die Initiative und schlug den Mann, der ihm gegenüberstand, mit einem Kinnhaken zu Boden. Der andere mit dem blauen Hemd kassierte einen Magenstoß von der Sportskanone. Dann gab Thomas Frauke einen Klaps auf die Schulter, und zusammen mit der Sportskanone rannten sie zum Lieferwagen.

Der Typ mit dem blauen Hemd hatte sich am schnellsten erholt und war ihnen dicht auf den Fersen. Die anderen beiden ließen ihren von Thomas niedergeschlagenen Kollegen einfach liegen und rannten zum Lieferwagen.

»Schneller!«, brüllte Simon.

Der Fahrer des Lieferwagens knallte bereits den Rückwärtsgang rein.

Simon pochte das Blut in den Schläfen.

Thomas sprang in den Transporter, die Sportskanone hinterher. Frauke strauchelte beim Absprung, stürzte, landete mit dem Oberkörper auf dem Transporterboden. Ihr blieb die Luft weg. Simon und Thomas packten ihre Arme, hielten sie fest. Der Lieferwagen fuhr an, raste rückwärts. Fraukes Schuhe schleiften über den Hof.

Der Angreifer mit dem blauen Hemd rannte neben ihnen her, der bullige Fahrer holte auf. Sein Gesicht war von Aknenarben übersät.

Simon und Thomas zogen Frauke mit einem kräftigen Ruck hinein. Sie landete auf dem Sitz. Bevor sie etwas tun konnte, schnallte Simon sie an. Der Typ im blauen Hemd schaffte es, einen Fuß auf die Trittfläche zu stellen und im Wagen den Haltegriff zu schnappen.

Thomas umklammerte eine der Lehnen und trat dem Angreifer gegen das Knie, während die Sportskanone ihm den Ellenbogen senkrecht auf die Hand rammte.

Der Fahrer riss das Lenkrad rum, und der Angreifer verschwand aus der Tür.

Mit quietschenden Reifen schlitterte das Auto zur Seite,

Simons Füße lösten sich vom Boden, und er flog rückwärts Richtung Schiebetür. Er sah Frauke, hörte sie schreien, doch ihre ausgestreckte Hand bekam er nicht mehr zu fassen. Noch bevor ihm ein Gedanke durch den Kopf schießen konnte, knallte er zuerst mit dem Rücken und dann mit dem Kopf gegen die Tür.

Ihm wurde schwarz vor Augen, aber er merkte, wie er mühsam in dem schlingernden Wagen auf einen Sitz bugsiert und festgeschnallt wurde.

»Das nenne ich Timing«, hörte er jemanden brüllen. »Genau rechtzeitig zugeschlagen.«

Allmählich klärte sich Simons Blick wieder. Er saß neben Alice, die ebenfalls gut angeschnallt worden war.

Thomas kletterte auf den Beifahrersitz, die Sportskanone setzte sich zu Simon und Alice.

»Verdammt!«, fluchte Thomas. »Was wollte der Idiot mit der Waffe?«

»Festhalten!«, brüllte der Fahrer und wich einem Auto auf den Gehweg aus. Der Kantstein wirkte wie eine Rampe und hob sie aus ihren Sitzen. Der Motor heulte auf, und sie flogen über einen Bürgersteig an Hauseingängen vorbei.

Simon konnte gerade noch einen quer gestellten silbernen Wagen erkennen, bevor er wieder abhob und Alice festhalten musste, als sie über die nächste Bordsteinkante zurück auf die Straße flogen.

Sein halb verdautes Frühstück stieg hoch bis zu seinem Kehlkopf, aber er schluckte, entschlossen, nicht zu kotzen.

Der Transporter driftete über den Asphalt, bis die Reifen wieder griffen und der Wagen schnell an Fahrt aufnahm.

Sie bogen mehrmals ab und wurden dann langsamer.

»Alles in Ordnung da hinten?«, fragte Thomas. und drehte sich um.

Frauke nickte stumm.

Simon rückte behutsam die teilnahmslose Alice zurecht, bevor auch er nickte und mit rauer Stimme fragte: »Was zum Teufel war das?«

Thomas' Blick ruhte auf ihm. »Die Frage wollte ich euch gerade stellen.«

»Den Mr. Universum mit den Aknenarben kenne ich«, sagte die Sportskanone. »Cameron irgendwas. Mein Bruder hat die Aufnahmeprüfung zum Polizeidienst bestanden, während der im gleichen Durchlauf durch den psychologischen Test gefallen ist. Er wollte ›den Scheißhaufen mal so richtig aufräumen‹. War vielleicht das falsche Motiv, um Polizist zu werden. Bei der Bundeswehr sollen sie ihn ausgemustert haben. Irgendeine alte Verletzung von einer Schlägerei. Soll bei Ivan Sendhausen gelandet sein.«

»Na, das passt ja«, sagte Thomas. »Sie haben sich nicht einmal vorgestellt. So kann man doch nicht arbeiten, verdammt.«

Simon betrachtete Alice. »Ich weiß nicht, ob wir sie wirklich an diese Leute übergeben sollten. Sie hat uns gesagt, sie will nicht zurück, und nach dieser Szene kann ich sie verstehen. Noch mehr als ohnehin schon.«

Thomas runzelte die Stirn. »Das wird eurem Chef nicht gefallen, aber diesen Irren will auch ich keine lethargische junge Frau übergeben. Wohin soll's also gehen?«

»Am besten an einen Ort, an dem wir in Ruhe nachdenken und überprüfen können, wie eine Übergabe an GP-Tech vernünftig vonstattengehen kann«, antwortete Simon. »Wir fahren zu einem Freund von mir. Ich soll in seiner Wohnung nach dem Rechten sehen, solange er in den USA arbeitet. Sein Schlüssel hängt an meinem Schlüsselbund. Damit ich ihn nicht verschlampe. In seiner Wohnung scheint es mir sicher genug, damit wir wenigstens über die nächsten Schritte nachdenken und uns mit den anderen beraten können. Es wird doch möglich sein, bei GP-Tech anzurufen und eine Übergabe zu vereinbaren, bei der keiner verletzt wird.«

»Hört sich vernünftig an«, sagte Thomas.

2.

Viktor lehnte mit geschlossenen Augen neben der Tür der Umkleideräume im Keller der Anstalt an der kalten, grau gefliesten Wand und atmete die Mischung aus warmer Feuchtigkeit, Duschgel, Männerschweiß und Putzmitteln ein.

»War klar, dass sie die Göre nicht freiwillig rausrücken«, wütete Cameron.

»Vielleicht hatten sie einfach Schiss vor deiner Waffe«, warf sein Kollege ein.

»Halt gefälligst die Schnauze, du Arschloch! Ich hab ja nicht geschossen.«

Er stellte sich vor, wie Cameron vor seinem vollgestopften Spind stand, an der Türinnenseite ein vollbusiges Pin-up-Girl, in einem der Fächer mehrere Schlag- und Stichwaffen, in einem anderen diverse Dosen und Fläschchen.

Viktor beobachtete ihn manchmal bei seinen Trainingseinheiten im anstaltseigenen Fitnessstudio. Wie er sich abmühte und sich danach kritisch, aber doch selbstverliebt im Spiegel betrachtete. Er blähte seine Muskeln immer weiter auf, formte, ölte und bewunderte sie.

Wenn nicht im Studio, war er im Dienst, immer auf Abruf, allzeit bereit und dennoch oft zu spät, zu ungeschickt, zu langsam.

Und auch diesmal hatte der Idiot bewiesen, dass er selbst die präziseste Vorarbeit innerhalb kürzester Zeit zunichtemachen konnte.

Viktors Vorarbeit.

Er ballte für einen Moment die Fäuste, atmete tief ein, und während er langsam ausatmete, streckte er die Finger. Dann öffnete er die Augen, drehte sich geschmeidig um und schlenderte in den Umkleideraum.

»Hi, Mädels«, begrüßte er ein Dutzend Männer, einige nur mit einem Handtuch um die Hüften, andere bis auf die Schuhe angekleidet. Er lächelte vor Stolz, weil er sich so gut im Griff hatte, und freute sich gleichzeitig darauf, die Kontrolle zu verlieren.

Zielstrebig steuerte er Cameron an. Der knallte hastig die Spindtür zu, sodass es im Inneren schepperte und klirrte.

»Was willst du, Schwuchtel?«

Mit plumpen Schritten kam er ihm entgegen, bis sie dicht voreinanderstanden.

Viktor roch seine Wut und seine Angst, obwohl er gerade frisch geduscht hatte. Cameron überragte ihn, doch seine Präsenz beschränkte sich auf Größe ohne Kraft, Volumen ohne Substanz und Energie ohne Richtung.

Cameron strich sich mit der rechten Hand über seine unregelmäßigen Bartstoppeln, die kaum die Aknenarben verdeckten, und starrte ihn mit seinen kleinen blassblauen Augen an.

»Du hast es vermasselt, Süßer.« Viktor schob die linke Hand in die Hosentasche, stellte die Füße in eine stabile Position und wartete auf Camerons Reaktion.

Eine der Neonröhren an der Decke flackerte.

Aus den Augenwinkeln sah er die anderen Männer, wie sie kurz zögerten, dann aber mit dem fortfuhren, was sie vor seinem Auftritt begonnen hatten.

»Du hast hier gar nichts zu melden«, polterte der Fleischberg los und wollte noch den verbliebenen Schritt an ihn herantreten.

Viktor registrierte, wie der eine oder andere den Kopf schüttelte oder die Augen verdrehte, bevor er Cameron in einer explosiven Bewegung zuerst einen Stoß in die Magengegend versetzte und danach seinem staunend herabgefallenen Unterkiefer einen Haken verpasste.

Wie ein gefällter Baum ging Cameron zu Boden, und noch bevor die Spinde aufgehört hatten zu scheppern, kniete Viktor halb über ihm. Das Blut rauschte ihm in den Ohren, sein ganzer Körper vibrierte vor Energie.

Cameron lief ein rotes Rinnsal aus dem Mundwinkel, und presste vor Schmerzen stöhnend die Hände auf den Magen.

Die Männer rundherum warteten ab. Manche grinsten hämisch, andere standen mit verschränkten Armen da.

»Wie ein wild gewordener Bulle hast du meinen Plan niedergetrampelt«, zischte Viktor. »Es war abgemacht, dass sie die Göre zu uns bringen, und das hätten sie getan, wenn du nicht ausgerastet wärst.« Er stieß ihm die rechte Faust zwischen die Beine.

Cameron wurde mit einem erstickten Laut ohnmächtig.

Plötzlich war es still. Die Männer starrten ihren am Boden liegenden Kollegen an.

Viktor richtete sich auf. Kam Cameron jemand zu Hilfe? Na, los! Er hatte Lust dazu, mal wieder eine Söldnertruppe aufzumischen. Selbst wenn es Ivans Leute waren.

»Ah, wie ich sehe, habt ihr schon Freundschaften geschlossen«, hallte Ivans Stimme durch den Raum.

Verdammt! Viktor beobachtete die anderen, die ihn teils nervös und teils mit Abscheu betrachteten. Sollten sie. Spätestens jetzt wussten sie, mit wem sie es zu tun hatten.

Cameron regte sich.

Im nächsten Moment spürte Viktor Ivans Hand auf seiner Schulter und musste gegen den Impuls ankämpfen, ihm den Arm zu brechen.

»Der Mann mit dem Plan, an den sich leider nicht alle gehalten haben«, sagte Ivan. »Ihr werdet in Zukunft öfter miteinander arbeiten – besser hoffentlich. Viktor?«

Viktor biss die Zähne so fest zusammen, dass sie knirschten. *Reiß dich zusammen*, dachte er und zog seine Schulter unter Ivans Hand weg. Dann schlenderte er so lässig wie möglich zur Tür. Von dort aus beobachtete ihn Gerrard.

Ivan sah kurz auf Cameron herab, der sich mühsam und hustend auf Hände und Knie stützte.

»Das wird schon wieder«, sagte er und bedeutete Viktor, ihm zu folgen.

Nachdem sie ein Stück gegangen waren, bemerkte Gerrard: »Das war unklug.«

»Er hat's vermasselt.«

»Du hattest Camerons Kollegen auf deiner Seite. Bevor du nachgetreten hast.«

»Sie sollen mich fürchten, mir gehorchen. Auf meiner Seite haben sie nichts zu suchen«, zischte Viktor und warf Gerrard einen kalten Seitenblick zu, der nur die Augenbrauen hob.

Ivan führte sie in eines der Konferenzzimmer und schloss die Tür.

»Die Göre wäre jetzt hier, wenn ihr mich statt dieses Idioten rausgeschickt hättet.« Frustriert ließ sich Viktor auf einen der zwanzig Metallstühle fallen, die um einen ovalen, schwarz glänzenden Tisch gruppiert waren. Sie unterschätzten ihn. Wie immer.

Gerrard blieb im Hintergrund und überließ Ivan die Gesprächsführung.

»Wir brauchen dich, um unser internes Leck zu stopfen. Wie weit bist du?«

»Der Verräter kann seine Spuren verwischen. Es scheint nicht viel nach außen gedrungen zu sein. Offenbar war es keiner von denen, die direkt mit dem Projekt betraut sind. Ich muss mein Netz also weiter auswerfen, mehr Hintergründe ausloten, und das langweilt mich zu Tode.«

Er sprang von seinem Stuhl und knallte die Handflächen auf den Tisch. Nahm Ivan ins Visier.

»Ich will einen richtigen Einsatz. Wie den in Kenia oder Guatemala. Nicht diesen Recherchedreck.«

Ivan erwiderte halb fasziniert, halb amüsiert seinen Blick.

»Auch Recherchedreck gehört zu deiner Arbeit.« Nach einer kurzen Pause sagte er: »Wir überlegen es uns.«

Ihr werdet euer Zögern bereuen. Langsam richtete sich Viktor auf, ging davon und stellte sich vor, er zerquetsche mit jedem Schritt ein widerliches, knackendes Insekt unter seinen Sohlen.

3.

Gerrard war Viktor in den Flur gefolgt und sah ihm nach.

»Es wäre doch die bessere Alternative gewesen, die Herausgabe des Projekts ganz offiziell zu verlangen«, sagte er und drehte sich zu Ivan um.

»Wir hätten mehr Schwierigkeiten mit der Erklärung unserer Motive gehabt, als wir es jetzt mit dieser Blamage haben«, sagte der. »Aus unserem kleinen Leck wäre ein Scheunentor geworden, auf das sich alle gestürzt hätten. Offiziell haben wir nichts und niemanden verloren. Es hat zum Glück keine ernsten Verletzungen gegeben, und außer diesen Wichtigtuern von TENEG weiß keiner, dass unsere Leute in diese Szene verwickelt waren. Wir hätten gleich jemand Besseren schicken müssen.«

»Viktor ist noch nicht so weit.«

»Er hat Alice immerhin gefunden«, gab Ivan zu bedenken. »Und bei den Auslandseinsätzen hat er schnell und restlos unsere Spuren beseitigt.«

»Ja, er hat hervorragende Arbeit geleistet, aber dort mussten wir uns nicht um deutsche Behörden und Gesetze sorgen.« Mit den richtigen Beziehungen und ausreichend Geld brauchte man sich dort um gar nichts Sorgen zu machen.

Stattdessen musste er jetzt herausfinden, ob es doch Ermittlungen gegen Cameron gab, weil er jemanden mit einer Waffe bedroht hatte. Damit er im Notfall eingreifen konnte. Als hätte er nicht schon genug zu tun.

»Wir sollten ihm mehr Raum geben«, sagte Ivan. »Wenn wir Viktor ewig kleinhalten, werden wir nie wissen, ob er wieder verlässlich und wie gut er tatsächlich ist. Wir brauchen das Projekt unbedingt zurück. Je mehr Zeit wir verlieren, desto größer die Gefahr, dass noch mehr Informationen durchsickern.«

Gerrard zupfte einen Fussel von dem feinen, leicht glänzenden Stoff seines dunkelblauen Jacketts und nickte knapp. »Nun gut. Wir haben ihn scharf gestellt. Wenn wir ihn unter den anderen kontrolliert hochgehen lassen, sollte ein eventueller Schaden eingrenzbar sein.«

»Sehr schön«, sagte Ivan und ging.

Gerrard kehrte in den angenehm kühlen Konferenzraum zurück, setzte sich und dachte darüber nach, wie er Ivans Begeisterung und Viktors Zerstörungskraft im Zaum behalten konnte.

VIERTER TAG

1.

Endlich wurde die Fahrt friedlicher. Das Boot bäumte sich nicht mehr unter Alice auf, warf sie nicht mehr gegen die Seiten. Und auch das Brüllen des Motors und die Schreie der Menschen waren verstummt. Nun glitt der stromlinienförmige Rumpf gleichmäßig über eine ruhige See. Der Wind war nur noch ein Flüstern, die Luft unbeweglich und warm. Alice bewegte sich wie in einer wohlig trägen Masse.

Doch entfernte Stimmen kitzelten sie in den Ohren und verwandelten den Himmel in weiße Farbe, die wohlige Wärme in eine weiche Decke und den Windhauch in menschliche Stimmen. Über ihr schepperte es, und ein Kind begann zu weinen.

Sie wollte wieder zurück in ihren Traum.

»Was hat der Chef gesagt?«, fragte Simon.

»Wir sollen sie selbst entscheiden lassen«, antwortete Frauke.

»Wie, wenn sie nicht mit uns spricht?«

»Er gibt uns zwei Tage.«

»Uff!« Er kratzte sich am Kopf. »Na, immerhin. Was hast du ihm erzählt?«

»Alles, was wir erlebt haben und was Dennis uns erzählt hat.«

»Das hat ihn davon überzeugt, dass wir Alice helfen müssen?«, fragte Simon.

»Na ja, er hat Gerrard Knox um mehr Infos und Anweisungen für einen Behandlungsnotfall gebeten, damit wir das weitere Vorgehen für Alice möglichst schonend gestalten können. Mit jedem seiner Worte wurde Knox einsilbiger, und als der Chef wissen wollte, von wem sie rechtlich betreut wird, denn mit neunzehn Jahren dürfe sie sonst schließlich selbst entscheiden, verstummte er ganz. Das hat ihn skeptisch gemacht.«

Alice brauchte einige Minuten, bevor sie sich an die Gesichter der Geschwister erinnern konnte.

Was war ihr letzter klarer Gedanke gewesen? Konzentriert schloss sie die Augen. Um das Haus war Viktor geschlichen, hatte es zusammengeschnürt und versucht hineinzukommen.

Erschrocken riss sie die Augen wieder auf. Ja, das war es gewesen. Deshalb war sie in ihre innere Welt geflohen, die viel schöner war als die Realität.

Steif drehte sie sich auf die Seite, bewegte Füße und Hände, schüttelte die Beine, zog sie an, streckte sie aus und setzte sich auf die Bettkante.

Ein kalter Schauer kroch an ihrem Rückgrat empor. Wo war sie? Das war ein anderes Bett, das Zimmer größer, die Möbel weniger modern. Die Bettwäsche roch frisch und hinterließ einen leichten Film auf ihren Fingerkuppen. Zu viel Weichspüler. Und es war lauter hier: schreiende Kinder, Gespräche im Treppenhaus, Wasser, das durch die Rohre rauschte.

Schritte über ihr. Simon und Frauke, die sich irgendwo vor der angelehnten Zimmertür unterhielten. Kein elektronisches Summen. Nur ein anderes Mehrfamilienhaus.

Sie entspannte sich etwas und warf einen Blick auf ihr linkes Handgelenk. Sechs Uhr. Morgens? An welchem Tag?

»Hast du Thomas' Gesicht gesehen, als er die Tür hinter sich geschlossen hat?«, fragte Simon. »Der hätte mich am liebsten erwürgt.«

»Das muss an dir liegen, mein lieber Bruder. Ich habe schon öfter diesen Drang verspürt.«

»Sehr witzig! Ich weiß gar nicht, warum er sich aufregt. Wir sind doch dran, wenn etwas schiefgeht. Außerdem kann ich nichts dafür, dass seine Leute nachher wiederkommen müssen. Das hat der Chef entschieden.«

»Er musste unseretwegen selbst einspringen und hat seine ganze Tagesplanung über den Haufen geworfen. Ich kann verstehen, dass er sauer ist.«

Alice schlich vom Bett zur Tür, damit sie die Geschwister besser hören konnte. Sie fühlte sich von diesen glücklichen Menschen magisch angezogen. Vielleicht strahlte ihre Wärme ein wenig auf sie ab.

Im Flur standen die beiden nicht. Um näher heranzukommen, schlüpfte sie barfuß in den mit Landschaftsfotografien geschmückten Flur und blieb gut anderthalb Meter vor dem Durchgang zur Küche außer Sichtweite stehen.

»Ein Glück, dass wir fast fertig sind«, seufzte Frauke.

Im nächsten Moment fauchte und ratterte es. Alice wollte gerade zurückrennen, als sich das Geräusch verwandelte: Pumpen, dann ein Klicken.

»Dein Kaffee.«

»Danke.«

Alice schloss für einen Moment erleichtert die Augen und musste über ihre kleine Panikattacke lächeln.

»Sie wollen heute Nachmittag unsere Beiträge filmen«, erinnerte Simon.

»Spätestens seit der klaren Ansage des Chefs, dass wir diesen Termin gefälligst zu halten haben, weiß ich es wieder.«

»Wie sollen wir das hinbekommen?«, fragte Simon.

Film? Hatte Frauke nicht gesagt, dass sie auch für ein Pharmaunternehmen arbeiten?

»Wir nehmen Alice mit.«

Wohin? In ein Filmstudio? In deren Firma? Dieselbe Branche. Vom Regen in die Traufe!

Hektisch schaute sie sich um und lief so leise sie konnte zur Haustür. Doch ihre nackten, kalten Füße sagten ihr, dass sie es ohne Schuhe und in einem Pyjama nicht mal bis zur nächsten Straßenecke schaffen würde.

»Sollen wir sie hintragen?«

»Wir müssen sie in den nächsten drei Stunden aus ihrem Schneckenhaus locken.«

Simon seufzte. »Wenn Nina es als Expertin schon nicht geschafft hat, wie sollen wir es?«

Alice drückte vorsichtig die Türklinke hinunter. Abgeschlossen!

Tränen schossen ihr in die Augen, und sie sank fast lautlos auf die Knie.

»Es muss doch möglich sein, ihr irgendwie begreiflich zu machen, dass wir ihr helfen wollen.«

»Sie hat Angst, Frauke. Überwältigende Angst.«

»Verständlich. Weder dem stahlharten Ivan noch dem Strippenzieher Gerrard würde ich auch nur einen Millimeter über den Weg trauen.«

Sie schluckte, als müsse sie einen Tennisball hinunterwürgen.

»Was macht dich stutzig, Simon?«

»Ich glaube, dass wir bisher nur an der Oberfläche gekratzt haben. Allerdings bin ich mir nicht sicher, ob ich wissen möchte, was darunterliegt.«

»Es könnte etwas Großes sein«, sagte Frauke.

Alice schlug die Hände vors Gesicht. Die waren alle gleich schlimm!

»Wir könnten uns aber auch gewaltig die Finger verbrennen«, gab Simon zu bedenken.

»Sie ist vor ihnen geflohen und hat uns um Hilfe gebeten. Wir versuchen es und gut.«

Würden sie genau dasselbe mit ihr anstellen? War sie hier so verloren wie dort?

Der jahrelange Schmerz, die lähmende Angst, die Hilflosigkeit, die Scham. Sie wollte das nicht mehr. Es musste ein Ende geben, einen anderen Weg.

Zitternd zog sie die Beine an, schlang die Arme darum und legte den Kopf auf die Knie.

»Wir müssen mehr über sie, ihre Krankheit und die Behandlung erfahren«, stellte Simon fest. »Sie muss mit uns zusammenarbeiten.«

»Ich weiß«, antwortete Frauke seufzend. »Ich möchte ihr unbedingt helfen, Simon. Ich muss. Wenigstens ihr.« Frauke flüsterte fast.

»Er wollte sich nicht helfen lassen.«

»Ich musste es versuchen. Ich habe ihn geliebt. Hätte er nur die Hand nach mir ausgestreckt, ich hätte ihn gehalten.«

Alice hob den Kopf von den Knien und starrte die weiß lackierte Haustür an, bis ihr die Augen brannten.

»So wie du mich gehalten hast, Simon.«

»Das ist mein Job. Ich bin dein großer Bruder.«

Und wenn es doch einen Weg gab? Wenn diese beiden Menschen ihr tatsächlich helfen konnten? Wenn der Preis dafür nur Mitarbeit wäre?

»Sie muss uns entgegenkommen, sonst wird es nicht funktionieren«, sagte Simon, und seine Stimme wurde lauter.

Alice wandte den Kopf um und sah ihn im Türrahmen stehen. Sie beobachteten einander.

Triff eine Entscheidung!

»Was ist?«, fragte Frauke, kam hinzu und ließ sich sanft von Simon aufhalten.

Alice suchte in Simons blauen Augen nach dem Bösen. Doch statt Kälte sah sie Wärme und statt Erbarmungslosigkeit Hilfsbereitschaft.

Simon merkte, dass Frauke etwas sagen wollte, und hob die Hand, damit sie schwieg. Er wartete. Und es schien ihr, als wäre er bereit, so lange zu warten, wie es eben dauern würde.

»Ich will nicht zurück«, würgte sie heiser hervor.

»Wir möchten dir helfen, Alice, aber wir wollen dir nichts versprechen, was wir nicht auch halten können«, erwiderte Simon.

»Ich werde nicht zurückgehen. Ihr könnt mich fragen, und ich werde antworten. Aber ich gehe nicht zurück. Ich kann einfach nicht.«

»Du kannst gehen, wohin du willst, du bist volljährig. Wenn wir dir jedoch helfen sollen, musst du nachher mit uns kommen.«

Alice sah ihn entsetzt an und schüttelte den Kopf.

»Wir lassen dich nicht dort«, setzte er schnell hinzu. »Bestimmt nicht. Wir sind nicht wie Ivan und Gerrard, keiner von uns.«

2.

Alice schrubbte sich die Zähne, während sie den heißen Wasserstrahl der Dusche genoss, der ihr schon seit Minuten auf den Rücken prasselte. Wie schön wäre es, wenn er all ihre Sorgen und Nöte fortwaschen könnte.

Sehnsüchtig sah sie dem Wasser nach, das kreiselnd im Abfluss verschwand. Als sie aus der Dusche stieg, glich das Badezimmer einem türkischen Dampfbad.

Sie wickelte sich fest in ein großes Handtuch, setzte sich auf eine Wäschetruhe, schloss die Augen und stellte sich vor, ein Mensch und nicht nur ein Tuch würde sie halten.

Wann hatte sie zuletzt jemand liebevoll in die Arme genommen? Sie erinnerte sich nicht mehr. Es war zu lange her.

Davor wird es gewesen sein. Bevor ihr kleiner Bruder gestorben war.

Sie öffnete die Badezimmertür einen Spaltbreit und lugte hinaus.

Niemand da. Also huschte sie in das Gästezimmer nebenan. Gerne hätte sie abgeschlossen, aber der Schlüssel fehlte.

Auf dem Bett lag frische Unterwäsche, eine Jeans und ein Pullover.

Alice setzte sich, immer noch fest eingewickelt, und starrte die große, schlicht gerahmte Fotografie an der gegenüberliegenden Wand an. Es musste eine Luftaufnahme sein, denn sie zeigte eine in einem sehr hohen Baumwipfel schwebende, blättergedeckte Holzhütte, von der aus wackelige Leitern in den Tiefen eines tropischen Waldes verschwanden.

Nur einmal in so einem Tropenwald spazieren gehen. Die exotischen Geräusche und Gerüche, die feuchte, warme Luft. Schön wäre das. Und spannend.

Seufzend legte sie das Handtuch ab und zog sich an.

Die Sachen waren zu weit, passten aber der Länge nach.

Alice sah kurz auf ihre knochigen Handgelenke und bemerkte die blasse Haut mit den vielen Sommersprossen an Armen und Händen, durch die bläulich die Venen schimmerten.

Sie zog die Pulloverärmel bis zu den Fingerspitzen, setzte sich vor den kleinen antiken Sekretär, sodass sie sich in dem Standspiegel gegenüber sehen konnte, nahm sich eine Bürste und strich sich durch die langen Haare. Sie flossen ihr frisch geföhnt in großen Wellen über die Schultern. In letzter Zeit schienen sie etwas stumpf, genau wie ihre grünen Augen. Oder war es ihr Blick, der stumpf geworden war? Selbst für das, was sie gerne sah? Aber es könnte besser werden.

Sie hatte etwas bewegt, einen unerwarteten Zug getan. Jetzt kam es darauf an, wie die andere Seite reagierte.

In einer Stunde würden sie aufbrechen. Sie wollte nicht mit den Geschwistern zu deren Firma fahren. Doch zurück konnte sie nicht mehr. Deshalb gab sie sich einen Ruck und zwang sich, zu Simon und Frauke in die Küche zu gehen.

Die beiden saßen an dem kleinen Küchentisch und aßen belegte Brote. Ein Gedeck stand für sie bereit. Und obwohl sie keinen Hunger hatte, setzte sie sich und legte ein Käsebrot auf ihren Teller. Dabei vermied sie jeden Blickkontakt. Sie fürchtete sich vor den Antworten, die sie vielleicht geben musste. Pflichtbewusst kaute sie, ohne etwas zu schmecken.

»Möchtest du Wasser?«, fragte Frauke und hielt ihr eine Flasche hin.

Alice nickte, nahm die Flasche entgegen und schenkte sich ein.

Das Schweigen wurde unangenehm. Doch die Türklingel erlöste sie.

»Ich gehe.« Simon stand auf und verließ die Küche.

»Dann räume ich ab. Du kannst dir ruhig noch ein Brot mitnehmen, Alice.«

Sie schüttelte den Kopf.

»Dann packe ich es ein – für später.«

Alice zuckte mit den Schultern.

Die Männer im Flur redeten leise miteinander, aber sie konnte nicht verstehen, was sie sagten, bis Thomas zu ihnen kam und fragte, ob sie fertig seien.

Zusammen verließen sie die Wohnung und stiegen in eine dunkelblaue Limousine.

3.

Mit jedem Kilometer schlug Alice' Herz schneller, ihr Magen rebellierte und trieb ihr die Angst bis zum Hals. Da half auch das Zählen von Straßenlampen nicht.

Ein metallischer Geschmack. Sie stutzte. Vorsichtig berührte sie ihre Unterlippe. Schon wieder hatte sie sie blutig gekaut. Ohne es zu merken. Gut, dass Mutter nicht hier war, sie wäre außer sich gewesen.

Ob ihre Eltern sie wohl vermissten?

Sie wollte es gerne glauben, denn sie vermisste vor allem ihre Mutter. So wie sie früher gewesen war. Vor dem Tod ihres kleinen Bruders.

Die Stadt mit ihren Menschen glitt vor dem Fenster an ihr vorüber, wie eine Bildrolle, die sich unermüdlich drehte.

Und wieder wurde ihr Schicksal von anderen bestimmt. Das war nicht fair!

Sei nicht dumm, dachte sie. *Du selbst hast entschieden, mitzukommen. Nur mithilfe anderer kannst du dir endgültig die Freiheit erkämpfen.*

Die Umgebung vor dem Fenster änderte sich von Ein- und Mehrfamilienhäusern zu großen, strengen Geschäftsgebäuden. Zwischen den Betonklötzen der Sechziger und Siebziger standen auch moderne, verglaste Bauten. Thomas verlangsamte und bog rechts in eine Auffahrt ab, die nach kurzer Zeit vor einem hohen Tor endete.

Alice starrte sekundenlang das Metallmonstrum an.

Die Anstalt hatte zwei Tore und einen doppelten Zaun. Hier gab es nur einen Zaun. Einen überwindbaren.

Thomas ließ das Fenster hinunter und hielt eine Plastikkarte in der Hand. Frauke kramte murmelnd in ihrer großen, aus verschiedenfarbigen Lederstücken zusammengesetzten Handtasche, und Simon schrieb eine Nachricht auf seinem Handy.

Alice sah wieder zu Thomas und erstarrte. Vor dessen geöffnetem Fenster stand ein hoher Metallkasten mit einem Bildschirm, auf dem er herumtippte. Das war es aber nicht, was ihr Angst einjagte, sondern die Kameralinse darüber, die in sie hineinzustarren schien. Ihr wurde eiskalt, und ihre linke Hand krallte sich eisern um den Türgriff. Ihre rechte Hand wanderte zur Verriegelung. Sie zwang sich dazu, die Finger ganz langsam um den Hebel zu legen und sanft daran zu ziehen. Es tat sich – nichts. Sie versuchte es erneut, doch der Mechanismus funktionierte nicht. Statt der Kälte stieg ihr nun die Hitze zu Kopf.

Es sieht alles nur netter aus. Hier komme ich nicht mehr raus.

Sie widerstand dem Impuls, panisch am Türgriff zu rütteln.

Derweil glitt das Fahrerfenster wieder nach oben, das Tor öffnete sich, und sie fuhren hindurch. Die anderen taten, als wäre nichts. Frauke kramte weiter in ihrer Handtasche und stieß nun leise Flüche aus. Simon tippte auf seinem Smartphone herum, und Thomas verstaute die Codekarte mit der rechten Hand in der Innentasche seiner Lederjacke, während er mit der Linken den Wagen steuerte.

Alice sah durch das Rückfenster, wie sich die Tore schlossen. Sie schluckte trocken. Fühlte die Schweißflecken unter ihren Armen. Hörte nur noch Rauschen.

Der Wagen hielt an. Alle stiegen aus. Nur Alice rührte keinen Finger.

Frauke steckte den Kopf durch die noch offene Tür: »Alice?«

Sie sahen einander stumm an. Alice wollte etwas sagen, brachte aber keinen Ton heraus. Weil ihr niemand öffnete, streckte sie die zitternde Hand aus und zog an dem silbernen Hebel. Er funktionierte einwandfrei. Sie starrte darauf. Warum war die Tür vorher nicht aufgegangen? Hatte sie sich das nur eingebildet?

Thomas und die Geschwister warteten schweigend.

Ihr Kopf war leer. Mit zittrigen Knien stieg sie aus.

Thomas verabschiedete sich und ging in Richtung eines niedrigen Nebengebäudes, das links von dem leicht geschwungenen Hauptkomplex stand, auf den sie mit Simon und Frauke nun zusteuerte.

Die asymmetrisch gestaltete Front war verglast. Es entstand der Eindruck, als bestünde das Gebäude aus unzähligen verschiedenen Ebenen und nicht aus nur vier Stockwerken. Alice stellte sich vor, sie könnte von Raum zu Raum mal eine, mal drei, fünf oder mehr Stufen hinauf- oder hinuntergehen.

Die wie zufällig verteilten Blumenkästen mit den verschiedensten Blüh- und Grünpflanzen verstärkten diesen Eindruck noch.

Hinter dem Gebäude gab es ein parkähnliches Gelände mit einem großen Gewächshaus. Der Platz vor dem Haupteingang war mit verschiedenfarbigen Steinen wellenförmig gepflastert. Sie steuerten jedoch auf einen Nebeneingang zu.

Alice atmete tief in den Bauch, um ihren Herzschlag zu beruhigen. Verstohlen sah sie sich nach dem Tor um. Die beiden Flügel waren fest verschlossen, und der metallene Zaun war hoch und endete in kurzen, aber scharfen Spitzen.

»Alice, du musst keine Angst haben«, sagte Simon. »Auch bei uns gibt es natürlich Sicherheitsmaßnahmen wie den Zaun, die Kameras, das Tor und so weiter.«

Und so weiter?

»Aber all das dient unserer beruflichen Sicherheit und nicht dazu, jemanden einzusperren. Wenn du gehen willst, werden wir dich nicht aufhalten.«

Sie blieben vor dem Seiteneingang stehen. Diesmal zog Simon eine Karte aus seinem Portemonnaie und hielt sie an einen kleinen Kasten. Das rote Licht wechselte zu Grün, und die Glastür öffnete sich zu einem ebenfalls gläsernen Kasten.

Simon warf erst ihr und danach Frauke einen kurzen, nervösen Blick zu, bevor er hineinging.

Frauke zögerte, ging dann aber an ihr vorbei auch hinein.

Simon hielt einen Knopf gedrückt und wartete.

Wenn sich die Tür an der Rückwand nun nicht öffnete? Es gab nicht viel Platz dort drinnen. Für mehr als drei Personen war der Kasten nicht konstruiert.

Sie sah sich noch einmal – diesmal ungeniert – nach dem geschlossenen Tor um. Doch für sie allein wartete dahinter nur Ärger. Also atmete sie tief durch, betrat den gläsernen Sarg und drehte den Geschwistern den Rücken zu.

Und so langsam, wie sich die Glastür schloss, schloss sie auch ihre Lider.

Sie konnte hören, wie eine weitere Zugangssperre durch das Eintippen von Zahlen oder Buchstaben und vielleicht mit einem Fingerabdruck entsichert wurde. Sekunden fühlten sich an wie Minuten. Wie Stunden. Es war stickig, eng. Ihre Muskeln wurden steif.

Hinter ihr öffneten sich die Türen mit einem leisen Klicken, und die Geschwister verließen den Kasten.

Sie öffnete die Augen. Langsam löste sie die verkrampften Muskeln, tat so leise wie möglich einen dringend benötigten Atemzug, drehte sich um und stakste in den Vorraum.

Das Logo der Firma prangte mit klaren silbernen Lettern über dem schlichten Tresen aus dunklem, gemasertem Holz: TENEG. Vielleicht ein Familienname.

Sie sah sich auf ihrem kurzen Weg zum Empfang verstohlen um. Die großen Fenster ließen viel Licht herein. Die Wände waren in gedecktem Weiß gestrichen, und die zwei dunkelbraunen Sitzgruppen hoben sich von den großformatigen sandfarbenen Marmorfliesen ab.

Eine schmale Frauengestalt kam aus einer Tür schräg hinter dem Tresen, den linken Arm voller gefährlich lose zusammengepackter Unterlagen und in der rechten Hand einen Becher Kaffee.

Sie eilte zu einem der zwei Fahrstühle und drückte mit dem rechten kleinen Finger den Knopf.

»Mal wieder spät dran?«, fragte der Mann hinter dem Tresen die Frau vergnügt und unterschrieb für ein Paket, das ein Bote in dunkler Uniform und Schirmmütze über den Tresen reichte.

Der Paketbote sah Alice einen Moment an, die Augen im Schatten.

»Ist vorne niemand am Haupteingang gewesen?«, fragte der Mann hinter dem Tresen den Boten.

Der zuckte mit den Schultern und murmelte etwas. Dann eilte er mit einer Abschiedsfloskel an ihnen vorbei aus dem Gebäude.

Irgendwie kam er Alice bekannt vor. War es seine Stimme? Oder die Art, wie er sich bewegte? Aber das konnte nicht sein. Sie war nie vorher hier gewesen und kannte niemanden, der Pakete auslieferte.

»Simon und Frauke, welch seltener Anblick in letzter Zeit. Steigt euch etwa eure unmittelbar bevorstehende Filmkarriere zu Kopf?«, wandte sich der breitschultrige Mann nun grinsend an die Neuankömmlinge. »Guten Tag, junge Dame«, begrüßte er auch Alice, die lieber auf Abstand blieb und nur kurz die Hand hob.

Die braunen Augen blitzten unter den dichten Augenbrauen, die ihn zusammen mit dem sorgfältig gestutzten Vollbart und den kurz geschnittenen dunklen Locken wie einen gutmütigen Bär aussehen ließen.

Als er sich hinter dem Tresen erhob, dachte sie zuerst, er stünde erhöht, bemerkte jedoch im Näherkommen, dass er sie alle schlicht überragte.

»Hattest du Sehnsucht nach uns?«, fragte Simon ihn.

»Unbedingt! Nach Frauke. Nach dir weniger.«

»Ich werde dich in mein Nachtgebet einschließen«, erwiderte Frauke sanft.

Der Bär grunzte vergnügt und zeigte dann auf die Fahrstühle.

»Dritter Stock, großer Konferenzsaal, in dreißig Minuten.«

»Danke. Aber über das Thema Sehnsucht müssen wir noch mal sprechen«, scherzte Simon.

Der Bär lachte, während sie zu den Fahrstühlen gingen, die auf Simons Knopfdruck leise aufglitten.

Wieder ein enger Raum. Alice starrte angestrengt auf den Fußboden und ermahnte sich, zu atmen. In der Anstalt hatte sie enge Räume hassen gelernt. Die Enge war oft ein Mittel gewesen, um sie einzuschüchtern, denn es gab genug Räume in der Anstalt, die so groß und hoch waren wie ihr Zimmer zu Hause in Grünwald.

Als sich die Türen in einen hellen, breiten Flur öffneten, sprang sie förmlich hinaus.

Wenn die Geschwister sich über ihr Verhalten wunderten, so zeigten sie es nicht. Stattdessen deutete Simon mit einer Kopfbewegung nach rechts und ging vor. Frauke blieb bei ihr.

Durch die Fenster fiel Mittagslicht, manchmal gebrochen durch halb geschlossene Außenjalousien.

Aus einigen Büroräumen drang leise Musik oder Radiowerbung, aus anderen Gelächter oder angeregte Gespräche; manche Türen waren geschlossen, andere angelehnt oder weit geöffnet, manchmal wurden Grüße in den Gang gerufen und erwidert, und oft hörte Alice geschäftiges Tippen.

Irritiert betrachtete sie die farbigen Wände mit den Bildern und Fotografien. Es gab Nischen mit gemütlichen Sesseln und niedrigen Tischen, an denen mal entspannte, mal angeregt diskutierende Menschen saßen.

Manche trugen Laborkleidung, andere waren eher sportlich und manche sehr formell gekleidet.

Keine weiße Einheitskleidung wie in der Anstalt. Keine getönten Scheiben, die dem Sonnenlicht die Wärme stahlen. Keine verschlossenen Stahltüren. Nicht diese kalte Stille.

Hier roch es bewohnt, nicht bewacht.

Ihr fiel wieder ein, warum sie hergefahren waren, und fragte: »Filmkarriere?«

»Wie bitte?«, fragte Frauke verblüfft. »Ach so. Er wollte uns nur ärgern. Wir haben heute einen Drehtermin für einen kurzen Film, den wir auf einer wissenschaftlichen Internetplattform veröffentlichen werden. Es geht um eine Gemeinschaftsarbeit mit anderen Wissenschaftlern. Wir drehen auch zwei kurze Lehrvideos.«

»In einer Fachzeitschrift veröffentlichen wir zeitgleich«, warf Simon über die Schulter ein.

»So ein Internetfilm ist praktisch«, sagte Frauke, »weil man nicht nur auf das geschriebene Wort und ein paar Bilder …«

»… und oft wenig Platz …«, ging Simon dazwischen.

»… reduziert ist«, beendete Frauke ihren Satz. »Wir dürfen zwar eine gewisse Länge nicht überschreiten, aber wir werden unsere Arbeit anhand von Bildern, Videos und Texten erklären. Das ist anschaulicher, moderner und bringt viel mehr Spaß.« Fraukes Augen leuchteten. Simon blieb stehen. »Einen Moment bitte.« Er öffnete linker Hand eine Bürotür mit seiner Karte.

Auf dem Türschild stand sein Name.

Das Büro hatte ein großes Fenster zum Vorplatz. In den Regalen reihten sich ordentlich Bücher und beschriftete Ordner aneinander. Auf dem Schreibtisch standen ein großer Bildschirm, gestapelte Schuber und davor eine schwarze Tastatur.

Simon nahm aus einem der Schuber einen schmalen Hefter, rollte ihn ein und klemmte ihn unter den Arm. »Mein Spickzettel.« Er grinste verschmitzt und trat wieder zu ihnen auf den Flur.

»Oh«, sagte Frauke und trat auf der Stelle, »den muss ich auch noch holen.«

Ein paar Meter weiter vollführte sie dasselbe Kartenritual, diesmal jedoch zur Rechten. Fraukes Büro.

Durch das ebenfalls große Fenster direkt gegenüber sah Alice auf den in später Blüte stehenden Garten. Ihr Blick blieb an Fraukes PC-Bildschirm hängen, dessen Ränder mit bunten Zetteln beklebt waren. Daneben stand eine große, künstliche Sonnenblume in einer schlanken marmorierten Glasvase.

Die Regale waren vollgestopft mit Büchern, Ordnern und Papieren. Über Fraukes Stuhl hing ein roter Strickschal, dessen eines Ende den Fußboden berührte. Auf dem Fensterbrett standen eine hölzerne Gliederpuppe in unmöglicher Verrenkung und glitzernde Windlichter.

Die nicht zueinanderpassenden Schuber quollen über, und der Schreibtisch wurde von mehreren Lagen Papier, Ordnern und Büchern belagert.

Frauke schaute sich gedankenverloren um, nahm einen lilafarbenen Baumwollkittel vom Stuhl und hängte ihn auf.

Dann stellte sie sich vor den Schreibtisch und rieb sich mit Daumen und Zeigefinger das Ohrläppchen.

»Ha«, rief sie plötzlich, zog an einem quietschgelben Zipfel und hielt mit triumphierendem Lächeln einen ähnlichen Hefter hoch wie Simon. »Hab dich!«

Simon sah Alice von unten herauf mit seinen blauen Augen an und grinste schief, bevor er sich umdrehte und ihnen wieder vorausging.

Ihr Herz machte einen Extrasprung. Für einen Moment waren die Luft wärmer und die Farben bunter. Ihr Gesicht wurde heiß, weswegen sie den Rest des Weges auf den Boden starrte. Hoffentlich merkte er nichts.

Vor einer breiten Fensterfront blieben sie stehen. Der untere Teil war bis auf Hüfthöhe in verschiedenen Rot- und Blautönen eingefärbt, sodass die Scheiben bunte Lichtquadrate auf den Flur warfen. Durch die obere Glasfront sah sie einen großen Raum, der mit Menschen vollgestopft war, die eine Kamera, ein Mikrofon und Leinwände hochhielten. Mehrere Scheinwerfer leuchteten die Szenerie aus.

An den wie aus dem Ei gepellten gut aussehenden Mann vor der Kamera erinnerte sie sich vage aus der Wohnung, die sie fluchtartig verlassen hatten. Vermutlich ein Arzt. Er wirkte selbstbewusst, fast arrogant. Seine Gesten waren sparsam, und er sprach fließend Englisch.

»Das ist seine Welt, nicht wahr?«, sagte jemand spöttisch.

Die große, schlanke Frau, die zu ihnen trat, kannte Alice nicht. Ihre mit wenigen grauen Strähnen durchzogenen hellbraunen Haare waren mit einer silbernen Spange zurückgebunden, was ihre streng geschnittenen Gesichtszüge mit der leichten senkrechten Falte zwischen den Augenbrauen betonte.

»Bist du fertig, Clio?«, fragte Frauke.

»Ja, bin ich. Längst! Aber unser goldblonder Herr von und zu Drei-E nicht. Er fühlt sich einfach zu wohl im Rampenlicht mit seinen Buddys. In seinem maßgeschneiderten Anzug und dem wie immer akkurat gebundenen Krawattenknoten.«

»Manchmal glaube ich, du würdest ihn am liebsten mit seiner Krawatte erwürgen«, feixte Frauke.

Clios rechter Mundwinkel zuckte kurz nach oben.

»Herr Drei-E?«, fragte Simon.

Clio strich sich über den schneeweißen gestärkten Kittel, unter dem dunkelgraue Hosen mit messerscharfer Bügelfalte sowie klassische schwarze Lederpumps hervorschauten.

»Unser lieber Ron kultiviert die drei Es: Egoismus, Egotismus und Egozentrik. Mische sie, füge einen großen Schuss Geld, ein paar Löffel feine Herkunft, ein perfektes Frauchen aus demselben Regal und zwei perfekte Kindchen hinzu, et voilà: Ein aufgehender Stern am Himmel der Humangenetik.«

»Ach komm schon, Clio. Er hat auch für seinen Erfolg gearbeitet, und er ist wirklich gut«, bemerkte Frauke.

»Das ist die Krux: Er ist gut, und er weiß es.«

»So wie du«, sagte Simon.

»Ja, aber ich habe mir jeden Krümel meines Erfolges selbst und verdammt hart von ganz unten erarbeitet.«

»Und genau darum beneidet Ron dich«, sagte Simon.

Clio sah ihn mit zusammengezogenen Augenbrauen an, als warte sie auf eine fiese Pointe – vergeblich.

Nachdenklich und ein wenig besänftigt schaute sie zu dem Filmteam hinüber.

»Ist die kleine Meller hier, Clio?«, fragte Frauke plötzlich ernst.

Clio nickte. »Ja, sie ist hier. Allerdings musste sie gleich nach der Aufnahme wieder behandelt werden.«

»Hhm«, machte Frauke und schwieg.

Alice hätte gerne gewusst, von wem sie sprachen, traute sich wegen der bedrückten Stimmung jedoch nicht zu fragen.

In das Filmteam kam Bewegung. Der durchgestylte Arzt unterhielt sich kurz mit der Crew. Sie lachten und verabschiedeten sich teils mit einem Händedruck und mancher sogar mit der Hand auf der Schulter. Dann kam Ron zu ihnen und nickte den Geschwistern zur Begrüßung zu, die die Geste erwiderten.

»Nun bin ich disponibel«, sagte er. »Guten Tag, Alice, schön, dich wiederzusehen. Wie geht es dir?« Er lächelte sie milde an, während Clio die Augen hinter ihm verdrehte und das Wort ›disponibel‹ lautlos mit den Lippen formte.

Alice schaute zu Boden und ließ die Haare vor ihr Grinsen fallen.

»Schön, dass du dich losreißen konntest von so viel Aufmerksamkeit«, sagte Clio, und bevor Ron darauf etwas erwidern konnte: »Viel Spaß wünsche ich euch und blamiert uns nicht.«

»Das kann ich nicht versprechen«, feixte Simon.

Frauke wandte sich an Alice: »Clio und Ron begleiten dich, während wir schnell unsere Beiträge abfilmen. Sie werden dir ein paar Fragen stellen und Blut abnehmen. Keine große Sache.«

Alice fühlte den kalten Schweiß auf ihrer Stirn und rieb sich unauffällig die feuchten Handflächen an der Hose trocken. Sie mied Fraukes Blick, als diese sich noch einmal umdrehte, bevor sie ihrem Bruder in das provisorische Filmstudio folgte.

»Das ist reine Routine, Alice. Du wirst uns im Nu wieder los sein«, sagte Ron und öffnete einladend die Arme, als wolle er ihr auf dem roten Teppich den Vortritt geben.

Weil sie zögerte, ging Clio vor und bedachte ihren kleineren Kollegen im Vorbeigehen mit einem kühlen Lächeln.

Ron hob die Augenbrauen, kontrollierte den akkuraten Knoten seiner Krawatte und forderte Alice mit einem nachsichtigen Lächeln auf, Clio zu folgen.

Mit jedem Schritt verlor Alice mehr von ihrer Umgebung. Ihre Sinne zogen sich zusammen, drängelten sich zwischen Herz und Magen und stießen mal gegen das eine und mal gegen das andere.

Plötzlich blieben sie stehen.

Ron eilte auf ein blasses, dünnes Mädchen im Rollstuhl zu, der von – vermutlich – ihren Eltern geschoben wurde.

Das Mädchen sah jung und alt zugleich aus. Klein und zart war sie, aber ihre Haut wirkte fahl und trocken, ihr Körper ausgezehrt und krank. Sie atmete mühsam gegen etwas an.

Ron sprach mit den dreien, ging vor dem Rollstuhl in die Hocke, nahm die rechte Hand des Mädchens behutsam in seine Hände und zauberte ihr mit seinen Worten ein Lächeln auf das müde Gesicht.

Alice beobachtete Clio, die mit gerunzelter Stirn zusah.

»Neugierig?«, fragte Clio und warf ihr einen kurzen Blick zu.

Alice nickte.

»Von ihr sprach Frauke vorhin. Um ihre Krankheit dreht sich unser jüngster wissenschaftlicher Erfolg. Sie leidet an Mukoviszidose, auch zystische Fibrose genannt. Kennst du diese Krankheit?«

Alice schüttelte den Kopf.

»Die Krankheit beruht auf einem Gendefekt, der zu schweren Störungen von Atmung und Verdauung führt. Zum Beispiel bilden sich in ihrer Lunge zähe Schleimablagerungen.«

Ein keuchender Hustenanfall schüttelte das Mädchen, während Ron sie stützte und ihr gut zuredete. Ihre Mutter hatte Tränen in den Augen.

Wann hat zuletzt jemand um mich geweint?

»Wie du hörst, führt dies zu chronischem Reizhusten und Atemnot. Außerdem leidet sie oft unter Lungenentzündungen. Die Krankheit wurde bei ihr spät festgestellt und verläuft aggressiv. Sie steht zwar auf der Liste für eine neue Lunge, aber weder gab es bislang einen passenden Spender, noch würde sie eine solche Operation überleben.«

»Wegen des Hustens?«

»Unter anderem. Unglücklicherweise kommt eine Schädigung ihrer Leber und eine gestörte Herzfunktion hinzu. Sie muss regelmäßig ins Krankenhaus, damit der Schleim aus ihrer Lunge abgesaugt werden kann. Und leider bekommen wir die ständigen Lungenentzündungen nicht in den Griff.«

»Dann hilft eure Entdeckung nicht?«

Clio hob die Augenbrauen und senkte das Kinn.

»So weit, dass sie schon helfen könnte, sind wir leider noch nicht«, gab Clio zu und lächelte schmallippig.

Jetzt unterhielt sich Ron mit den Eltern. Sie entspannten sich ein wenig.

Die Ärzte in der Anstalt hatten immer nur mit ihr oder ihren Eltern gesprochen. Gemeinsame Therapiegespräche hatte es nie gegeben.

»Wir gehen vor«, sagte Clio. »Ron wird noch etwas Zeit brauchen. Derweil können wir in meinem Büro deine Daten aufnehmen.«

Alice schluckte. »Was habt ihr entdeckt?«, fragte sie, um sich abzulenken.

»Na ja, einfach ausgedrückt, veranlassen wir ein Bakterium dazu, einen Stoff zu bilden, mit dem wir die Krankheit effektiv behandeln können. Anders als bisherige Arznei wirkt er nicht im Nachhinein, um die Symptome zu lindern, sondern er greift in die gestörten Funktionen ein und bringt sie wieder ins Lot.«

»Und warum hilft es dann nicht?«

Clio blieb stehen und seufzte. »Das ist erst die Entdeckung, Alice. Der Weg bis zu einem anwendbaren Medikament, wenn es überhaupt dazu kommt, ist lang. Leider.«

»Ihr habt sie mit eurer Entdeckung noch nicht behandelt?«

»Haben wir nicht. Im Moment können wir ihr nur die zugelassenen Medikamente geben.«

»Oh«, murmelte Alice, kaute am rechten Zeigefingernagel, merkte es und verschränkte die Arme vor dem Körper, die Hände unter die Ellenbogen geklemmt. Sie hörte Mutter in Gedanken schimpfen.

»In der Anstalt gab es viele kranke Kinder«, sagte Alice und starrte auf den Fußboden vor sich.

»Du meinst die Klinik von GP-Tech?«

Alice nickte, sah aber nicht auf.

»In einem Krankenhaus ist das normal, oder?«

»Sie hatten viele unterschiedliche Krankheiten. Manche waren so krank wie das Mädchen vorhin, anderen ging es wie mir, und es gab welche, die viel schlimmer dran waren.«

»Moment«, sagte Clio und wandte sich ganz Alice zu. »Wofür genau waren die Kinder dort?«

Verdammt! Sie hatte gequatscht. Widerwillig sah Alice hoch.

»Ich weiß es nicht genau. Sie alle wurden getestet und behandelt wie ich.«

Clio wartete mit erwartungsvollem Blick, aber Alice wollte nichts weiter sagen. Zögernd drehte sich Clio um, ging zur nächsten Tür und zückte ihre Karte. »Wir sind da.« Clio hielt ihr die Tür auf, wartete schweigend, bis Alice sich schließlich zwang hineinzugehen.

Sie sah sich in dem Büro um. Ordentlich bedruckte Ordner und Bücher standen nach Größe und Farbe sortiert in den Regalen. Zwei schneeweiße gestärkte Kittel hingen an einem Kleiderständer, und alles auf dem Schreibtisch stand und lag parallel oder in rechten Winkeln zueinander.

»Setz dich doch«, bat Clio.

Alice ging um den Schreibtisch herum und setzte sich auf den Besucherstuhl.

Während Clio ihren Computer startete, sah sie sich weiter um. Schräg rechts hing an der Seitenwand das einzige Bild im

Raum: bunt geringelte Würmchen auf schwarzem Untergrund, immer jeweils zwei in der Mitte zusammengeklebt und unordentlich über die gesamte Fläche verteilt. So etwas hatte sie schon gesehen.

»Ein Chromosomensatz«, sagte Clio.

Alice senkte verlegen den Blick, beobachtete Clio aber aus dem Augenwinkel, die das Bild lange ansah. Ein stiller Schmerz ging von ihr aus.

Wie bei Mutter, wenn sie an ihren toten Sohn dachte.

»Ich nehme zuerst deine äußerlichen Merkmale in eine Datei auf. Eine Krankenakte, wenn du so willst. Wir sammeln möglichst viele Informationen, damit wir sie später bewerten und in Beziehung zueinandersetzen können.«

Alice erinnerte sich an ihre dicke Akte bei GP-Tech, die sie manchmal zu Gesicht bekommen hatte. Von einzelnen Unterlagen abgesehen leider nur von außen.

»Augenfarbe: grün.« Sie reckte den Hals. »Haarfarbe: rot?« Sie tippte es ein, als Alice verwirrt nickte. »Deine Körpergröße würde ich auf einen Meter und sechzig schätzen«, sagte Clio mehr zu sich selbst, wartete jedoch einen Moment auf Alice' Nicken, bevor sie es eingab.

Beim Betreten des Büros war es ihr angenehm kühl vorgekommen. Jetzt fror sie.

»Wie alt bist du?«

»Neunzehn.«

»Und offensichtlich wiegst du unter fünfzig Kilo. Sind es fünfundvierzig?«

»Glaube schon«, murmelte sie.

»Du solltest etwas zunehmen«, riet Clio milde.

»Hhm.« Alice kaute an ihren Fingernägeln.

»Weißt du, welche Medikamente du bekommen hast?«

»Viele.«

»Kennst du die Bezeichnungen?«

Sie schüttelte den Kopf.

»Du hast dir die Packungen nicht angesehen?«

»Ich habe nur die Pillen bekommen, keine Packungen. Was in den Spritzen war, konnte ich nicht sehen, und auf den Fläschchen stand immer nur die Dosierung. Sie sagten, das sei normal bei einer Versuchsreihe. Ich hätte trotzdem gerne die Wirkstoffe gewusst, dann hätte ich sie recherchiert.«

»Aha«, war Clios Kommentar, der von einer tiefer werdenden Sorgenfalte begleitet wurde.

»Konntest du denn eine unmittelbare Wirkung nach der Einnahme eines der Medikamente feststellen?«

»Manchmal … früher. Wenn ich, äh … unruhig war, habe ich etwas bekommen, wovon ich müde geworden bin. Manchmal bin ich danach irgendwo aufgewacht, ohne zu wissen, wie ich dorthin gekommen bin. Das war schlimm. Irgendwann musste ich das Zeug nicht mehr nehmen. Die meisten anderen Medikamente nehme ich, seit ich denken kann.« Sie fühlte sich, als liefe sie über dünnes Eis. Woran erinnerte sie sich, und was waren nur Mutmaßungen? Sollte sie alles erzählen oder nur so viel wie nötig? Sobald sie alles wussten, war sie vielleicht nichts mehr wert.

Pling! machte Clios Computer.

»Ah, Ron ist fertig. Gehen wir zum Behandlungszimmer.«

Zuerst wollte Alice nicht aufstehen. Um es hinter sich zu bringen, tat sie es schließlich doch.

Sie hatte Mühe, mit Clios langen Schritten mitzuhalten.

»Er war nett zu dem Mädchen«, warf Alice ein.

»Ja, das war er. An allen seinen Patienten liegt Ron etwas und an manchen sogar sehr viel. Er ist ein guter Arzt. Für meinen Geschmack bildet er sich nur manchmal etwas zu viel darauf ein.«

Nicht schon wieder ein Fahrstuhl!

Doch da öffneten sich die Türen, und dahinter stand Ron, um sie abzuholen. Sollte sie einfach losrennen? Wahrscheinlich käme sie nicht weit.

»Wie geht es ihr?«, fragte Clio, nachdem sie den Fahrstuhl verlassen hatten.

»Leider sehr schlecht«, antwortete Ron müde. »Ihre Lunge ist zu stark geschädigt. Es geht zu Ende, Clio.«

»Wir haben getan, was wir konnten.«

»Und weil das nicht reicht, müssen wir zukünftig mehr können«, beschloss er, blieb stehen, öffnete eine Tür und schritt energisch hindurch.

Clio wollte etwas sagen, schloss den Mund jedoch wieder, nickte kurz und bedeutete Alice, Ron zu folgen. Im Raum standen ein Schreibtisch, zwei Rohrstühle für Patienten, eine Liege mit einer Papierbahn darauf und ein Sideboard mit all dem, womit alle Ärzte üblicherweise ihre Patienten quälen, wie Spritzen, Tupfer, Desinfektionsmittel und noch mehr, wovon sie die Nase gründlich voll hatte.

Geschmacklose Poster, die in verschiedenen Schichten und Ansichten die Anatomie des menschlichen Körpers darstellten, schmückten die Wände. Irgendwo quietschte es leise.

Alice bekam Gänsehaut und sah sich nach dem Geräusch um.

Ron setzte sich ungerührt auf einen Stuhl neben der Liege und sortierte sein Blutentnahmeset sowie ein verschließbares Plastiktütchen und eine Schere. Hörte er das Quietschen nicht?

Alice kämpfte gegen die aufsteigende Panik. *Atme langsam und tief.*

Clio lehnte sich etwas abseits an den Schreibtisch.

»Ich brauche nur eine kleine Blutprobe und ein paar wenige Haare«, sagte Ron und deutete lächelnd auf die Liege.

Alice ging widerstrebend zu ihm und setzte sich.

»Wozu braucht ihr das alles von mir?«, fragte sie giftiger als beabsichtigt.

»Kannst du uns sagen, womit du behandelt wirst?«, fragte Ron.

Sie schüttelte den Kopf.

»Siehst du. Deshalb brauchen wir dein Blut und deine Haare. Um herauszufinden, was sie dir gegeben haben. Denn im Notfall müssen wir vor allem wissen, was wir dir nicht geben dürfen.«

Wie würde so ein Notfall aussehen?

Wieder dieses Quietschen. Rhythmisch, wie von Schritten.

»Darf ich?«, fragte Ron mit der Schere in der Hand.

Sie sollte protestieren. Aber das Geräusch hielt sie davon ab. Woher kam das? Leise, verdächtig vertraut.

Eine dünne Haarsträhne landete in dem Plastiktütchen. Ron legte sich mehrere Röhrchen und die Kanüle mit dem Aufsatz zurecht, schob ihren rechten Pulloverärmel hoch und kommentierte die zerstochenen Venen mit einem »dilettantisch«. Er legte ein elastisches Band um ihren Oberarm, zog es zu und desinfizierte ihre Armbeuge.

Sie sah der Prozedur zu, als gehöre der Arm nicht ihr. Beobachtete Rons Hände, die gar nicht mehr aussahen wie die eines Mannes. Alice sah auf, und vor ihr saß nicht mehr Ron, sondern die Erinnerung an die Krankenschwester mit den quietschenden Schuhen, den bösen Augen und den fleischigen Lippen, die aussahen wie dicke, aneinandergequetschte Maden.

»Du sollst deine Pillen nehmen, du verdammte Missgeburt. Du weißt doch, was passiert, wenn du sie weglässt!«

Strähnige graue Haare fielen ihr in die Stirn. »Du wirst den Verstand verlieren, und ich muss dich wieder ans Bett fesseln«, geiferte sie.

Nein, nicht. Die darf nicht hier sein.

Die Zimmertür öffnete sich einen Spaltbreit, und zwei dicke weiße Maden versuchten, sich durch den entstandenen Schlitz zu quetschen.

»Nein!«, schrie sie, schlug Ron die Kanüle mit dem Aufsatz aus der Hand, sprang auf, rannte zur Tür, warf sich mit der rechten Schulter dagegen. Sie rutschte an ihr herunter, bis sie auf dem Boden saß.

»Ich will das nicht mehr«, presste sie zwischen zusammengebissenen Zähnen hervor.

»Was willst du nicht, Alice?«, fragte Ron ruhig, während er seine Utensilien neu ordnete.

»Keine Tests mehr, keine Spritzen, Pillen und Fragen. Auch ihr wollt mich nur auf einen Tisch legen, mich untersuchen, beobachten, durchleuchten und am Ende einsperren«, sprudelte es aus ihr heraus, während ihr Blick zur wie versteinert dastehenden Clio huschte und sich dann auf den Boden vor ihren Füßen heftete.

»Hast du es dir einfacher vorgestellt?«, fragte Ron.

Ihr Plan hatte mit dem Zerstechen der Reifen geendet. Seitdem hangelte sie sich von Moment zu Moment.

»Was sollen wir deiner Meinung nach tun?«, fragte er weiter. »Nichts? Fühlst du dich gesund? Möchtest du lieber raus und deiner eigenen Wege gehen?«

»Nein.«

»Na also«, sagte Ron. »Wir wollen dir helfen, Alice, dazu müssen wir aber aufhören, zu raten, und stattdessen den Dingen auf den Grund gehen. Wissen kann heilen, und es kann befreien. Oder hast du einen besseren Vorschlag?«

Sie kaute an ihrer Unterlippe, sah kurz zu ihm hoch.

Ach, verdammt!

Sie rappelte sich auf und ging mit hängendem Kopf zurück zur Liege. Es dauerte einen Moment, bis sie einen Arm ausstrecken konnte.

»Du musst dich entspannen, sonst tut es weh«, sagte Ron.

Sie starrte ihn böse an und hielt ihm den Arm auffordernd unter die Nase.

»Nun ja«, entgegnete er und setzte an.

4.

Sie rieb unauffällig über die Einstichstelle und setzte sich wieder auf Clios Besucherstuhl.

»Das soll normal sein.«

Clio sah sie irritiert an. »Was meinst du?«

»Na ja, dass ich manchmal sehe und höre, was gar nicht existiert. Das ist so bei paranoider Schizophrenie.«

»Was hast du gesehen und gehört?«

Sie wollte es nicht erzählen. Es war ihr peinlich. Außerdem würde Clio bestimmt wissen wollen, wer diese schreckliche Frau war, vor der sie solche Angst hatte. Also kniff sie die Lippen zusammen und sah zu Boden.

»Hmm«, machte Clio. »Hast du es für die Realität gehalten?«

Alice kaute wieder an ihrer Unterlippe. »Ja und nein.«

»Warum bist du aufgesprungen und hast dich gegen die geschlossene Tür geworfen?«

Das hättest du auch getan mit den Bildern im Kopf!

»Um aufzuwachen.«

Clio machte ein verständnisloses Gesicht.

»Eine Erinnerung, die manchmal auftaucht. Kennst du diese Träume, in denen man denkt: Das kann nicht sein, das passt nicht zusammen? Und in dem Moment wacht man auf. So ähnlich war es.«

Clio dachte einen Moment darüber nach, nickte und sagte dann: »Verstehe.« Und sie schien wirklich zu verstehen. *Träumen normale Menschen genauso?*

Während Clio sich wieder mit ihrem Computer beschäftigte, betrachtete Alice das Bild mit dem bunt geringelten Chromosomensatz.

»Schizophrenie ist auch so eine genetische Krankheit wie die des Mädchens, oder?«

Clio hielt inne, klickte einmal mit der Maus und wandte sich ihr ganz zu. »Die Mukoviszidose ist eine sogenannte monogene Erkrankung.«

»Nur ein Gen löst sie aus?«

»Genau«, sagte Clio und lächelte zum ersten Mal. Vielleicht tat sie das so selten, weil sie wusste, dass es ihr etwas Zerbrechliches gab.

»Weil es nur um ein defektes Gen geht, konnte man einen Wirkstoff entwickeln, der die Krankheit zwar nicht heilen, aber den Patienten helfen und ihr Leben verlängern kann. Man stellt ihn her, indem man ein menschliches Gen kloniert, es in die DNA eines Trägers, zum Beispiel eines Bakteriums, einpflanzt und von diesem dann das gewünschte Genprodukt produzieren lässt. Wenn es der Patient inhaliert, löst es die Strukturen im Schleim besser auf. Mittlerweile kann man auch weiter vorne ansetzen. Allerdings gibt es schon bei dieser Krankheit so viele verschiedene Unterarten von Mutationen, dass die Medikamente auf die Einzelfälle abgestimmt werden müssen.«

»Und meine Krankheit ist komplizierter?«

»Ja, die Schizophrenie ist sowohl polygen als auch multifaktoriell. Das bedeutet, dass zu mehreren defekten Genen Einflüsse aus der Umwelt hinzukommen müssen, um die Krankheit auszulösen.«

»Man kann also alle defekten Gene haben und trotzdem gesund sein?«

»Richtig. Deshalb ist es schwer, die Schizophrenie zu behandeln, geschweige denn, sie zu heilen.«

Alice' Blick wanderte wieder zu dem Bild. »Es ist etwas schiefgelaufen, oder?«

»Ja«, antwortete Clio.

Alice sah sie nur kurz an, erschrocken von der Trauer und dem Schmerz in Clios Blick.

»Ich habe schon ein paar solche Bilder gesehen«, sagte Alice.

»Wo?«

»Ganz bestimmt in einem Biologiebuch und in meiner Akte, als es sie noch in Papierform gab. Irgendwo in der Anstalt habe ich eines gesehen, das genauso aussah. Ich weiß aber nicht, was es zu bedeuten hat.«

Clio stand auf, ging zu dem Bild hinüber und stellte sich mit hinter dem Rücken verschränkten Händen davor.

»Es ist faszinierend, was schon kleinste Schäden in unserem Erbgut anrichten können. Und das, obwohl unsere Zellen effiziente Reparatursysteme besitzen, die nach jeder Zellteilung die duplizierte DNA auf falsch eingesetzte Teile überprüfen, diese durch richtige ersetzen. Mutationen sind biologische Unfälle.« Sie streifte Alice nur mit ihrem Blick und betrachtete noch einmal das Bild. »Es ist die Erinnerung an ein ersehntes Kind, dem kein Leben vergönnt war.« Sie setzte sich, lächelte traurig und wandte sich wieder den Daten auf ihrem Computerbildschirm zu. »Warum lagen in deiner Akte Bilder deines Erbgutes?«

War das so ungewöhnlich? Wie sah denn Clios Krankenakte aus?

»Ihr macht doch auch welche.«

Clio nickte anerkennend. »Du hast recht.«

Alice wiegte auf ihrem Stuhl sachte vor und zurück. »Und was passiert noch damit?«, fragte sie nach einer Weile.

Clio blickte an ihrem Bildschirm vorbei. »Womit?«

»Mit meinem Blut und meinen Haaren.«

»Simon und ich werden ein paar Tests durchführen. Kulturen anlegen, dein Genom sequenzieren.«

»Mein was?«

»Wir erstellen ein Profil deines gesamten Erbgutes. Das dauert ein paar Tage.«

»Das ist dann mehr als ein Würmchenbild?«

»Ja, sehr viel mehr.«

»Was für Tests?«

Diesmal rollte Clio mit ihrem Stuhl so zur Seite, dass sie ihr genau gegenübersaß. »Da gibt es viele Möglichkeiten. Wir fangen mit den toxikologischen an. Ein paar von ihnen beginnen wir noch heute. Andere führen wir vielleicht später durch, je nachdem, welche Ergebnisse wir von den vorherigen Tests erhalten. Zunächst suchen wir nach uns bekannten Wirkstoffen, die üblicherweise bei Schizophrenie eingesetzt werden.«

»Muss das sein?«

»Es muss. GP-Tech kommt uns nicht entgegen. Die Quelle, die uns über dich informiert hat, schweigt. Du selbst kannst uns auch nicht helfen. Also müssen wir so viele Daten sammeln wie möglich und hoffen, dass sich daraus ein plausibles Bild ergibt.«

Im nächsten Moment flog die Tür auf, und Alice zuckte auf ihrem Stuhl zusammen.

»Frauke«, sagte Clio über ihre Schulter hinweg.

»Entschuldige, es hat ein bisschen länger gedauert.« Frauke rauschte mit Jacke und Handtasche herein. Simon kam schmunzelnd hinterhergeschlendert.

Alice sah auf ihre Armbanduhr: siebzehn Uhr.

»Sie hat sich festgequatscht, wie immer. Und wie ich höre, ist bei euch – abgesehen von einer kleinen Meinungsverschiedenheit – alles gut gegangen?«, fragte Simon und sah

Alice an, die auf den Boden starrte und die Schultern hochzog, um so gut es ging ihr heißer werdendes Gesicht zu verbergen.

»So enervierend ich Ron auch finde, mit seinen Patienten kann er umgehen«, sagte Clio.

»Was du ihm niemals persönlich sagen würdest.« Simon zwinkerte ihr zu.

Clio grinste. »Zu viel Lob tut ihm nicht gut.«

»Dir scheint es besser zu gehen, Alice«, sagte Frauke fröhlich. Alice nickte und konnte sogar lächeln, sie genoss die Gesellschaft der Geschwister allmählich.

»Obwohl du keine Medikamente bekommst«, murmelte Simon.

Sie hob kurz den Blick, hielt den forschenden blauen Augen jedoch nicht stand.

Irgendwo begann ein Lied zu spielen, das Alice öfter im Radio gehört hatte.

Simon fischte sein Handy aus der Tasche, strich mit dem Zeigefinger über das Display und meldete sich.

Er sah seine Schwester an, die neugierig eine Augenbraue hob, weil sich die Sorgenfalten auf seiner Stirn vertieften.

Er beendete das Gespräch, sah dann auf sein Handy, als müsse er seine Gedanken ordnen, steckte es weg und holte tief Luft: »Sie beobachten das Tor.«

»Die Leute von GP-Tech?«, fragte Frauke.

»Genau die und sogar dieselben.«

Alice' Herzschlag setzte einen Moment aus.

»Vorher haben sie es bei deiner Wohnung versucht, Frauke.«

»Ich bin doch gerade erst umgezogen. Und was jetzt?«

»Sie stehen nur dort.«

»Was meinst du damit?«

»Sie stellen keine Forderungen, sagen nichts, klingeln nicht einmal. Sie halten sich zurück, aber sie sind da.«

»Hat Thomas dich angerufen?«, fragte Frauke und erhielt ein Nicken zur Antwort. »Was sagt er dazu?«

»Er fragt sich, warum sie erst jetzt dort stehen und warum sie sich nicht rühren. Sie wissen doch längst, dass Alice bei uns ist.«

5.

Die Lichter der Einsatzfahrzeuge, Krankenwagen und Feuerwehren sprangen zwischen den Fensterfronten hin und her. Zwei Polizisten zogen ihre Dienstwaffen und rannten geduckt auf das Schnellrestaurant zu. Um sie herum schrien flüchtende Gäste. Weiter hinten wurden sie in Sicherheit gebracht.

Viktor und zwei seiner Männer hatten sich als Sanitäter getarnt. Sie liefen zu einem der Gäste, der aber nicht ernsthaft verletzt war. Viktor checkte die Zeit: vierzehn Uhr.

Die Polizisten waren mittlerweile in dem verglasten Gebäude angekommen. Suchten hinter einer dicken Trennwand Deckung.

Er musste näher ran.

Eine Frau mit einem kleinen Kind auf dem Arm lief nach links in Richtung der Einsatzfahrzeuge, die dem Geschehen am nächsten waren.

Durch das Restaurant hallten Schüsse.

Viktor gab seinen Leuten ein Zeichen und eilte dorthin. Als Sanitäter fielen sie nicht auf.

Die Frau mit dem Kind stürzte ihnen entgegen, den schlaffen Körper an sich gedrückt. »Helfen Sie meinem Sohn«, schluchzte sie.

Sein braunes Haar war an der rechten Kopfseite blutverklebt, die Augen halb offen und die Muskeln schlaff. Ein Blick reichte, um zu wissen, dass der Junge tot war. Trotzdem begannen sie mit der Wiederbelebung. Viktor zog seine Sanitäterjacke aus und legte sie neben den Ausrüstungskoffer. Darunter trug er Hemd und Hose in Dunkelblau, schwarze Schnürschuhe und Weste.

Unauffällig beobachtete er seine Umgebung, während er den Defibrillator weiterreichte. Mit der dunklen Kleidung würde er kaum unter den Polizisten in Uniform auffallen.

Dem Jungen war nicht zu helfen. In einem günstigen Moment schlich er sich davon, umrundete einen großen Mannschaftswagen der Polizei und beobachtete an diesem vorbei mit seinem kleinen, effizienten Fernglas die Lage.

Das verrückte Projekt versteckte sich nach einer Salve wieder hinter dem Tresen. Da eine der Scheiben bereits zerschossen war, konnte er den jungen Mann zusammenhangloses Zeug brüllen hören. Der war nicht rechtzeitig von TENEGs Samaritern in einer dunklen Gasse aufgesammelt worden.

Schade, dass der Verräter seinen Studienfreund Simon nicht auch von diesem Ausbruch informiert hatte. Dann hätte Viktor seinen öden Auftrag endlich abschließen können.

Jetzt musste er erst mal das durchgedrehte Projekt einfangen.

Seine Eltern wollten ihn nicht mehr haben. Schon der Zweite von vieren, die bei ihren Eltern geblieben waren.

»Wir brauchen schnell einen Psychologen«, hörte er den Einsatzleiter mit dem Handy am Ohr.

Euer Seelenklempner wird euch nicht helfen können.

Zwei Feuerwehrwagen fuhren vor, und nun roch auch er das verbrannte Fleisch vom Grill.

Wieder feuerte der Junge vom Tresen aus. Eine Kugel schlug irgendwo in der Nähe ein. Woher er wohl die Waffe hatte?

Von hier aus könnte ein guter Schütze den Verrückten problemlos abknallen. Worauf warteten die?

Plötzlich ging hinten in dem Schnellrestaurant eine Tür auf. Ein Mädchen im Teenageralter mit langen blonden Haaren, Bluejeans und weißem Pullover huschte geduckt hinter einen Tisch und sah sich mit großen Augen panisch um. Ihr Blick wanderte hinter die Glasscheiben zu den Polizisten, Feuerwehrleuten, Verletzten und Gaffern. Die Polizisten bedeuteten ihr, in Deckung zu gehen, sich zurückzuziehen, aber es war, als starre das Mädchen durch sie hindurch.

Dann rannte sie los.

Kugeln schlugen in die Tische ein und sprengten eine weitere Fensterscheibe. Die Stimme des Schützen überschlug sich. Er schoss wahllos von links nach rechts.

Das Mädchen geriet in die Schussbahn.

Sie wurde getroffen. Zufällig trafen sich ihre Blicke. Ihr Mund stand vor Überraschung und Schmerz offen. Mehrere Treffer schleuderten sie hin und her, als tanze sie wild im Kreis. Ihre langen Haare flogen umher, bis sie bäuchlings zu Boden fiel.

Du hättest bleiben sollen, wo du warst.

Eine Blutlache breitete sich langsam unter ihr aus und tränkte die herumliegenden gelben Servietten.

»Ich gehe nicht zurück in die Anstalt!«, schrie der Junge dieses Mal klar verständlich. »Nie mehr! Ihr steckt alle unter einer Decke. Ihr wollt mich … ihr wollt uns alle nur quälen und einsperren und untersuchen und foltern und einsperren und …« Er feuerte eine weitere Salve über den Tresen.

»Wo bleibt der verdammte Psychologe?«, fluchte der Einsatzleiter.

Viktor wagte einen Blick zurück zu seinen Kollegen, die ihre Sachen zusammenpackten. Die Mutter saß auf dem Bürgersteig und wiegte ihr Kind in den Armen. Noch war er den Polizisten nicht aufgefallen.

»Was willst du?«, rief der Polizist drinnen dem Jungen zu.

Stille.

»Was willst du?«, diesmal schärfer.

»Was ich will?«, fragte der Junge verwirrt. Er tauchte mit erhobener Waffe hinter dem Tresen auf.

»Noch nicht schießen«, hörte Viktor den Einsatzleiter sagen.

Warum nicht? Sogar ein Blinder könnte ihn treffen.

»Ich will frei sein. Wir alle. Von dem, was ich sein soll. Was ich bin. Was ich nicht werden kann.« Seine Stimme überschlug sich. »Keine Folter mehr, keine Überwachung, keine Isolation.« Er hob die Waffe und zielte auf die Wand, hinter der sich die beiden Polizisten versteckten.

Dann fiel er um.

»Wer hat geschossen?«, fragte der Einsatzleiter.

Es war kein Schuss gefallen.

Die Polizisten wagten sich vorsichtig aus ihrer Deckung hinter der Trennwand hervor und passierten das tote Mädchen. Gleichzeitig gingen sie in die Hocke, die Rücken an den Tresen gedrückt, die Waffen schussbereit. Sie nickten einander zu, sprangen mit gezückten Waffen auf und brüllten jeweils eine Warnung. Kurz darauf ließen sie die Waffen sinken.

Viktor verließ seinen Beobachtungsposten, nickte einem stirnrunzelnden Polizisten wie selbstverständlich zu, der gerade aus dem Mannschaftswagen stieg, und gesellte sich wieder zu seinen Kollegen.

»Wo warst du, verdammt?«, fragte einer von ihnen.

»Arbeiten.« Er zog sich die Sanitäterjacke wieder an und sah sich um. Sie waren das einzige Team, das gerade niemanden versorgte.

Der Einsatzleiter stand vor dem Restauranteingang und winkte ihnen. Aus dem Augenwinkel sah Viktor den stirnrunzelnden Polizisten näher kommen.

»Los, dafür sind wir hier«, trieb Viktor seine Kollegen an.

Der Einsatzleiter führte sie zum Tresen.

Der Junge lag dahinter auf dem Rücken, die Waffe noch in der rechten Hand, die Haut grau, der Körper mager, die Fingernägel abgekaut. Schuhe und Kleidung waren wie neu, und sie sahen teuer aus. Er wirkte unversehrt, war aber offensichtlich tot, denn seine weit offenen Augen sahen ins Leere.

Schon beugte sich ein Arzt, von dem Viktor wusste, dass er sich in Gerrards Netz verfangen hatte, über den Jungen und erklärte ihn für tot. Es wurden Fotos gemacht und die nötigsten Spuren gesichert. Der Einsatzleiter gab die Leiche zum Abtransport frei. Viktor und seine Männer legten den Jungen in einen Leichensack und luden ihn auf eine Bahre.

Eine Polizistin wollte sie aufhalten, wurde jedoch von dem Einsatzleiter der Feuerwehr abgelenkt.

Sie luden die Leiche ein und fuhren davon.

6.

Um fünfzehn Uhr rollten sie die Rampe hinab in die Tiefgarage.

Sie mussten sich genau an Gerrards Zeitplan halten, sonst könnten sie auffliegen.

Seine Männer luden den schwarzen Plastiksack aus und warteten neben der Rollbahre vor der schweren grauen Stahltür zum Keller.

Viktor öffnete die Tür mithilfe einer Karte und zwei Fingerabdrücken. Heute waren es Zeige- und Mittelfinger der rechten Hand.

Hier unten waren die Forschungslabore, deren Erfolge erst an die Öffentlichkeit durften, wenn die Gesellschaft reif für sie war.

Schweigend rollten sie die Bahre durch den mit grauem Vinyl ausgelegten Gang. Viktor betrachtete die vielen Türen aus schwerem Stahl zu beiden Seiten. Und während manche schlicht und unauffällig aussahen, hatten andere verschließbare Fenster, besonders gesicherte Schlösser und schalldichte Isolierungen.

Die Neonröhren an der Decke leuchteten den gesamten Gang aus, der sich in der Ferne zu verlieren schien. Viktor war dieser Anblick so vertraut wie sein eigenes Spiegelbild, weil er hier aufgewachsen war und nun hier arbeitete. In den Zellen zu seiner Rechten war er jedoch nie eingesperrt gewesen. Er war eben besser als alle anderen.

In dem kalten, scharfe Kanten zeichnenden Licht erkannte er Ivan schon von Weitem an dessen großen Schritten. Neben ihm ging Gerrard und strahlte souveräne Präsenz aus.

Vor einer Tür zur Rechten trafen sie sich und taxierten einander über den schwarzen Plastiksack hinweg.

»Ist alles vorbereitet?«, fragte Ivan.

»Natürlich«, antwortete Viktor, während Gerrard die Tür aufschloss.

»Gut.« Ivan bedeutete seinen Angestellten mit einer kurzen Kopfbewegung, die Bahre hineinzuschieben.

In dem taghell erleuchteten, rundherum mit glatten, metallenen Oberflächen ausgestatteten Raum warteten bereits ein Arzt, ein Laborant und ein junger Mann an einem PC. Die beiden Sanitäter assistierten.

Die Leiche wurde aus ihrer Plastikhülle befreit und auf einen Sektionstisch gelegt. Die Assistenten arbeiteten routiniert und zügig, während Ivan auf und ab schritt.

Gerrard lehnte am Schreibtisch, hielt die Arme vor der

Brust verschränkt und beobachtete das Geschehen aus der Ferne. Der junge Mann am PC tippte geschäftig.

Die Leiche wurde von allen Seiten inspiziert und fotografiert.

Ivan sah dem Arzt über die Schulter – oder aufgrund des Größenunterschiedes eher über den Kopf – und besprach sich dann und wann kurz von Mediziner zu Mediziner.

Ivan und Gerrard widerlegten die Annahme, dass nur Menschen, die anderen helfen wollen, Medizin studieren. Für sie war es eine Verpflichtung gewesen. Als es noch Männer in ihrem Leben gegeben hatte, die sie beeinflussen konnten. Erst später studierten sie, was sie wollten, nämlich Wirtschaft. Das brachte sie zusammen und dorthin, wo sie jetzt waren.

Beim linken Schienbein zögerte der sezierende Arzt, starrte es an, nahm eine Probe und murmelte vor sich hin. Dieselbe Reaktion folgte auf die Untersuchung der Augen und des Haupthaares. Ivan sah ihm ungerührt zu. Gerrard sagte nichts, und sein Gesicht zeigte keine Reaktion.

Viktor wanderte rastlos durch den Raum. Er tat so, als wäre er nur ungeduldig, aber er sah die Veränderungen des Jungen genauso und merkte sich, was er sah, um später herauszufinden, was es bedeutete.

Während die Leiche geöffnet wurde, mischte sich in den Geruch von Putz- und Desinfektionsmitteln der einer Schlachterei. Blut, Fleisch, Fett und Fäkalien. Es störte Viktor nicht. Genauso wenig störten ihn die Fleischermesser, die sie verwendeten. Er mochte den Gestank des Todes, und er mochte Messer.

Der Drucker spuckte ein paar der schon heruntergeladenen Fotos aus. Gerrard nahm sie und sah sie sich genau an. Dabei speicherte sein fotografisches Gedächtnis bestimmt jedes – auch unappetitliche – Detail. Trotzdem blieb seine Miene unbewegt. Die Schicksale anderer berührten ihn nicht. Sie interessierten ihn höchstens. Gerrard legte die Bilder beiseite, die er nur hatte ausdrucken lassen, um sie kurz betrachten zu können, stieß sich vom Schreibtisch ab, blieb aber mit verschränkten Armen davor stehen und wechselte mit Ivan einen ernsten Blick.

Viktor beobachtete die beiden aus dem Augenwinkel, während er hinter Gerrards Rücken sechs der Fotos wie einen Fächer in die Hand nahm, sie kurz betrachtete, mit einer Hand wieder zusammenschob und nur vier von ihnen zurücklegte.

Gerrard sah auf seine Breguet Tourbillon.

»Schneller!«, befahl Ivan.

Der Arzt wies Ivan auf etwas hin, der daraufhin den Mund verzog. Abermals wurden zahlreiche Fotos geschossen und ein paar davon ausgedruckt. Als Gerrard diese sah, legte er sie sehr bedachtsam zurück. »Das darf niemand sonst sehen«, sagte er.

»Wenn niemand mehr genau hinsieht, nachdem ich fertig bin, kein Problem«, meinte der Arzt. »Will ihn denn noch jemand sehen?«

»Nur diejenigen, die von Berufs wegen neugierig sind«, sagte Gerrard mit seiner typisch gesenkten und um Fülle bemühten Stimme.

»In drei Stunden müssen wir ihn in der Rechtsmedizin abliefern. Es ist alles arrangiert. Das Sektionsprotokoll und die Fotos werden mit übergeben, der Zeitpunkt ist günstig, den Arzt habe ich im Griff, und die Polizisten werden mit dem zufrieden sein, was sie bekommen. Das sollte eine einmalige Sache bleiben, Ivan.«

Ivan dachte kurz nach und wandte sich an Gerrard: »Alle außer Projekt 22 sind unter Kontrolle. Sie ist das einzige übrig gebliebene Risiko. Hast du schon etwas gegen diese Firma in der Hand?«

»Noch nicht«, erwiderte Gerrard. »Die Mitarbeiter sind loyal, die Methoden sauber und ihre Juristen clever.«

Viktor horchte auf. Der Mann, der die Leichen in jedermanns Keller fand, bei Abwesenheit notfalls dort platzierte, dabei selbst nie in Erscheinung trat, sich nie die Finger schmutzig machte und so immer eine reine Weste behielt, stieß an seine Grenzen? Endlich!

»Ich vertraue auf dich, Gerrard. Du findest einen Weg hinein. Wie lange, Viktor?«

Fasziniert beobachtete Viktor den Arzt dabei, wie er Proben von den Organen abschnitt und den Rest in den Bauchraum zurücklegte. »Eine Stunde.«

Ivan nickte knapp und verließ den Raum.

Normalerweise interessierten Viktor die Menschen nicht mehr, wenn sie tot waren, aber dieser Tote hatte eine Menge zu erzählen.

»Mehr als eine Stunde bekommst du nicht«, erinnerte Gerrard ihn.

Viktor sah auf, maß sich mit Gerrards Blick, verzog einen Mundwinkel und warf beim Hinausgehen einen letzten Blick auf den Leichnam, der zusätzlich mit nassen grauen Papiertüchern ausgestopft wurde, um ihm seine menschlichen Umrisse wiederzugeben. Er folgte dem hellen grauen Flur in die Richtung, aus der Ivan und Gerrard vorhin gekommen waren. Seine Schritte klangen dumpf, und auch hinter den Türen rechts und links waren die Geräusche eher zu erahnen, denn zu hören. Dort arbeiteten Maschinen, selten Menschen. Und in einigen der Zellen saßen sie ein, die Schreckgespenster des Instituts, die Verlorenen, Vergessenen, Verstoßenen, auf ihren dünnen Matratzen, inmitten der spartanisch zweckmäßigen Einrichtung und warteten vergeblich auf ein Wunder, oder mehr noch – auf den Tod.

Auf seinem Weg zu den Treppen begegnete er niemandem,

denn solange die Leiche hier war, durften nur ausgewählte Personen in den Keller. Nicht nur, weil sie ein Informationsleck gefunden hatten. Es war grundsätzlich Gerrards Art, möglichst wenige Mitarbeiter in jeweils nur das Nötigste einzuweihen. So drangen im schlimmsten Falle zwar Bruchstücke nach außen, aber es flog nicht alles auf.

Am Fuß der Treppe sah er auf seine Armbanduhr und rannte die Stufen hinauf. Im dritten Stock angekommen, kontrollierte er mit Genugtuung seine Zeit und öffnete die Tür zu einem weiteren hell erleuchteten Gang, von dem jedoch zu beiden Seiten nur Büros abgingen.

Er steuerte zielsicher auf einen unbesetzten Raum zu. Die Kuppelkameras an der Decke behielt er im Blick. Ein grünes Lämpchen an jeder von ihnen verriet ihm, dass sie in Betrieb waren, aber ausgingen, sobald er in ihr Blickfeld geriet. Es würde also keine Aufnahmen von seiner Aktion geben.

Bevor er das Büro betrat, blieb er in der Tür stehen und wartete, bis auch hier drinnen das grüne Lämpchen erlosch.

Er setzte sich an den PC, ließ die Stoppuhr laufen und stellte sich vor, wie Ivan allein mitten in dem großen, mit Bildschirmen, Konsolen und Computern bestückten Wachraum stand: die Hände hinter dem Rücken verschränkt, den Sekundenzeiger der Wanduhr fest im Blick. Ivan musste sein eigenes Sicherheitssystem hintergehen, damit Viktors Jagd auf den Verräter geheim blieb.

Viktor erledigte seinen Auftrag schnell.

Er kontrollierte die Zeit, sah auf die Kamera ohne Punkt, tippte sich routiniert zu etwas, das ihn nichts anging, und speicherte es auf einem USB-Stick.

Dann loggte er sich aus, stieß den Bürostuhl zurück und verließ den Raum keine Sekunde zu früh.

Sein Weg führte ihn den Gang entlang, die Treppe hinunter zurück in die Tiefgarage – alles in hervorragender Zeit.

Ivan empfing ihn an einer silbernen Limousine, die vor zwei anderen Wagen gleicher Farbe, aber anderen Fabrikats stand. In ihnen saßen jeweils zwei Männer.

Auf der Motorhaube neben Ivan ruhte eine schwarze lederne Aktentasche.

»Alles erledigt?«, fragte Ivan.

»Natürlich!« Und nicht nur das, dachte Viktor zufrieden. Er stellte sich Ivan gegenüber neben das Auto und stützte sich mit der linken Hand daran ab.

»Ich hoffe, Cameron hat eindeutige Befehle. Er hat auf dem Schießstand schon wieder so lange auf die Zielscheiben geballert, bis sie ihn wegzerren mussten.« Warum musste er sich überhaupt mit diesem Idioten abgeben? Ivan könnte mit Sicherheit jemand Besseren finden, wenn er wollte.

»Ich war sehr eindeutig.«

Oder band er ihm extra diese Flachpfeife ans Bein? War das eine Prüfung? Oder eine Strafe? Immerzu musste er sich beweisen. Die kleine rothaarige Schlampe dagegen durfte sich in ihrer Luxushütte den Hintern pudern lassen.

»Warum ist sie dir so wichtig?«, fragte er.

»Weil sie die stabilste aus ihrer Reihe und aktuell unser größtes Sicherheitsrisiko ist.« Ivan zog eine halbautomatische mattschwarze Waffe samt Ersatzmagazin aus der Aktentasche und reichte ihm beides.

Viktor verkniff sich ein Grinsen, nahm die Waffe, von der Gerrard vermutlich nichts wusste, und steckte sie geschickt in das Schulterhalfter unter seiner Jacke.

Als er aufblickte, sah er Ivans gerunzelte Stirn und seine durchdringenden graublauen Augen. Fragend hob Viktor die Brauen. Warum sollte er kein Schulterhalfter tragen?

Ivan schüttelte grinsend den Kopf und hielt ihm einen Zeigefinger vor die Nase: »Mit möglichst wenig Aufsehen. Am besten ohne jegliches Aufsehen.«

Viktor verzog die Lippen zu einem Lächeln, stieg ins Auto und sah Ivans breitem Kreuz nach, das bald hinter der dicken Kellertür verschwand. Dann kontrollierte er im Rückspiegel die wartenden Teams, schrieb eine kurze SMS und zog die beiden Fotos hervor, die er hatte mitgehen lassen. Er betrachtete sie, überlegte, was er alles damit anstellen könnte, und steckte sie wieder weg.

Dabei spürte er die Waffe an seiner Seite, die genauso zu glühen schien wie er selbst.

Er ließ den Motor an, fuhr den anderen voran und wusste, dass es diesmal so laufen würde, wie er es wollte.

Die Jagd war eröffnet.

7.

»Ich gehe nicht zurück, ich gehe auf keinen Fall zurück.« Alice wiegte sich auf Clios Besucherstuhl vor und zurück.

Frauke kam zu ihr. »Keine Sorge, Alice, uns fällt bestimmt etwas ein.«

Sie legte ihr zur Beruhigung die Hände auf die Schultern, aber Alice schreckte vor der Berührung zurück.

»Ist schon gut«, murmelte Frauke und ging wieder zu den anderen.

»Für Einfälle bin ich zuständig«, warf Thomas ein, der plötzlich im Raum stand.

»Wenn sie nicht zurückwill …«, begann Simon und wurde von Thomas' erhobener Hand aufgehalten.

»Wir bringen sie nicht zurück.«

»Nicht?«, fragte Simon.

Thomas schüttelte den Kopf. »Sie will nicht zurück, ist

volljährig, nicht erkennbar schwer krank, offenbar nicht selbstmordgefährdet und für niemand anderen eine Gefahr.«

Endlich sprach jemand anderes aus, was sie selbst dachte. Das machte ihre Gedanken wahrer und relativierte die Aussagen der Anstaltsärzte.

»Jemand agiert unter der Oberfläche und rückt diese Firma in den Blickpunkt von Behörden und Konkurrenten«, sagte Thomas. »Das macht sowohl euren Boss als auch mich selbst misstrauisch. Ivan und Gerrard sagen das eine und tun das andere. Für mich stinkt das Ganze nach illegalen Machenschaften.«

»Was schlägst du also vor?«, fragte Simon.

»Wir haben ein Haus, in dem wir Gäste unterbringen, die nicht gestört werden wollen. Manchmal halten wir dort Lagebesprechungen ab, solche Sachen eben.«

»Hhm«, machte Clio und hob eine Augenbraue. »Gut zu wissen.«

»Und wie kommen wir unbeobachtet in dieses besondere Haus?«, fragte Simon skeptisch.

»Frauke und dich vorne herauszuschicken und zu hoffen, dass sie euch verfolgen, können wir vergessen, das hat das letzte Mal mit Nina und Ron schon nicht funktioniert.«

»Wir könnten Alice in einem der Autos verstecken und sie auf der Fahrt abhängen«, schlug Simon vor.

»Die letzte Verfolgungsjagd hat mir gereicht«, erwiderte Thomas. »Außerdem haben wir nur zwei Wagen hier, und ohne gründliche Planung und Vorbereitung geht so etwas meistens schief.«

»Wir könnten uns verkleiden«, schlug Frauke vor und erntete allgemeines Gelächter.

»Material dafür hast du sicher genug hier«, feixte Simon, »aber dann könnten wir auch gleich Schilder mit unserem Namen hochhalten und zum Tor hinausmarschieren.«

Frauke machte ein beleidigtes Gesicht. »Das war Brainstorming.«

»Ich muss mir noch überlegen, wie wir Alice am besten hier rausschmuggeln«, sagte Thomas. »Die Haupt- und Nebeneingänge haben sie im Blick, wir müssen also tricksen.«

In die ratlose Stille fragte Simon: »Was ist mit dem Gartentor?«

»Wir haben ein Gartentor?«, fragte Clio.

»Jedenfalls hatten wir mal eines«, sagte Simon. »Ich habe längere Zeit nicht nachgeschaut.«

Thomas hatte die Arme vor der Brust verschränkt und dachte einen Moment nach.

»Das Tor gibt es noch, und es befindet sich in einwandfreiem Zustand. Wir haben kürzlich einen unserer Sicherheitschecks durchgeführt und es dabei inspiziert.«

»Und der Weg zwischen diesem und dem Nebengrundstück?«

»Der zur Zufahrt eures Nachbarn führt, die sie nicht im Blick haben. Hervorragende Idee!«, sagte Thomas und scheuchte sie prompt aus dem Büro.

»Lasst euch nicht erwischen. Ich setze mich schon mal an die Probenauswertung«, sagte Clio und nickte knapp zum Abschied.

Im Erdgeschoss angekommen, fiel Alice in einer Nische eine Tür auf, die unbenutzt aussah. Sie berührte Fraukes Arm und deutete darauf. »Wohin führt die?«

»Ach, da war früher ein Nebeneingang, dann ein Notausgang.« Frauke zuckte mit den Schultern. »Mittlerweile ist die Tür versiegelt. Komm weiter.« Sie hasteten hinter Thomas her, der auf dem Weg drei Klemmbretter mit Papier und Stiften einsammelte.

In einer Kammer im Erdgeschoss bekam jeder von ihnen einen der dunkelgrünen Kittel, die neben den Gartengeräten hingen.

Alice nahm sich ein Baseballcap vom Haken, band ihre Haare erst zu einem Zopf, legte sie dann am Hinterkopf zusammen und zog das Cap darüber.

Simon beobachtete sie, nickte und nahm das zweite Cap. Frauke schnappte sich begeistert einen alten Strohhut, unter dem sie ihre Locken verbarg. »War wohl doch keine so blöde Idee mit dem Verkleiden.« Sie grinste ihn triumphierend an.

Am Hinterausgang standen zwei leere Eimer, die Simon an einem Hahn mit Wasser füllte. Damit marschierte er den anderen voraus zu einem der Gewächshäuser.

Alice zögerte und blieb im Schatten des Gebäudes stehen.

Frauke drehte sich um und sah sie fragend an. Einen Moment standen sie nur so dort. Dann streckte Frauke die Hand aus und lächelte ihr aufmunternd zu. Alice atmete tief durch und folgte der Einladung. Vielleicht traute sie sich auch bald, Fraukes Hand zu ergreifen. Denn sie sehnte sich nach einer freundschaftlichen Berührung, nach diesem Gefühl von Leben und Wärme auf ihrer Haut. Einem Menschen, dem sie vertrauen, mit dem sie reden und lachen konnte.

»Ich gehe einen anderen Weg«, sagte Thomas. »Sie haben den hinteren Teil des Gebäudes teilweise im Blick. Ich möchte sehen, wie sie reagieren.« Er wandte sich ab und lief in die andere Richtung.

Alice sah Frauke an, dass ihr genauso mulmig zumute war wie ihr. Aber sie folgten Simon, der gerade die Eimer an einem der Glashäuser abstellte.

Um sie herum schlenderten bei dem schönen Wetter etliche Mitarbeiter in der Mittagspause durch den Garten. Manche saßen auf Bänken und unterhielten sich, lasen in einem Buch, aßen eine Kleinigkeit oder genossen die wärmende Sonne.

»In Grünwald haben wir auch einen großen Garten«, sagte Alice. »Er ist nicht so wild wie dieser, aber ich mag ihn trotzdem.«

»Das hier ist ein Luxus mitten in der Großstadt und noch dazu in begehrtem Gewerbegebiet. Unser Chef legt Wert auf ein gutes Betriebsklima, und dazu gehört für ihn ein Stück Natur zum Entspannen.«

Sie erreichten Simon, der eine Schubkarre voller Erde den beiden Frauen voraus einen gepflasterten Weg entlangschob.

»Das Gelände gehörte dem Vater unseres Chefs, der es mitsamt den daraufstehenden Gewerbehallen vermietet hatte«, sagte er. »Mit der Firmengründung wurde alles abgerissen, seine Frau entwarf das Gebäude und er selbst den Garten. Sie haben sogar eine Auszeichnung dafür erhalten. Das Interesse an Pflanzen ist ein Relikt aus seinen Forschungszeiten am Max-Planck-Institut. Bevor er seine eigene Firma gründete, hat er dort die medizinische Wirkung von Pflanzenstoffen erforscht. Einige der Pflanzen, mit denen er sich beschäftigt hat, wachsen in diesem Garten und den Gewächshäusern.«

»Ihr züchtet Giftpflanzen?«, fragte Alice.

»Warum nicht?«, sagte Frauke. »In fast jedem Garten wachsen Giftpflanzen. Und die meisten natürlichen Gifte haben gleichzeitig eine heilende Wirkung. Es kommt auf die Dosierung und die Zusammensetzung an. Viele dieser Wirkstoffe lassen sich mittlerweile synthetisch herstellen, aber sie entstammten ehemals Pflanzen und Tieren. Sie produzieren sie für die Beutejagd, zur Abwehr und zur Heilung.«

»Jetzt dienen die Pflanzen hier uns allen«, fügte Simon hinzu. »Manchen als Hobby, als Zierde oder immer noch als Forschungsobjekte. Frauke und ich haben uns auch schon mit dem einen oder anderen Wirkstoff beschäftigt. Es bringt einen auf neue Ideen und auf Wege, die man nie beschritten hätte, wenn man auf vertrautem Terrain geblieben wäre. Das gehört hier ebenso zur Firmenphilosophie. Wir sollen über den Tellerrand schauen.«

»Außerdem brauchen Garten und Balkone öfter mal Nachschub, und der wird in den Gewächshäusern gleich mitgezüchtet.« Frauke lachte. »Es ist eine schöne Beschäftigung, um den Kopf wieder freizukriegen oder Stress abzubauen. Ähnlich wie die Sitzecken, die du schon gesehen hast. So kann man sich auch über andere Themen mit den Kollegen austauschen als nur über die Arbeit. Aber was hat es nun eigentlich mit diesem Gartentor auf sich, Simon?«

»Ich habe es zufällig entdeckt. Anstatt mir den Kopf in meiner Bürobude zu zerbrechen, bin ich hier spazieren gegangen. Einer der Gärtner hat mir erzählt, dass es als Zugang für den dahinterliegenden Entwässerungsstreifen eingebaut werden musste. Mit dem Vorbesitzer des Nachbargrundstücks hatte es seit jeher Streit gegeben. Die Stadt zwang ihm zwar einen Teil seines Grundstücks für den Entwässerungsstreifen ab, dafür stritten sie sich dann aber über die Zufahrt dorthin. Der Streifen ist öffentliches Gelände und muss von der Stadtreinigung kontrolliert und gepflegt werden. Weil die Entwässerung notwendig, der Streit kindisch und der Chef ungeduldig war, ließ er das Tor einbauen und die Stadtreinigung bis zur Entscheidung des Streits unter Aufsicht über sein Gelände fahren. Mittlerweile gehört das Nachbargrundstück einem etwas zugänglicheren Nachbarn, der ein Stück Land für die Zufahrt an die Stadt verkauft hat.«

»Aber die Hintertür ist geblieben«, warf Alice ein, während sie sich hinter den Geschwistern ihren Weg durch eine Reihe Rhododendronbüsche bahnte.

»Ja, zu unserem Glück«, erwiderte Simon und blieb vor einem hohen Metallzaun stehen, der rundherum zwar bepflanzt, selbst jedoch nicht eingewachsen war. In dem Zaun befand sich ein breites Gittertor, das sich nahtlos einfügte. Kein Weg führte mehr dorthin, keine Lücke in der Bepflanzung zeigte, dass hier ein Durchgang existierte.

»Sie rühren sich nicht«, sagte Thomas plötzlich hinter ihnen.

Alice zuckte zusammen und schnappte vor Schreck nach Luft.

»Ich habe einen meiner Wagen vorausgeschickt. Er wird uns auf dem Weg treffen. Der andere fährt gerade wieder vom Hof eines anderen Kunden in der Nähe und sammelt uns dann am Ende der Zufahrt ein.« Er zog einen Schlüsselbund hervor und öffnete das Tor, das sie leicht und lautlos durchließ.

Der Grünstreifen wirkte neben dem zwar üppigen, aber gepflegten Garten, aus dem sie gerade kamen, vernachlässigt und struppig.

»Nicht einmal die Dealer, Drogensüchtigen und Prostituierten haben dieses Fleckchen bislang entdeckt«, sagte Thomas und sah sich genau um.

»Hoffen wir, dass es so bleibt«, murmelte Frauke und wandte sich der geteerten Auffahrt zu, die bereits an etlichen Stellen von der Natur zurückerobert worden war.

Thomas warf einen Blick auf sein Handy und sagte: »Sie sind da, wir können los.«

Es war, als würden sie durch einen zweigeteilten Tunnel spazieren.

Auf der linken Seite zwitscherten Vögel aus satten Farben. Blätter raschelten. Auf der rechten Seite erhob sich eine lang gezogene graue Hallenwand, vor der stapelweise rostende Stahlgitter lagerten.

Der Weg führte zu einer schmalen Straße, die auf der einen Seite am Zaun des Nachbargrundstücks endete und auf der anderen Seite in die Straße mündete.

»Wahrscheinlich eine alte Zufahrt«, sagte Frauke und sah zu dem dunkelblauen Kastenwagen hinüber.

Alice beeilte sich einzusteigen und war froh, den Laboren zu entkommen.

8.

Alice rutschte tief in ihren Sitz und zog den Kopf ein. Was, wenn man sie doch entdeckte? Aber je öfter sie abbogen, anhielten und wieder losfuhren, desto mehr entspannte sie sich.

›Ein sicheres Haus.‹ Das konnte Schutz oder Gefängnis bedeuten. Wahrscheinlich war es von beidem etwas.

»Wo ist der andere Wagen?«, fragte Simon. »Sollten wir uns nicht treffen?«

»Sie fahren uns voraus, wir müssten sie bald eingeholt haben«, antwortete Thomas.

Neben ihr lachte Frauke laut auf und hielt ihr das Smartphone hin. Darauf war eine Katze zu sehen, die sich in einen zu kleinen Korb gequetscht hatte, sodass die Beine oben rausguckten.

»Mamas Katze«, sagte Frauke und reichte das Handy an Simon weiter.

»Wie ist sie da reingekommen?«, fragte er lachend.

Alice beneidete die beiden ein bisschen. Sie hatten viel Spaß miteinander, gingen vertraut und liebevoll miteinander um. Ob es mit ihrem Bruder genauso gewesen wäre? Alice beobachtete die Menschen auf der Straße, wie sie einem Ziel zustrebten, sich beeilten, stritten oder Hand in Hand durch die Stadt spazierten. Aber heute fühlte sich die Welt dort draußen genauso an wie die hier drinnen. Das Leben zog nicht mehr nur an ihr vorbei wie an einer Zuschauerin. Nun hatte auch sie ein Ziel. Spielte mit. Das fühlte sich gut an.

»Ach, verdammt, jetzt stecken wir doch im Stau«, murmelte Hendrik, der Fahrer, genervt. Aufgrund einer Meldung des vorausfahrenden Wagens hatte er extra eine andere Route genommen.

»Um diese Zeit staut es sich hier immer, egal auf welcher Strecke«, sagte Thomas gelassen.

»Gott sei Dank habt ihr die Leute von GP-Tech entdeckt. Wer weiß, was passiert wäre, wenn wir ahnungslos zum Haupttor hinausgefahren wären«, sagte Frauke und stopfte ihr Handy in ihre bunte Stoffhandtasche.

»Na ja, schwer zu finden waren sie nicht.«

»Stümper«, meinte Simon.

»Bislang haben sie sich nicht mit Ruhm bekleckert, das stimmt«, sagte Thomas. »Allerdings hätten wir sie vor eurer Abfahrt sowieso entdeckt. Der Tipp war unnötig.«

»Welcher Tipp?«, fragte Simon.

»Ich sollte vor dem Tor nachsehen, und das habe ich getan. Er hat mir seinen Namen nicht verraten. Wahrscheinlich war es Dennis.«

»Ja, vielleicht«, murmelte Simon.

Alice wurde plötzlich kotzübel, sie krümmte sich auf ihrem Sitz zusammen. »Ohhh ...« war das Einzige, was sie hervor brachte.

Frauke legte ihr sachte eine Hand auf den Rücken. »Alice? Was ist los? Musst du dich übergeben?« Schon löste sie den Sicherheitsgurt.

»Nah«, stammelte Alice und krümmte sich noch mehr. *Wir müssen hier weg*, dachte sie und wusste selbst nicht, warum.

Simon schnallte sich ab. »Gegenüber ist ein Restaurant, die haben Toiletten, schnell!«

Die Geschwister halfen ihr aus dem Wagen, schlängelten sich durch den Stau auf die andere Straßenseite und liefen in das Schnellrestaurant.

Während Frauke und Alice im Damenklo verschwanden,

warteten Simon und Thomas, der ihnen fluchend nachgelaufen war, vor der Tür.

Frauke hielt Alice' Kopf über der Kloschüssel, während sie kotzte.

Danach fühlte sie sich wie eine ausgequetschte Zitrone inklusive des sauren Geschmacks im Mund. Sie stand auf und spülte ihn sich mehrfach aus, aber das half nur wenig.

»Geht es wieder?«, fragte Frauke.

Alice nickte, murmelte: »Wir müssen hier weg.«

Im nächsten Moment flog die Tür auf, Thomas und Simon packten je eine von ihnen am Arm und zogen sie im Laufschritt mit sich.

»Unser zweiter Wagen wurde von diesem Cameron angehalten«, sagte Thomas. »Sie konnten uns gerade noch informieren und halten ihn so lange wie möglich hin.«

Draußen hupte es wild.

»Verdammt«, presste Thomas zwischen zusammengebissenen Zähnen hervor. »Das ist eine Warnung. Wir gehen durch die Küche raus.«

Sie schlängelten sich zwischen den Barhockern am Tresen und den Stühlen an den Tischen davor hindurch, Thomas voraus, Frauke dicht hinter ihm. Alice und Simon bildeten die Nachhut. Hinter der Bar bogen sie nach rechts ab, betraten die stickige Küche, hasteten an den verdutzten Angestellten vorbei, die zu überrascht waren, um sie aufzuhalten. Über den Lieferanteneingang gelangten sie nach draußen. Rannten aus der engen Häuserschlucht hinaus, in der es nach altem Fett stank, in Richtung Straße und kamen auf einen belebten Gehweg.

Thomas steuerte auf eine Treppe zu, die in den Abgrund einer U-Bahn-Haltestelle führte.

Frauke sah sich immer wieder um und schien nicht außer Atem zu kommen. Alice ging aber schon die Puste aus. Genauso wie Simon, der sie voranschob wie einen störrischen Esel. Sie wollte da nicht runter. Hatte ihr halbes Leben in Kellern verbracht.

Es musste ein großer Bahnhof sein, denn es gab mehrere Gänge. Abzweigungen. Treppen, die noch tiefer hinunterführten. Alice verlor die Orientierung. Hielt sich stur hinter Frauke.

Thomas sah sich um. »Schneller!«, rief er.

Aus dem Augenwinkel bemerkte Alice einen Mann, der sich schubsend und drängelnd seinen Weg auf sie zu bahnte. Abbiegen und die nächste Treppe hinunter.

Sie rannten einen verlassenen Bahnsteig entlang.

»Stopp!«, stieß Alice hervor, blieb stehen und hielt Frauke an der Jacke fest. Sie sprang ins Gleisbett und über eine niedrige Mauer zwischen zwei Gleisen. Auf der anderen Seite kam sie nicht alleine auf die Bahnsteigkante. Frauke war ihr gefolgt und half von unten, zwei Passanten von oben. Die nächste Treppe. Auf den letzten Stufen sah Alice bunte Punkte vor ihren Augen tanzen. Ihre Beine waren wie Gummi. Jetzt rächte sich ihre Unsportlichkeit.

Als sie wieder auf einem Gehweg standen, schwankte sie. Simon hielt sie aufrecht. »Gut gemacht«, brachte er schwer atmend hervor. »Ich glaube, ich gehe doch mal mit dir laufen, Schwesterherz.«

Ich komme auch mit, dachte Alice. Als die Welt um sie herum aufhörte, sich zu drehen, hob sie den Kopf und wünschte, sie hätte es nicht getan.

Dort stand er. Ihr gegenüber. Viktor. Weder die vier dicht und schnell befahrenen Spuren noch der bepflanzte Grünstreifen in der Mitte konnten seinem Blick die Schärfe oder seiner Präsenz die Nähe nehmen.

Es war, als stünde er wieder direkt vor ihr – ein Teenager im Körper eines erwachsenen Mannes, der nicht ansah oder zusah, sondern abschätzte und eindrang.

Zuerst suchte Viktor einen Weg herüber, doch dann verharrte er. Starrte sie an. Diese furchtbaren Augen in einem Gesicht, das zum Sterben schön gewesen wäre, wenn es eine mitfühlende Seele beschützt hätte.

Jemand riss sie an der Schulter nach hinten. Eine silberne Limousine hielt mit quietschenden Reifen vor ihr am Kantstein. Sie ließ sich auf die Rückbank schubsen und von den Geschwistern in die Mitte nehmen. Jetzt gab es kein Zurück mehr, denn dort war Viktor, waren Ivan und Gerrard. Dort gab es keine Wahl.

Kurz bevor sie abfuhren, schaute sie aus dem Seitenfenster.

Simon folgte ihrem Blick.

Viktor stand noch immer dort, starrte an ihr vorbei – er starrte Simon an.

Als er sie wieder anschaute, veränderte sich sein Blick. Es lag nicht mehr nur Berechnung, Jagdfieber und Gier darin. Es war etwas Dunkles hinzugekommen.

Zwei, drei, nein, vier Männer schlossen zu Viktor auf, der sich nicht von der Stelle rührte. Er lächelte.

FÜNFTER TAG

1.

Gerrard durchquerte das Vorzimmer und gebot der Sekretärin mit dem Zeigefinger, sich wieder zu setzen. »Ich lasse mich selbst hinein.«

›Wie immer‹, fügte er in Gedanken hinzu und schüttelte innerlich den Kopf darüber, dass sie sich das nicht merken konnte – oder wollte. Sie war tüchtig, adrett und loyal. Manchmal könnte sie allerdings schlauer sein.

Er öffnete die leichtgängige, aber massive Tür und trat ein.

Vor ihm erstreckte sich der polierte weiße Parkettfußboden meterweit bis zu der fast nahtlosen, bodentiefen Fensterfront. Wie die Wasseroberfläche eines Pools, der sich bis zum Horizont und darüber hinaus fortzusetzen schien.

An sonnigen Tagen wie diesen spiegelte sich der Himmel in dem glänzenden Holz, und es war, als stünde man an Gottes Pforte.

Ivan hatte sein Büro so gestalten lassen, dass sich Licht und Dunkelheit die Waage hielten. Den puristischen Formen setzte er Weite entgegen. Dem Wechsel von Schwarz und Weiß fügte er Rot hinzu. Er perfektionierte seine Umgebung wie sich selbst.

»Bedien dich«, sagte Ivan vom angrenzenden Bad aus.

Gerrard betrachtete das kunstvoll angerichtete Sushi auf dem Glastisch vor der schwarzen Lederkombination. Doch bevor er sich setzte, beobachtete er Ivan unauffällig. Der trocknete sich sorgsam die Hände ab und musterte sich kritisch im Spiegel. Drehte den Kopf von einer Seite zur anderen, ging näher an den Spiegel heran, strich sich durch die Haare, prüfte die wohldosierten grauen Strähnen. Dann trat er ein paar Schritte zurück und betrachtete sich im Ganzen.

Ivan fürchtete sich vor dem Älterwerden. Er tat alles, um das Unvermeidliche abzuwenden, während Gerrard sich damit abfand und das Beste daraus machte. Er setzte sich in einen der Sessel und wartete, dass sein Geschäftspartner die Tür schloss und damit auch das Weiß der Wand.

Während Ivan zu ihm kam, machten die Sorgenfalten einem selbstsicheren Lächeln Platz. Er ließ sich auf der Couch nieder und breitete die Arme auf der Rückenlehne aus.

Gerrard nahm seine Ebenholzstäbchen und füllte seinen schwarzen Porzellanteller mit einigen exklusiven Happen, stellte sich Schüsselchen mit Soße zum Tunken dazu und aß genüsslich, aber nachdenklich.

»Was beschäftigt dich?«, fragte Ivan und nahm sich ebenfalls von dem Sushi.

»Es läuft nicht rund im Moment.«

»Meinst du unsere Projekträuber?«

»Unter anderem«, sagte Gerrard. »Die Privatleben der Geschwister und einiger anderer Mitarbeiter, die höchstwahrscheinlich hinzugezogen wurden, könnten interessante Ansatzpunkte liefern. Aber noch habe ich zu wenig Informationen und Beweise, um sie damit unter Druck setzen zu können.«

»Ihr Privatleben ist also – bewegt?«, fragte Ivan und beugte sich erwartungsvoll vor.

Gerrard erlaubte sich ein Grinsen. »Nicht in der Weise, wie du deines bewegst.«

»Ach, mir werden die Hühner einfach schnell langweilig.« Ivan zuckte mit den Schultern. »Zumindest suche ich sie mir so aus, dass sie es nicht schwer nehmen, wenn ich sie nach kurzer Zeit wieder ablege. Hauptsache, sie sind unkompliziert, sexy und, äh ... fähig.« Nun grinste er. »Das scheint die Frau, mit der du dich immer wieder triffst, auch zu sein. Ihr könnt wohl nicht voneinander lassen. Ich verstehe gar nicht, warum du dir überhaupt ein Weib antust, das dir auf Augenhöhe begegnet. Mir reicht es, dass ich im Geschäft um die Oberhand kämpfen muss, da brauche ich nicht noch die Konkurrenz im Schlafzimmer.«

Gerrard nahm sich noch etwas Nigiri-Sushi.

»Wir haben eine nützliche und sehr sachliche Vereinbarung, die für uns hervorragend funktioniert. Wenn wir Lust aufeinander haben, treffen wir uns. Ansonsten geht jeder seiner Wege.«

»Sie ist scharf. Wachst sie?«, fragte Ivan.

»Gänzlich.«

»Oh«, sagte Ivan interessiert, winkte jedoch gleich wieder ab. »Das wiegt es auch nicht auf.«

Gerrard schüttelte den Kopf.

Schatten glitten die Wände hinab, denn die Außenjalousien verdunkelten automatisch und flüsterleise die Fenster so weit, wie das Sonnenlicht störend hereinfiel.

»Kommen wir zum Geschäft«, sagte Ivan. »Der Laborbau kommt gut voran, und niemandem wird auffallen, dass er, gemessen an seinem offiziellen Zweck, eigentlich zu groß und zu gut gesichert ist. Es wird aussehen, als hätten wir uns lediglich etwas Luxus erlaubt.« Ivan betrachtete Gerrard forschend, der das spürte, aber nicht aufsah.

»Die Kliniken laufen hervorragend«, fuhr Ivan fort, »und unser Projekt in Südamerika ist dank Viktors Arbeit unter Kontrolle. Bald können wir mit weiteren Resultaten rechnen. Die Rückschläge hier sind ärgerlich, doch damit hatten wir auch früher schon zu kämpfen.«

Nun sah Gerrard auf. »Diesmal treffen sie uns vor unserer eigenen Haustür. Das ist viel gefährlicher als ein Ausrutscher in unseren Auslandsstellen. Unsere Spuren dort zu verwischen ist einfach. Hier ist es deutlich schwerer.«

»Das stellt kein Problem für dich dar, oder?«, fragte Ivan amüsiert.

Gerrard betrachtete die schwarze Glasvase mit der einzelnen weißen Calla auf dem Sideboard gegenüber und zählte still bis zehn.

»Es strapaziert mein System. Ich kann es nicht so schnell nachbessern, wie ich es schwächen muss.«

»Mit dem toten Projekt hat alles geklappt.«

»Sicher, allerdings ist der Rechtsmediziner jetzt ein totes Ende. Ich kann ihn nicht mehr benutzen, ohne die Gefahr, dass etwas schiefgeht. Also muss ich nun in diesem kleinen Personenkreis sehr behutsam einen neuen Fallstrick bei einer anderen geeigneten Person legen.«

»Jeder hat irgendeine Leiche im Keller.«

»Viele, nicht jeder. Und die meisten eignen sich ohne weitere Arbeit nicht, um von den jeweiligen Totengräbern einen nennenswerten Gefallen zu erpressen. Die Leiche an sich ist kein Druckmittel. Sie wird es erst, wenn du sie jemand anderem präsentieren kannst, einer Öffentlichkeit oder einer Familie, einem Arbeitgeber, jemandem, der sich darüber empört und die gefürchteten Konsequenzen zieht.«

»Ist ja schon gut«, brummte Ivan.

»Du verlässt dich auf mich, Ivan. Dabei vergisst du gerne, wie brisant jede dieser Vertuschungen ist. Und das Spiel ist gefährlicher geworden. Die Figuren stehen nun auf unserem eigenen Brett, nicht mehr meilenweit weg. Es ist faszinierend und bahnbrechend, was wir tun – getan haben. Aber es ist auch gefährlich.«

»Warum kaufst du sie nicht?«, fragte Ivan.

»Bei Kleinigkeiten funktioniert das. Doch gegen die eigenen Überzeugungen handeln nur solche für Geld, die sogar ihre eigene Mutter verkaufen würden. Da spielt höchstens die Höhe des Betrags eine Rolle. Diese Menschen spielen für Geld gerne ein doppeltes Spiel. Um die sicher zu kriegen, musst du ihnen zusätzlich zur Bestechung einen Ring durch die Nase ziehen. Die wenigen anständigen Menschen, die übrig bleiben, verraten sich selbst erst, wenn ihnen kein anderer Weg mehr bleibt. Einige wenige tun es nicht einmal dann. Bei denen kann man nur den Umweg über die Menschen gehen, die sie lieben.«

»Solche Leute gibt es noch?«, fragte Ivan und tat überrascht.

Gerrard schenkte ihm ein Lächeln.

»Spaß beiseite«, meinte Ivan, stellte seinen Teller ab und breitete die Arme wieder auf der Sofalehne aus. »Welche Konsequenzen ziehen wir aus unserem toten Projekt?«

Gerrard führte sich die Bilder und Daten aus dem Kellerraum wieder vor Augen. »Die ausstehenden Laborergebnisse werden wahrscheinlich weitere Überraschungen für uns bereithalten. Wir müssen Projekt 22 zu fassen bekommen, bevor sie auch und womöglich größeren Schaden anrichten kann. Und wir brauchen sie als Referenz. Außerdem sollten wir alle und jeden noch besser im Auge behalten.«

»Du meinst vor allem Viktor, nicht wahr?«, fragte Ivan. »Er ist unter Kontrolle. Wir können jederzeit eingreifen. Er weiß nicht, dass er keinen Schritt machen kann, ohne dass wir wissen, wohin.«

»Wenn wir ihm so viel Freiheit lassen, dass er aus der Reihe tanzen kann und wir deswegen eingreifen müssen, wird er es merken.«

»Du neidest Viktor seine neu erworbenen Freiheiten doch nicht etwa?«, fragte Ivan amüsiert.

Gerrard behielt sein Pokerface. »Ich mache mir eher Sorgen darum, dass du ihm zu nahe kommst.«

»Wirst du jetzt sentimental? Ich bin und bleibe mir selbst der Nächste.«

Das glaubte Gerrard ihm tatsächlich aufs Wort.

»Irgendwann müssen wir ihm mehr Raum geben, um sehen zu können, ob er wirklich ein Erfolg ist«, sagte Ivan. »Sieh ihn dir an. Wir können nicht länger warten.«

2.

Alice musste sich erinnern. Sie brauchte etwas, das sie als Gegenleistung für ihre Freiheit geben konnte. Leider erinnerte sie sich zuerst an die Erlebnisse, die sie für immer vergessen wollte und die wenig hilfreich waren.

Manche Details schubsten und drängelten sich an die Oberfläche, wie das grelle Licht, die kalte, gekachelte Wand, diese stählernen Augen, die Gier dahinter und die gewalttätige Kraft seiner Hände. Sie erinnerte sich an die schreckliche Angst, die sie gehabt hatte in ihrem kleinen, kalten Zimmer, im Dunkeln unter der Bettdecke, die einzige, zu leichte Kommode vor die Tür geschoben und zitternd Viktors nächsten Angriff befürchtend. Ihre nützlichen Erinnerungen versteckten sich vielleicht dahinter, aber sie hatte nicht den Mut, sich Viktor zu stellen, nicht mal in ihren Erinnerungen.

Sie seufzte genervt und rieb sich mit beiden Händen das Gesicht.

Müde sah sie sich um. Sie hatte das Zimmer mit den weiß lackierten Möbeln und dem honigbraunen Laminatfußboden bekommen.

Mehr aus Gewohnheit suchte sie den Raum nach Kameras ab, bemerkte jedoch nichts Verdächtiges. Deshalb lauschte sie dem Gespräch der Geschwister jenseits der einen Spaltbreit zum Flur hin geöffneten Zimmertür.

»Heute wird er geschnitten«, sagte Frauke.

»Wer?«, fragte Simon.

Schubladen klapperten, Gegenstände wurden umhergeschoben, herausgenommen und zurückgestellt.

»Unser Film.«

»Ach so, ja. Was machst du da?«

»Ich schaue nach, welche Lebensmittel wir haben«, sagte Frauke.

»Ich weiß nicht, ob ich schon Hunger habe.«

»Frikadellen mit Bratkartoffeln?«

»Oh, hm …«, murmelte Simon erwartungsvoll.

»Sag' ich doch!« Frauke lachte.

Alice schluckte schwer. Sie würde bestimmt keinen Bissen hinunterbringen.

»Ich bin glücklich über die geschaffte Arbeit und darüber, dass uns keiner zuvorgekommen ist«, sagte Frauke.

»Jetzt schicken wir unsere Ergebnisse in die weite Welt und hoffen, dass sie uns und anderen nützen und auf ihrem Weg vielleicht einen Preis einheimsen«, sagte Simon.

Alice bekam eine Gänsehaut. War die Aussicht auf einen Preis der Grund dafür, dass sie ihr halfen? Nein, das machte keinen Sinn. Schließlich war sie nicht das, was man einen Erfolg nannte.

»Wie bescheiden du bist, Bruderherz. Mir würde es schon reichen, wenn all die kranken Kinder zu starken Erwachsenen und zufriedenen Rentnern werden dürften, anstatt zu früh an dieser zehrenden Krankheit sterben zu müssen.«

»Natürlich. Trotzdem hoffen wir alle – auch du, mein Schwesterherz –, dass unsere Arbeit nicht nur anderen hilft, sondern uns selbst ein Stück voranbringt.«

»Du hast recht, und wir haben wirklich gute Arbeit geleistet.«

»Sagst du nicht immer: Selbstlob stinkt?«

»Ich rieche nichts.«

»Dann stinkt also nur mein Selbstlob«, erwiderte Simon.

»Du hast es erfasst.« Frauke lachte.

Simons Handy piepte. Er las die Nachricht und lächelte.

»Eine Verehrerin?«, fragte Frauke. »Lass mich die Nachricht mal sehen. Vielleicht bringt sie mich auch zum Lächeln.«

»Finger weg! So weit kommt es noch, dass du meine Nachrichten liest.«

»Dürfen wir unsere Telefone überhaupt benutzen?«, fragte Frauke. »Wir haben es unentdeckt bis hierher geschafft. Es wäre dämlich, uns jetzt durch einen läppischen Anruf zu verraten.«

»Laut Thomas sind die Anschlüsse und Leitungen hier gut geschützt. Wie, hat er mir nicht verraten. Wir können sogar mit unseren Handys telefonieren und ins Internet, solange wir kein GPS benutzen. Und wir sollten nichts über unseren Aufenthaltsort und dessen Umgebung sagen.«

»Leichter gesagt als getan. Ist das Haus wirklich so gut gesichert?«

»GP-Tech ist kein Geheimdienst«, sagte Simon.

»Auch wieder wahr. Dabei fällt mir ein, dass ich Mama anrufen wollte. Außerdem muss ich meinen Laufmädels morgen absagen.«

Alice stand an der Tür. Wie Fraukes und Simons Mutter wohl aussah? Blond oder dunkelhaarig? Nahm sie ihre Kinder zur Begrüßung in den Arm? Ganz bestimmt. Und Fraukes Laufmädels? Lachten sie oft während des Trainings und holten sich dabei Seitenstiche? Sie würde gerne dazugehören. Mit ihnen laufen, lachen und hinterher eine Limo trinken. Oder einen Sekt. Sie hatte noch nie Sekt getrunken.

Das Rauschen eines Flugzeugs über ihnen. Es klang nach Freiheit.

Sie brauchte die Hilfe von Simon und Frauke. Also nahm sie ihren Mut zusammen und folgte den Stimmen in die Küche. Frauke stand vor der Arbeitsplatte, auf der schon diverse Kochutensilien und Zutaten lagen, und las den Text auf einer Packung. Simon lehnte an der Kante des kleinen Küchentischs, schräg links, und trank Kaffee aus einem Becher.

Hatte er keine Zeit gehabt, sich zu rasieren, oder trug er immer einen Drei-Tage-Bart? Alice konnte sich nicht mehr daran erinnern, wie er die letzten Tage ausgesehen hatte. Der Bart stand ihm gut, ließ ihn markanter wirken und verstärkte den Kontrast zwischen seinen blauen Augen und den dunklen Haaren. Und wie blau diese Augen waren, wie das Meer vor einer karibischen Insel …

Frauke bemerkte sie zuerst. »Oh, hallo Alice.«

Simon sah überrascht, aber lächelnd auf.

Sie warf ihm nur einen sehr kurzen Blick zu, da ihr Gesicht bereits brannte. Angestrengt sah sie zu Boden und wartete darauf, dass ihr Kopf wieder abkühlte.

»Hallo«, murmelte sie und blieb unentschlossen stehen. Sollte sie anfangen? Und wie?

»Wollen wir uns setzen und einen Kaffee zusammen trinken?«, fragte Frauke, während Simon Milch und Zucker auf den Küchentisch stellte.

Alice atmete tief durch und nickte.

Sie setzte sich, während Frauke ihnen Kaffee einschenkte. Nahm Milch und Zucker. Simon trank seinen Kaffee mit Zucker, aber ohne Milch, Frauke tat nur Milch hinein. Sie schlürfte leise an dem bittersüßen Getränk und freute sich über das seltene Vergnügen.

Als sie aufsah, bemerkte sie die neugierigen Blicke der Geschwister.

»Ich durfte nur ganz selten Kaffee trinken. Mutter hatte Angst, dass sich meine Krankheit dadurch verschlimmern könnte.«

»Wo sind deine Eltern jetzt?«, fragte Frauke.

»Zu Hause in Grünwald, denke ich. Von dort bin ich weggelaufen.«

»Bestimmt suchen sie nach dir«, sagte Frauke.

Alice berührte ihre Armbanduhr und sagte nach einer Weile: »Vielleicht. Andererseits war es ihnen immer lästig, mich nach Buchholz zu begleiten. Dorthin musste ich manchmal. Sonst wurde ich in einer Klinik in München behandelt.«

»Ich glaube, dort liegt eine der Zweigstellen von GP-Tech.« Simon holte sein Handy hervor. »Ja, die Hauptstelle befindet sich bei Buchholz, und die Klinik bei Grünwald ist eine Fortpflanzungsklinik.«

»Musstest du oft nach Buchholz?«, fragte Frauke.

»Was ist für dich oft?« Alice wartete nicht auf eine Antwort. »Einmal haben sie mich für zwei Monate dortgelassen. Sie waren selbst krank. Ich war ein Teenager, und … na ja … ich hatte eine schwierige Zeit.«

Und danach war nichts mehr, wie es vorher war.

»Kennst du den Mann von dort?«, fragte Simon.

Alice starrte angestrengt auf ihren Becher. »Wen?«

»Der, der dich gestern so angestarrt hat, als wir es gerade noch so ins Auto geschafft haben. Ist er auch ein Patient?«

Alice zuckte mit den Schultern, sah kurz auf und bemerkte die senkrechte Falte zwischen Simons Augenbrauen. »Er ist ein Mitarbeiter.«

»Ich möchte ihm nicht wieder begegnen«, sagte Frauke. »Bei seinem Anblick habe ich am ganzen Körper Gänsehaut bekommen.«

»Das kann er«, flüsterte Alice.

Simon lehnte sich mit verschränkten Armen in seinem Stuhl zurück. »Warum hast du so große Angst vor ihm?«

Alice suchte in ihrem kalt gewordenen Kaffee nach Rat. »Man geht ihm besser aus dem Weg.« Sie wünschte selbst, sie hätte seinen Namen nie erfahren, ihn nie gesehen, ihm nie gegenübergestanden. Dann wäre er auch für sie nur eine abstrakte Bösartigkeit, die man spürte, bevor man sie sah, und fürchtete, ohne sie zu kennen.

Sie schluckte und schlang die Arme um sich.

Simon stand auf, warf einen kurzen Blick in jeden Becher, schenkte sich nach und lehnte sich gegen die Arbeitsplatte. »Weißt du, warum man dich ausgerechnet in Buchholz untersucht hat?«

Alice runzelte die Stirn. »Nein, ist das so ungewöhnlich?«

»Ich finde schon. Die Testreihen für neue Medikamente laufen nämlich in Berlin.«

»Wie habt ihr Schule und Ausbildung mit deiner Behandlung in Einklang gebracht?«, fragte Frauke.

»Ich hatte Privatlehrer.«

Frauke wartete auf mehr, aber Alice überlegte ständig, was sie verraten wollte und was nicht. Was sie in Schwierigkeiten bringen könnte.

»Du bist nie auf eine Schule gegangen?«, fragte Frauke ungläubig.

Alice schüttelte den Kopf. Das wäre so schön gewesen. Jede Menge Kinder zum Spielen und Toben.

»Ich durfte nicht krank werden. Deshalb wäre es nicht möglich gewesen, mich auf eine Schule zu schicken. Auch die Privatlehrer durften nicht ins Haus, wenn sie eine Erkältung hatten.«

Frauke runzelte die Stirn. »Warum durftest du nicht krank werden?«

Ja, warum eigentlich? »Ich weiß es nicht genau«, stammelte sie. »Irgendein Arzt hat mal erwähnt, dass es die Testergebnisse verfälschen könnte. Oder weil ich das einzige Kind meiner Eltern war und sie wenigstens … äh, weil sie mich behalten wollten.« Warum sollte sie ihnen vom Tod ihres kleinen Bruders erzählen? Es tat hier nichts zur Sache.

»Das erscheint mir etwas übertrieben«, sagte Frauke.

Alice starrte wieder in ihren Becher. »Ich musste wenigstens nicht in so ein Zelt wie manch andere. Nur wenn meine Eltern krank waren oder ich selbst noch zusätzlich eine Erkältung hatte oder so, musste ich in die Anstalt. Oder es kam daheim keiner in mein Zimmer ohne Mundschutz und desinfizierte Hände.«

»Seltsam.« Frauke tauschte einen skeptischen Blick mit Simon.

Warum war das seltsam? Es war immer so gewesen und sinnvoll, sich und andere zu schützen, oder?

»Hast du einen Schulabschluss?«

Sie nickte. »Abitur.«

»Willst du studieren?«

Sie erinnerte sich an das Gespräch ihrer Eltern am Tag ihrer Flucht. An den Mann, den sie niedergeschlagen hatte. Ihr wurde heiß. Das erzählte sie ihnen lieber nicht. Stattdessen zuckte sie mit den Schultern.

»Heißt was?«, fragte Frauke.

»Ich wollte studieren, aber das war schwierig. Wegen meiner Krankheit. Bis zuletzt hatte ich Privatunterricht.«

»Hattest du Freunde, die zu dir nach Hause kommen durften?«, fragte Frauke weiter.

Alice schüttelte den Kopf.

»Mit denen du telefoniert hast?«

Erneutes Kopfschütteln.

»Geschrieben?«

Alice seufzte. Brieffreundinnen. Wie hatte sie sich das gewünscht!

»Hhm«, murmelte Frauke.

»Ich hatte meine Bücher«, murmelte Alice und berührte ihre Unterlippe, die sie wieder blutig genagt hatte.

Simon reichte ihr ein Papiertaschentuch.

»Danke.«

»Gern geschehen.«

»Müsst ihr mich noch mal untersuchen?«, fragte Alice und knüllte dabei das Taschentuch in den Händen.

Frauke wand sich. »Ich fürchte, ja.«

Sie kämpfte gegen die aufsteigenden Tränen. Wann nahm das endlich ein Ende? Sie wollte doch bloß in Ruhe leben.

»Aber nicht mehr heute«, sagte Simon. »Laut Thomas müssen wir vorsichtig sein. Wir sollen uns mindestens einen Tag ruhig verhalten, damit er beobachten kann, was sich tut. Nur im Notfall sollen wir zur Firma fahren. Wir werden versuchen, möglichst viel hier zu erledigen.«

War das ein Trost oder nur eine Galgenfrist?

»Thomas hat den Verdacht, dass es auch bei uns einen Informanten gibt«, ergänzte Frauke.

»Auch?«, fragte Alice.

»Ein Mitarbeiter von GP-Tech hat uns auf deine Spur gebracht.«

Darauf wusste sie nichts zu sagen. Wer könnte sich das getraut haben und wozu? Es hatte doch niemand gewusst, dass sie fliehen würde, nicht einmal sie selbst.

»Wir bezahlen ihn nicht, wenn du das denkst. Er ist ein alter Studienkamerad von mir und hat mich auf deine Flucht aufmerksam gemacht. Es schien ihm etwas an deiner Behandlung faul zu sein. Außerdem plagt ihn sein Gewissen, weil bei GP-Tech wohl nicht alles ganz legal abläuft. Na ja, es ist eine lange Geschichte.« Simon warf seiner Schwester einen vielsagenden Blick zu, der ihre Mundwinkel zucken ließ, und fuhr fort: »Jedenfalls glaubt Thomas, dass auch jemand aus unserer Firma

Informationen an GP-Tech weitergibt. Außerdem will er, äh, weitere ›Konflikte‹ möglichst vermeiden.«

Alice schluckte trocken und zerlegte das Taschentuch langsam in kleine Fetzen. Sie bekam also von beiden Seiten Hilfe und musste sich vor beiden Seiten fürchten. *Na, toll!*

»Ich kann mir nicht vorstellen, dass einer von uns so etwas tun würde«, sagte Frauke. »Es muss jemand von außen sein.«

»Wer weiß? In die Köpfe der Menschen kann man nicht hineinsehen«, sagte Simon.

3.

Viktor sah sich auf seinem Smartphone an, was er über Thomas und dessen Firma recherchiert hatte. Die könnten ihm tatsächlich gefährlich werden. Im Gegensatz zu dem lässigen Fatzke und seiner Schwester, die vorgaben, der Kleinen helfen zu wollen. Als hätten ambitionierte Wissenschaftler etwas zu verschenken.

Heute hatte er sich Alice noch nicht geschnappt, um Ivan und Gerrard eine weitere öffentliche Szene zu ersparen. Er hasste es, zu warten, aber er musste sie möglichst allein an einem einsamen, abgelegenen Ort erwischen. Das wäre Gerrard am liebsten. Ihm wäre es auch am liebsten. Dann hätte er genug Zeit, sie richtig durchzuvögeln. So lange, bis sie darum bettelte, dass er aufhörte, und noch etwas länger.

Er könnte die kleine Schlampe viel einfacher aus der Firma holen, sobald sie wieder dort waren. Nur Gerrard wollte das nicht. Er fürchtete sich vor einem Skandal. Feigling! Zugriff und fertig. Scheiß auf die Konsequenzen!

Er stopfte sein Handy in die lederne Gürteltasche, stieg die letzte Stufe hinab und stieß die Kellertür so hart auf, dass die Schließautomatik oben an der Tür brach und sie laut gegen die Wand knallte. Ohne sich um den Schaden oder den entsetzten Blick des Wachdienstes zu kümmern, marschierte er den hell erleuchteten Gang entlang, bis das Echo seines Wutausbruchs verklang.

Und wenn er sie ihnen eigenmächtig, wie ein Horsd'œuvre auf einem Silbertablett, servierte? Sein Spaß, sein Verdienst und alle konnten sich wieder auf das Wesentliche konzentrieren.

Er blieb einen Moment stehen, schloss die Augen, stellte es sich vor und lächelte.

Der Wachdienst hatte seine Runde in den nächsthöheren Stock fortgesetzt, sodass Viktor in diesem Teil des Gangs allein war. Er musste sich nicht umsehen, um das zu wissen, denn er kannte die Abläufe in- und auswendig. Die von den Pflegern überwachten Zellen lagen hinter der nächsten Abzweigung, und die Mitarbeiter im Überwachungsraum wurden gerade von der spärlichen Nachtschicht abgelöst. Die aus nur einem Mann bestand. Der – wie jeden Mittwoch – Pizza mitbrachte.

Da Viktor oft die Kellergänge durchstreifte, würde sein Anblick niemanden misstrauisch machen.

Er zog einen Schlüssel hervor, den er nachgemacht hatte, und verschwand hinter einer der Metalltüren. Dunkelheit und Stille umgaben ihn. Er lauschte. Nichts rührte sich. Also knipste er mit dem Ellenbogen das Licht an.

Der PC stand noch dort, und auch den Tisch für die Obduktion hatten sie hiergelassen. Ein wenig Leichenduft konnte er neben dem der Reinigungsmittel wahrnehmen und sog ihn genüsslich ein. Er schlüpfte in dünne Handschuhe, strich mit der rechten Hand an der Kante des Obduktionstisches entlang, schlenderte zu dem PC hinüber und fuhr ihn hoch.

Eine Kamera gab es nicht. Deshalb hatte hier die Obduktion stattgefunden. Denn dieser Raum diente all dem, was noch verbotener war als die Insassen einen Gang weiter.

Geschmeidig ließ er sich auf dem harten Stuhl nieder, rutschte bis auf die vordere Sitzkante und loggte sich ins Darknet ein. Jemand hatte ihm die Baupläne von TENEG besorgt, die er sich auf sein Smartphone lud.

Das war die Fingerübung.

Jetzt erwischt zu werden wäre nicht schlimm. TENEG war ein Ziel.

Bevor er sich jedoch in GP-Techs Netzwerk vergrub, um die Baupläne dieses Gebäudes auf sein Handy zu ziehen, atmete er tief durch.

»Du musst dich sammeln, gelassen sein und kühn, aber vollkommen ruhig«, hallten Renés Worte in Viktors Kopf nach. »Handelst du überstürzt oder bist du nachlässig, erwischen sie dich – früher oder später.«

Eine Erinnerung tauchte auf, so deutlich, als wäre sie erst zwei Tage alt statt zwei Jahre: Es war nach einem anstrengenden Trainingstag. In einem der vielen Gänge von GP-Tech traf er auf einen schwankenden Bücherberg auf schiefen Beinen. Weil es nicht anders kommen konnte, fielen die Krüppelbeine samt Büchern der Länge nach vor Viktors Füße. Er blieb stehen, die Hände in den Hosentaschen, und betrachtete die entstellte Kreatur, deren schütteres graues Haar nicht zu seinen sechzehn Jahren passen wollte. Überhaupt passte nichts an ihm zusammen, nicht einmal seine Knochen. In grauer Vorzeit hätte man ihn auf dem Scheiterhaufen verbrannt oder auf dem Jahrmarkt ausgestellt. Stattdessen war er von seinen Eltern bei GP-Tech abgegeben worden – wie so viele seiner Leidensgenossen, die den Rest ihres meist nutzlosen Daseins hier verbrachten. Man konnte darüber streiten, ob das die bessere Alternative war.

Der Krüppel stützte sich auf alle viere und grüßte Viktor nuschelnd, der die Hände in den Hosentaschen behielt: »Hi, ich bin René.«

»Hab schon von dir gehört«, antwortete Viktor und betrachtete amüsiert, wie René auf Händen und Knien rutschend seine Bücher einsammelte. Bei einem der Bücher zögerte er, fasste sich an sein blutendes Kinn und meinte: »Ups, na ja, außer mir liest die sowieso keiner.«

»Tut es weh?«, fragte Viktor erwartungsvoll vorgebeugt.

»Hä?« René richtete sich auf und schob einen Teil der Bücher mit dem Fuß an die Wand, wobei er fast wieder umgefallen wäre. »Ach so, du meinst mein Kinn.« Er zuckte mit den Schultern. »Nö, passiert mir öfter.«

»Ich könnte dir dazu noch eine reinhauen, vielleicht hilft's.« Viktor juckte es tatsächlich in den Fingern, sodass er die Hände aus den Hosentaschen nahm und in Position ging.

René glotzte ihn verdutzt an. Dann verzog er plötzlich das Gesicht, sodass selbst Viktor vor der Grimasse zurückwich, bis er merkte, dass der Junge nur lachte.

»Mir hilft nichts mehr, deswegen bin ich ja hier gelandet. Wir sehen uns.« Er humpelte mit der Hälfte seiner Bücher an Viktor vorbei.

Sollte er ihm ein Bein stellen oder ihm einen Schubs in den Rücken geben? Er ließ beides bleiben. Dieser Junge kannte Schmerzen zur Genüge. Er hatte keine Angst mehr davor. Und vor Viktor auch nicht. Es würde also keinen Spaß machen, ihn zu ärgern. Viktor schlenderte weiter und sah sich noch einmal nach René um. Der kleine Krüppel passierte auf seinem Weg weitere Menschen, die ihn nicht beachteten. Selbst die Ärzte hatten René abgeschrieben.

Eine Woche nach dieser Begegnung durchstreifte Viktor wieder das Gebäude. Er wollte jeden Winkel kennen, und außerdem war ihm langweilig. Sie gaben sich alle Mühe, ihn sowohl geistig als auch körperlich zu erschöpfen, aber in ihm brannte eine scheinbar unerschöpfliche Energie, die ihn immer weitertrieb. Manchmal konnte er sie kontrollieren, kanalisieren und effektiv einsetzen. Viel lieber ließ er sich von ihr steuern. Und wenn er nicht trainierte, kleine Einsätze erledigte oder die Nutten fickte, die Ivan ihm besorgte, durchstreifte er das Gebäude. Manche Räume waren für ihn tabu. Die Chefetage ohne Begleitung von Ivan oder Gerrard zum Beispiel. Der Wachraum, in dem alle Sicherheitssysteme zusammenliefen. Das Labor im untersten Stockwerk. Für die meisten anderen Räume jedoch hatte Ivan ihm – zu Gerrards Verdruss – einen Schlüssel gegeben. Denn die Nutten wurden so in das Gebäude geschmuggelt, dass sie nichts sahen, was sich auszuplaudern lohnte. Ohnehin kamen die wenigsten wieder. Ob Ivan sie aus Sicherheitsgründen nicht wieder engagierte, sie nicht wiederkommen wollten oder Ivan die Abwechslung liebte, weil er zusah? Egal, Hauptsache, es gab Nachschub.

Die Tür, hinter der er ein weiteres Büro vermutete, war trotz der späten Stunde nicht verschlossen. Hatte jemand vergessen, sie abzuschließen? Das würde Ärger geben, aber Viktor verpfiff nur jemanden, wenn es ihm auch nützlich war. Oder war es eine Falle? Gerrard hasste es, wenn Viktor spätabends noch durch die Gänge schlich. Vielleicht wollte er ihm eins reinwürgen.

Er öffnete vorsichtig die Tür. Dahinter befand sich kein Büro, sondern ein muffiger Lagerraum mit kleiner Werkstatt, in der all das repariert wurde, wofür keine Spezialisten nötig waren. Außerdem lagerten hier ausrangierte Computer, die zum Schutz vor Wirtschaftsspionage nicht an Externe zur Reparatur gegeben, sondern zerstört wurden.

Nur eine funzelige Leselampe erhellte den Arbeitstisch, an dem der kleine Krüppel saß. Trotzdem war zu erkennen, dass

René an dem PC-Terminal darauf herumgebastelt hatte, denn die Verkleidung war abgebaut und die Kabel unordentlich und teilweise als Stolperfallen quer durch den Raum verlegt, wo sie in dunklen Ecken verschwanden.

»Ach, du bist's«, nuschelte er und tippte weiter.

Viktor biss die Zähne zusammen, bis er das Knirschen spürte. Mit geballten Fäusten blieb er einen Moment stehen. Er wollte René verprügeln, bis er um den Tod bettelte. Er wäre nicht der Erste.

»Komm mal her, ich zeig dir was, das dir sonst keiner beibringen wird«, forderte René Viktor mit einer Handbewegung auf, sah ihn an und ignorierte die stumme Wut, die Viktor ihm entgegenwarf.

Niemanden würde es kümmern, wenn der Krüppel verschwände. Es ginge schnell, geräuschlos und lächerlich einfach.

Deswegen atmete er tief durch die Nase ein, löste die Fäuste und schlenderte wie beiläufig zu dem Arbeitstisch.

»Was könntest du mir schon beibringen, Krüppel?«

René machte eine wegwerfende Handbewegung. »Wenn du auf alle deine Fragen bereits eine Antwort hast und dir nichts Kreativeres einfällt als *Krüppel*, geh.«

Von diesem Tag an trafen sie sich an immer wechselnden Orten zu verschiedenen Zeiten. René wusste, welche Räume überwacht wurden und welche nicht. Er hatte natürlich keinen Schlüssel von Ivan bekommen, er hatte sich einen nachgemacht und auch eine Codekarte programmiert, sodass er in die meisten Räume hineinkam. Einmal hatte er sogar einen Laptop dabei. »Da hat jemand nicht aufgepasst«, sagte er schadenfroh.

René brachte Viktor bei, wie man sich ungesehen durch den Cyberspace bewegte, wie man Fallen legte, sich unerlaubt hinein- und wieder hinausschlich. Viktors Welt vergrößerte sich dramatisch, und in seinem Kopf wuchs ein Plan. Endlich bekam seine Energie eine Richtung. Außerhalb dieser Zeiten trafen sie – wie vormals – nicht aufeinander. Arbeiteten sie, sprachen sie über das, was sie taten und was sie sahen. René gab, Viktor nahm. Er verlangte nie eine Gegenleistung, obwohl er furchtlos genug war, um das zu tun. Und er jammerte nie, obwohl er genug Gründe dazu gehabt hätte, nicht zuletzt, weil es Viktor Spaß machte, ihn zu triezen. René ließ das an sich abprallen und brachte ihn wieder auf Linie.

Und sie waren vorsichtig, niemals hektisch. Fand sich kein geeigneter Computerplatz, gab es kein Treffen. René arbeitete vorher aus, was er Viktor zeigte und ausprobieren ließ. Sie achteten darauf, nicht zusammen gesehen zu werden.

Viktor lernte schnell, schneller, als er selbst es für möglich gehalten hatte. René überraschte das nicht. Er hatte sich längst auch über Viktor Informationen beschafft.

Vieles hatte René von seinem Onkel gelernt, bevor dieser starb. Der stille, ständig kranke Teenager, den seine Eltern bei GP-Tech abgaben, nachdem sie sich getrennt hatten, war schnell vergessen, und seine Fähigkeiten wurden übersehen. Also fügte er sich – scheinbar.

Ein paar Monate nach ihrem ersten Treffen geschah es. Viktors bester Trainer war von einem Auslandsauftrag zurückgekehrt und schleifte ihn gerade im Trainingsraum. Das erste Mal überhaupt brach sein Trainer die Einheit ab, nachdem er sein vibrierendes Handy gecheckt hatte.

»Duschen und umziehen«, befahl er und nahm das Gewicht von Viktors Rücken, der dampfend im Liegestütz verharrte. Dann ging er davon.

Wie in letzter Zeit häufig, missachtete Viktor den Befehl, schnappte sich seine Jacke, zog sie im Laufen über und verließ das abseits gelegene Trainingsgelände. Wenn es einen Einsatz gab, wollte er – scheiße noch mal – endlich dabei sein. Draußen war nichts los, also joggte er in die Tiefgarage und kam von dort aus in den Keller. Die Pfleger tuschelten. Die anderen Mitarbeiter sahen über ihre Schulter und wieselten schnell und leise in Deckung. Wen von ihnen hatte es erwischt? Viktor bog in den nächsten Gang ein und sah zwei breitschultrige Typen mit einer wesentlich kleineren Person zwischen sich, die von seinem Trainer verdeckt wurde, der dem Trio voranging. Viktor erwiderte frech den verärgerten und misstrauischen Blick seines Trainers, und bemerkte erst, als er diesen passierte, dass René der Geschleppte war.

Sie sahen einander sekundenlang stumm an, und René schüttelte kaum merklich den Kopf.

In Viktors Kopf klinkte etwas aus, und er schlug dem Pfleger neben sich erst in die Nieren und brach ihm dann das Genick. Der zweite Pfleger zerrte René als Deckung vor sich. Der Krüppel wehrte sich verbissen. Über den Toten hinweg griff sein Trainer Viktor an, und der brach ihm dafür die Nase. Dem anderen Arschloch konnte er wenigstens zwei Rippen brechen, bevor sie ihm die Arme auf den Rücken verdrehten und ihn am Boden fixierten. Noch jemand kam dazu und fesselte seine Hände und Füße mit Kabelbindern. Die anderen beiden stemmten ihm die Knie in den Rücken und drückten ihm die Luft ab. Durch sein schwindendes Bewusstsein hörte er Gerrard sagen: »Wird Zeit, dass er lernt, dass jede Handlung Konsequenzen hat.«

Das Letzte, was er sah, war René, der von dem verbliebenen Pfleger wie ein nasser Sack um die nächste Ecke geschleift wurde.

›Konsequenzen‹ hatte Gerrard gesagt und nicht gelogen.

Viktor wachte in einem kleinen, ungewöhnlich hohen, fensterlosen und kahlen Raum auf. Hoch über ihm, in der linken Ecke, konnte er ein kleines rotes Licht erahnen. Vermutlich eine Kamera. Die Decke selbst konnte er nicht erkennen, denn knapp über dem roten Licht hingen rundherum leistungsstarke Strahler, die den Raum hell erleuchteten. Dicht am Boden befanden sich in jeder Wand große Lüftungsschlitze.

Er stellte sich in die Mitte und versuchte, sich einen Reim auf das zu machen, was er sah, und fragte sich, was als Nächstes passieren würde.

Nach ein paar Minuten bekam er Durst, wanderte die zwei möglichen Schritte zur einen und die vier Schritte zurück zur gegenüberliegenden Wand, schlug mit der Faust dagegen und brüllte: »Und jetzt, hä?«

Statt einer Antwort blendeten die Scheinwerfer so hell auf, dass er die Augen zukniff und schützend die Arme hochriss. Es dauerte nur einen Moment, bis das Licht wieder gedimmt wurde.

Er senkte die Arme und öffnete die Augen. Für einen kurzen Moment war sein Kopf leer. Dann erinnerte er sich an die Szene im Flur, spürte die mit Gewalt auf den Rücken verdrehten Arme, sah Renés Kopfschütteln, hörte Gerrards Worte und wurde stinksauer. Die Wut kochte in ihm hoch, wie Milch auf höchster Stufe, und obwohl er wusste, dass es sinnlos war, brüllte er los.

Kaum hatten die ersten Flüche seinen Mund verlassen, fuhren die Strahler hoch. Er schützte seine Augen und brüllte weiter. Plötzlich kam ohrenbetäubender Lärm hinzu, der von den kahlen Wänden hin und her geworfen und dadurch um ein Vielfaches verstärkt wurde, sodass er sich entscheiden musste, ob er mit den Händen sein Gehör oder zusätzlich seine Augen schützen wollte. Er setzte sich auf den von Bassschlägen vibrierenden Boden, zog die Knie ans Gesicht, hielt sich die Ohren zu und verstummte.

Die Bassschläge hallten noch in seinem Körper nach, als es längst wieder ruhig war.

Dies wiederholte sich jedes Mal, wenn er anfing zu brüllen. Außerdem schwitzte er immer stärker. Er behielt nur seine Hosen an. Seine Zunge klebte ihm am Gaumen, und das Schlucken wurde mühsam. Um sich abzulenken, wanderte er in der Zelle umher. Wie lange war er schon hier? Er konnte es nicht sagen.

Irgendwann setzte er sich erschöpft. Weil es weder Bett noch Matratze, nicht einmal eine Decke gab, legte er sich auf den nackten Betonboden.

Daraufhin sank die Temperatur rapide ab. Er rappelte sich auf und sammelte seine abgelegten Kleidungsstücke auf, während er die ganze Welt lauthals verfluchte. Sollten sie Licht und Lärm wieder aufdrehen. *Es ist mir egal!*

Stattdessen nahm ihm ein plötzliches Stroboskobgewitter die Orientierung. Er ließ die Socke fallen, die er gerade anziehen wollte, richtete sich auf, schwankte, taumelte gegen eine Wand und sank daran herunter. Auf Händen und Knien nutzte er den Boden unter sich als Orientierungshilfe. Es half nicht einmal, die Augen zu schließen. Die schnell aufeinanderfolgenden Lichtblitze wurden vom hellen Beton reflektiert und durch den Raum geworfen. Hinzu kam wieder der Lärm, der genauso durch den Raum irrte. Viktor bekam rasende Kopfschmerzen und übergab sich.

Plötzlich hörte es auf.

Indem er sich an der Wand abstützte, richtete er sich langsam und vor Kälte zitternd auf.

Er wollte hier raus, wollte etwas zerstören oder, besser, jemanden. Er war wütend, wütender als jemals zuvor. Doch er war nicht dumm. Wann immer er etwas Widersetzliches tat, wurde es entsprechend bestraft. Sollte er stattdessen um Hilfe, Vergebung oder Erbarmen betteln? Niemals! Was also konnte er tun? Er war wertvoll für sie. Sie würden ihm keinen ernsthaften Schaden zufügen. Das Licht hatte ihn nicht geblendet, der Lärm nicht seine Trommelfelle zerstört.

Er betrachtete die Wände und lächelte bissig. Sie waren nicht gepolstert. Die Zellen der Verrückten, die im Keller einsaßen, waren es.

Er sah dorthin, wo er die Kamera vermutete, und grüßte lässig. Dann sprang er auf die gegenüberliegende Wand zu, warf sich dagegen, prallte ab und landete seitlich auf dem Boden. Blut lief ihm über das Gesicht, sein rechtes Schultergelenk war ausgerenkt.

Wasser.

Verblüfft starrte er auf das nasse Element, das aus den Schlitzen in Bodennähe schoss und ihn umspülte.

Der Wasserspiegel stieg so schnell, dass Viktor sich rasch aufrichten musste, um den Kopf über Wasser zu halten.

Sein Verstand verweigerte den Dienst, aber sein Körper war ausgetrocknet und reagierte. Er trank einen gierigen Schluck, den er keuchend wieder ausspuckte. Salzwasser.

Schweine!

Doch seine Wut ersoff darin, denn nun war das Wasser so tief, dass er schwimmen musste, vor Erschöpfung und wegen der ausgerenkten Schulter jedoch nicht konnte. Er musste irgendwie in eine liegende Position kommen. Toter Mann.

Er verlor das Bewusstsein.

Er wachte in seinem Bett auf, genäht, verbunden und eingerenkt. Das also passierte, wenn man sich ihnen wirklich widersetzte. So weit waren sie bisher noch nie gegangen, obwohl Viktor seit dem Beginn seines Trainings mit zwölf Jahren keine Gelegenheit ausgelassen hatte, um seine und ihre Grenzen auszutesten.

Ivan stand in der Tür und sagte in väterlichem Ton: »Das war dir hoffentlich eine Lehre.«

Nach zwei Tagen war Viktor schon wieder beim Training. Seine Konstitution war schlicht besser als die anderer.

René sah er nie wieder. Er erwähnte ihn nie, wurde nie auf ihn angesprochen. Nichts deutete darauf hin, dass sie es wussten.

Hatte René sich ihnen widersetzt? War er zu tief in GP-Techs Netz vorgedrungen? Hatten sie ihn deshalb erwischt?

Was auch immer er getan hatte, er hatte dafür bezahlt.

Der Verräter würde genauso bezahlen müssen, sobald sie ihn hatten.

Viktor kehrte aus seinen Gedanken in den Kellerraum zurück und loggte sich in das interne Netzwerk ein. Sorgfältig verwischte er seine Spuren, während er sich GP-Techs Baupläne auf einen USB-Stick lud. Er brauchte René dafür nicht mehr, aber mit ihm zusammen hätte es mehr Spaß gebracht. Irgendwann würde er auch herausfinden, was genau mit René geschehen war.

4.

Alice strich mit den Fingern sachte über die Buchrücken und schob sich mit der anderen Hand genüsslich das letzte Stück Schokolade in den Mund. Ihr würde bestimmt übel werden, aber das war es wert. Schließlich war es ihre erste eigene, ganze Tafel Schokolade. Zu Hause in Grünwald hatte Mutter ein strenges Regiment über ihre Ernährung geführt. Als fette, hässliche Frau konnte man keine gute Partie machen.

Sie hatte Frauke noch kurz in der Küche geholfen, erwies sich jedoch eher als Hindernis denn als Hilfe. Die Schokolade lag in einem Schrank, in dem sie nach Salz und Pfeffer gesucht hatte. Sie hatte nicht widerstehen können und sie herausgenommen. Bevor sie die Tafel verstecken konnte, bemerkte

Simon sie und sagte: »Wenn du damit die Bratkartoffeln würzt, hast du sie ganz für dich alleine.«

Sie wurde gegen ihren Willen rot, hielt die Schokolade in der Hand und wusste nicht, wohin mit sich.

Frauke schob sie zur Seite, um eine Schublade zu öffnen.

»Ihr beide seid mir im Weg. Raus mit euch!«

»Ja, Mama«, nörgelte Simon, wollte Alice aus der Küche schieben, bemerkte ihr Zurückweichen und bedeutete ihr darum mit einer Kopfbewegung, ihm hinauszufolgen.

»Iss nicht die ganze Tafel auf einmal, sonst wird dir schlecht.« Simon grinste, pustete sich die Fransen seines Ponys aus der Stirn, die sofort wieder an ihren Platz fielen, und sagte augenzwinkernd: »Oder doch, iss sie auf, dann bleiben mir mehr Frikadellen und Bratkartoffeln.«

Er schlenderte davon, barfuß, in seiner Bluejeans und dem Kapuzensweatshirt.

Sie flüchtete samt Schokolade und hochrotem Kopf in ihr Zimmer. Hätte sie etwas erwidern sollen? Und wenn ja, was? Hatte Simon überhaupt eine Erwiderung erwartet? Ach, außer ihr schien jeder zu wissen, wie man sich richtig verhielt.

Wenigstens hatte sie eine Tafel Schokolade, und Schokolade, so sagt man, macht glücklich.

Nun war sie immerhin zufrieden, und das lag nicht nur an der Schokolade, sondern auch an ihrem Zimmer. Das weiße Regal war vollgestopft mit unzähligen Büchern. Es gab Bücher für Gartenfreunde und Heimwerker, Märchen, Fantasy- und Horrorromane, Krimis und mehr. Sie hoffte, dass sie länger blieben. Dann könnte sie all diese Bücher lesen und stundenlang in deren Fantasiewelten abtauchen. Sie dachte wehmütig an ihre vollgestopften Bücherregale und ihre vielen Filme. Sie durfte sich zwar selbst keine kaufen und ihr Laptop hatte keinen Internetzugang, aber sie hatte einen großen Fernseher für sich alleine.

Ein besonders dicker Roman lockte sie, dessen Titel Großes versprach. Er landete auf dem Nachttisch.

Darüber hing ein Farbdruck mit grünen Blättern, auf denen Tau glitzerte. Gegenüber hing ein größeres Bild mit Dünen und Gräsern am Meer. In Gedanken schmeckte sie das Meersalz auf den Lippen.

Ihr Zimmer in Grünwald hatte Mutter dekoriert. Mit schönen und teuren Aquarellen. Alice hätte viel lieber Bilder wie das mit den Dünen gehabt. Ob sie ihr Zimmer je wiedersah? Sie rieb sich mit beiden Händen das Gesicht. Stellte sich vor die verspiegelten Türen des Kleiderschranks und schnitt sich selbst Grimassen. Ihre Haut bekam wieder Farbe, und ihre Wangen wirkten weniger eingefallen, die Schatten um ihre Augen verschwanden. Nur ihre roten Haare wirkten stumpf, am Ansatz fast dunkel, und ihre grünen Augen getrübt.

Vielleicht half mehr Essen. Eine Tafel Schokolade hatte sie schon geschafft.

Sie öffnete die Schranktüren und tastete sie aus Gewohnheit nach Kameras ab. Ohne Ergebnis.

In den Fächern lagen Pullover unterschiedlicher Dicke, Größe und Farbe. So verhielt es sich auch mit den Hosen, den T-Shirts und den Blusen. Ein Fach enthielt Unterwäsche, an der Schilder ohne Preis hingen.

Es gab weitere Kleidungsstücke auf Bügeln für Männer und Frauen in unterschiedlichen Größen, über die Alice sachte mit den Fingerkuppen strich. Ganz rechts hingen zwei geschlossene Kleidersäcke. Der erste war relativ kurz und enthielt einen schwarzen Dreiteiler. Der zweite reichte fast bis zum Boden des Schrankes. Sie berührte ihn und zog die Hand weg, als er mit einem leisen Knistern antwortete.

Alice sah sich um, zögerte und nahm den Kleidersack vorsichtig heraus. Sie hängte ihn an die Tür zu dem kleinen Bad und öffnete den Reißverschluss.

Zum Vorschein kam ein langes, hochgeschlitztes smaragdgrünes Abendkleid mit kunstvoll bestickter Korsage. Sie nahm das aus Stoff gewordene Kunstwerk vom Bügel und hielt es sich vor dem Spiegel an.

Wieder sah sie sich kurz um, zog die Fenstervorhänge zu, nahm das Kleid mit ins Bad und zog es dort vorsichtig an.

Auf den Fußballen balancierend tippelte sie wieder vor den Spiegel. Würden ihr die schwarzen Schuhe mit den hohen Absätzen passen, die unten im Schrank standen, wäre die Länge perfekt. Der Rock schwang bei jeder Bewegung fließend um ihre Beine, und das Smaragdgrün betonte ihre porzellanhelle Haut. Was für einen Spaß es machte, sich in einem Spiegel zu betrachten, ohne beobachtet zu werden.

Es klopfte! Alice gefror in der Bewegung.

»In zehn Minuten gibt es Essen«, rief Simon durch die Tür.

Komm nicht herein, komm bloß nicht auf die Idee, die Tür zu öffnen.

»Alice? Alles in Ordnung mit dir?«

Im Bad tropfte ein Wasserhahn.

»Ja, alles in Ordnung, ich war gerade … äh, ich komme gleich in die Küche«, stammelte sie.

»Ist wirklich alles in Ordnung?«, fragte Simon, und sie sah, wie sich die Türklinke langsam senkte.

»Ja, ganz sicher«, beeilte sie sich zu sagen.

»Okay. Bis gleich.«

»Ja.«

Sie hörte, wie er sich über den Flur entfernte, atmete geräuschvoll aus und schwankte leicht, als die Anspannung nachließ.

Was wäre passiert, wenn sie ihn hereingelassen hätte?

Sie versuchte, sich mit seinen Augen zu betrachten: dünne weiße Arme und Beine unter edlem Stoff. Die Korsage, die von ihrem knochigen Dekolleté abstand, darüber das blasse

Gesicht mit der kleinen, geraden Nase, den zu groß wirkenden Augen in dem schmalen Gesicht, umrahmt von stumpfen roten Haaren.

Im besten Fall hätte er sich schnell abgewandt, im schlimmsten Fall hätte er sie ausgelacht.

Sie ließ die Schultern hängen, schlich ins Bad, zog das Kleid aus und sich schnellstmöglich wieder an. Danach hängte sie den Traum in Grün zurück an seinen Platz, schloss den Kleiderschrank, mied den Blick ihres Spiegelbildes und rollte sich auf dem Bett zusammen.

Was sollte er schon an einem dünnen, blassen Mädchen finden, das weder diese Welt noch sich selbst verstand?

Bevor die Tränen kamen, schloss sie die Augen und träumte sich davon. Zu einem großen Wandspiegel, der sie in dem smaragdgrünen Kleid zeigte, unter dem diesmal seidig glänzende, farblich passende Pumps hervorschauten. Der hoch angesetzte Schlitz entblößte ihr wie Porzellan schimmerndes Knie, die bestickte Korsage betonte ihre schmale Taille, und ihr glänzendes kupferrotes Haar floss in großen Wellen über ihr üppiges Dekolleté. Dezenter Schmuck aus Smaragden und Diamanten glitzerte mit ihren grünen Augen um die Wette.

Simon, in einem maßgeschneiderten nachtblauen Anzug, trat hinter sie, legte seine Hände erst auf ihre Schultern und fuhr ihr sanft über die Oberarme.

»Wie schön du bist«, sagte er, lächelte, schob ihr Haar zur Seite und küsste behutsam ihren Hals.

Sie sah ihr Spiegelbild vor Liebe und Glück strahlen.

»Lass uns gehen, bevor ich mich vergesse«, flüsterte ihr Simon ins Ohr, nahm sie bei der Hand und führte sie aus dem Schlafzimmer, vorbei an dem großen Bad und dem zukünftigen Kinderzimmer zur Treppe. An seiner Hand schwebte sie die Stufen hinab.

Am Treppenabsatz drehte er sich um und küsste sie, erst sanft, dann immer drängender. Sie schmiegte sich eng an ihn, umschlang ihn mit den Armen, fuhr mit den Händen über seinen Rücken und hielt sich an seinen Schultern fest, während er fest ihren Po umfasste und sie seine Lust spürte.

Ihre Zungen trafen sich, und während Simon langsam den Reißverschluss ihres Kleides öffnete, knöpfte sie zuerst sein Sakko auf und fuhr dann mit den Fingern den Hosenbund entlang.

»Wir werden zu spät kommen«, flüsterte Simon und sah ihr tief in die Augen.

»Was soll's«, sagte sie atemlos, küsste ihn leidenschaftlich und …

Es klopfte!

»Alice, geht es dir nicht gut?«, fragte Frauke durch die einen Spaltbreit geöffnete Zimmertür.

Alice blinzelte, seufzte, roch Bratkartoffeln und tauchte widerwillig auf. »Entschuldige, ich bin eingenickt«, murmelte sie und drehte sich auf den Rücken.

»Du musst nicht mit uns essen, wenn du keinen Hunger oder keine Lust auf Gesellschaft hast.«

»Gib mir nur eine Minute«, widersprach sie.

»Okay, bis gleich.« Frauke zog sich zögerlich zurück und schloss die Tür.

Einerseits hatte Alice keinen Hunger und wollte nicht mit den Geschwistern essen. Andererseits hatte sie ein dumpfes Gefühl im Magen. Einerseits wollte sie mit Simon zusammen sein, andererseits fürchtete sie sich davor. Ach, könnte sie doch mit der schönen, selbstbewussten, klugen Alice aus ihren Träumen tauschen. Die wusste immer, was richtig, was zu tun war.

Sie zwang ihren Körper aufzustehen, strich fahrig ihre Haare glatt, schob sie hinter die Ohren und ging schweren

Schrittes zur Küche. Durch den behaglich erleuchteten Flur mit den Drucken naturkundlicher Zeichnungen tropischer Tiere und Pflanzen an den Wänden wehte ihr der Duft von selbst gemachten Frikadellen mit Bratkartoffeln entgegen, der wider Erwarten ihre Schritte leichter machte und ihren Magen knurren ließ.

Die Geschwister sahen auf, als sie unschlüssig in der Tür stehen blieb.

»Entschuldigung, ich bin eingeschlafen«, murmelte sie verlegen.

»Das macht nichts. Allerdings haben wir vor lauter Hunger schon ohne dich angefangen«, entgegnete Frauke lächelnd.

Simon stand auf, räumte ein voluminöses bunt gestreiftes Tuch von dem Stuhl, auf dem sie vorher gesessen hatte, öffnete den Backofen, zog eine Pfanne heraus und lud eine Portion auf ihren Teller.

Alice zuckte fahrig mit den Schultern, setzte sich und kostete, was Mutter als »gewöhnlich« vom Speiseplan verbannt hatte.

Minuten später nahm Simon seinen leeren Teller und stand auf.

»Das ist die dritte Portion«, empörte sich Frauke.

»Ich muss doch groß und stark werden«, entgegnete er und zwinkerte Alice zu, die verlegen den Blick auf ihren noch halb vollen Teller senkte.

»Du wirst höchstens tiefer und breiter.« Frauke schmunzelte.

»Ich brauche die Energie für meine Gehirnzellen, damit ich möglichst schnell die Finanzierungspläne für unser nächstes Projekt zusammenstellen kann. Außerdem würde ich gerne ein paar der Proben, die wir von Alice bekommen und präpariert haben, selbst untersuchen.«

»In eurer Firma?«, fragte Alice und fürchtete, sie müsste wieder dorthin, vorbei an der Kamera, durch das Tor, durch die Schleuse, auf die Liege …

»Thomas hat sich bereit erklärt, uns nach und nach möglichst viel von dem zu bringen, was wir brauchen«, antwortete Simon. »Er wollte heute Abend noch ein paar Kleidungsstücke, unsere Laptops, einige Vorräte und Arbeitsunterlagen vorbeibringen. Es gibt viel zu tun.« Seine Augen leuchteten.

»Wir müssen einen Termin mit Nina absprechen«, sagte Frauke. »Hoffentlich kann Thomas sie hierherbringen.«

»Die Psychologin?«, fragte Alice erschrocken.

»Du brauchst dich nicht zu fürchten.« Frauke schaute sie sanft an. »Sie wird ein Gespräch mit dir führen, um herauszufinden, wie es dir momentan geht. Immerhin bekommst du schon seit ein paar Tagen deine Medikamente nicht mehr. Keiner von uns möchte, dass sich dein Zustand wieder verschlechtert.«

»Es geht mir viel besser«, warf sie mit brüchiger Stimme ein, sammelte sich und fragte sicherer, aber misstrauisch geworden: »Wozu beschäftigt ihr überhaupt eine Psychologin?«

»Sie arbeitet nur auf Nachfrage für uns«, erklärte Simon. »In ihrer eigenen Praxis arbeitet sie als Psychologin und Psychotherapeutin. Für Testreihen an freiwilligen Probanden und auch für manche unserer Projekte steht sie uns als psychologische Hilfe zur Verfügung.«

»Ach so.« Sie wollte trotzdem nicht mit ihr reden.

Ein tiefer, durchdringender Gong erklang.

Simon stellte sein Geschirr im Vorbeigehen in die Spüle und öffnete die Tür. Es war Thomas.

»Ich hole die restlichen Sachen selbst aus dem Auto. Es ist besser, wenn man euch möglichst wenig außerhalb des Hauses sieht. Guten Abend, die Damen.«

Frauke grüßte fröhlich zurück und öffnete den ersten Koffer, während Alice leise den Gruß erwiderte und sich dann in eine Nische zurückzog, von der aus sie alles hören und sehen konnte, ohne mittendrin zu sein.

»Ihr solltet nur über dieses WLAN ins Internet gehen. Es ist gut gesichert, und ich habe die Kollegen aus der IT-Abteilung um erhöhte Aufmerksamkeit gebeten. Meidet bitte das Netz von TENEG.«

»Ihr sucht also immer noch nach der undichten Stelle?«, fragte Simon leise. »Habt ihr eine Ahnung, wer es sein könnte?«

»Nein, leider nicht.« Thomas wandte sich zur Tür, zögerte und drehte sich wieder zu Simon um. Er zog einen braunen DIN-A5-Umschlag unter seiner Jacke hervor und gab ihn Simon. »Ich bin mir nicht sicher, was das hier zu bedeuten hat und was der Absender uns sagen will, ob er ein Spiel mit uns spielt oder ob er sich nicht anders zu helfen weiß.«

Simon entnahm dem unverschlossenen Umschlag mehrere ausgedruckte Internetartikel. Frauke kam hinzu und nahm ihm zwei der vier Artikel ab. Alice reckte zuerst nur den Hals, gab ihrer Neugier dann doch nach und trat näher.

»Sind die Notizen von dir?«, fragte Simon.

»Nein«, antwortete Thomas. »Der Umschlag lag unfrankiert und ohne Absender in der internen Post. Keiner kann sich erklären, wie er dorthin gekommen ist.«

Frauke las mit besorgter Miene die Artikel durch, die mit Unterstreichungen und Kreisen versehen waren.

»Ich habe von dem Vorfall im Radio gehört, aber wir hatten so viel um die Ohren, dass ich mich nicht weiter darum gekümmert habe.« Simon dachte einen Moment nach. »Das ist heute erst geschehen, oder?«

Thomas nickte. »Ganz genau. Die Artikel sind taufrisch.«

»Unheimlich«, murmelte Frauke.

Alice schwieg, las von den Artikeln, was sie sehen konnte und wich erschrocken zurück. *Warum hat er das getan? Um sich geschossen …*

»Wozu hat er dir die Artikel überhaupt geschickt?«, fragte Simon.

»Er, oder sie, hat sie nicht mir, sondern dir geschickt.«

Simon runzelte die Stirn.

»Wenn man die Informationen zusammenträgt, die markiert sind, und die journalistischen Gestaltungsfreiheiten weglässt, berichten sie von einem jungen Mann in Alice' Alter. Er litt ebenfalls an einer psychischen Krankheit und ist von seinen Eltern drei Wochen vor diesem Vorfall in eine Klinik gebracht worden. Von dort verschwand er und tauchte verwirrt um sich schießend in einem Schnellrestaurant wieder auf. Er tötete zwei Menschen, bevor sie ihn stoppten.«

Alice lehnte erst den Rücken, dann den Kopf an die nächstbeste Wand und schloss die Augen.

Nein, nein, nein, das darf nicht sein.

»Großer Gott!«, flüsterte Frauke.

»Ich habe mich bei einem Bekannten umgehört, der dort im Einsatz war. Weder er noch seine Partnerin haben je so etwas erlebt. Der Einsatz lief nicht gut. Außerdem wurde die Leiche zwar vorschriftsmäßig, aber übereilt abgeholt. Der Rechtsmediziner hat die Obduktion ohne die Ermittler durchgeführt, die unbedingt dabei sein wollten.«

»Hier steht die Adresse der Klinik, in der der Junge behandelt wurde.« Frauke hielt Simon den Artikel unter die Nase.

»Die gehört zu GP-Tech«, sagte Simon und strich sich mit den Fingern von der Stirn bis zum Nacken durch die Haare.

»Kanntest du den jungen Mann?«, fragte Thomas Alice.

Sie ging in die Hocke, stützte den Rücken an die Wand, schlang die Arme um sich und nickte.

5.

Viktor betrachtete die Außenwände, die geschickt verbargen, was wirklich hinter ihnen wuchs – oder bald wachsen würde. Er merkte sich jede Nische, jeden Winkel der Baustelle, jedes ungewöhnliche Material.

Auf den ersten Metern sah es aus wie ein normales, aufwendig ausgestattetes Labor. Erst beim Hineingehen würde dem sachverständigen Betrachter auffallen, dass die Ausstattung sehr viel umfangreicher war, als man es für ein Institut wie das ihre erwarten würde.

Die Baupläne für dieses Gebäude hatte er noch nicht gefunden, aber er hatte ein sehr gutes räumliches Vorstellungsvermögen und konnte die Konstruktion im Kopf zusammensetzen. Auf dieselbe Weise hatte er sich einen Plan des Geländes und der Hauptgebäude von GP-Tech im Gedächtnis erstellt, und jeden Tag fügte er ein weiteres Detail in Form eines Gegenstandes, einer Änderung, einer Installation oder einer Zeitangabe hinzu.

Viktor hatte die meiste Zeit seines Lebens hier verbracht und kannte fast jeden Winkel. Nun versuchte er, seine Wahrnehmung zu objektivieren: alles zu sehen, anstatt zu übersehen, was schon immer da gewesen war. Zu sehen, was versteckt war, was wann und wie geschah, oder was nicht geschah, wenn es geschehen sollte.

Er verließ die Baustelle und sah sich draußen um. Ein hoher, mit NATO-Draht gekrönter Zaun verlief doppelt um das Gelände, und durch den Zwischenraum patrouillierte tagsüber ein Mann mit Hund. Nachts waren es zwei Männer mit Hunden. Der Zaun war außerdem – unerlaubt – so stark unter

Strom gesetzt, dass es einen das Leben kosten konnte, ihn zu berühren. Denn niemand durfte ihnen entkommen.

Er beobachtete, wie das Personal im Außenbereich zunahm, während die meisten anderen Mitarbeiter das Gelände für den Feierabend verließen. Augenpaare vor und hinter den nahezu flächendeckend installierten Kameras folgten ihnen. Ohne Erlaubnis traute sich niemand herein und erst recht nicht hinaus.

In die Firma der Geschwister hinein- und mit Alice im Gepäck wieder herauszukommen wäre dagegen ein Leichtes. Der einfache Zaun, die kaum gesicherten Ein- und Ausgänge. Nur ihre Telefon- und Internetverbindungen waren gut gesichert. Die zu knacken und zu überwachen wäre möglich, aber aufwendig und riskant. Ivan könnte er vielleicht dazu überreden, Gerrard sicher nicht.

Er sah zwei Fahrzeuge auf das äußere der beiden massiven Doppeltore mit den zwei ständigen Posten zufahren, checkte die Uhrzeit und beobachtete zufrieden den pünktlichen Wachwechsel zur Nachtschicht.

Er steckte die Hände in die Taschen, drehte sich um und schlenderte zur Tiefgarage. Auf dem Weg dorthin beobachtete er die Menschen, die Kameras und die wechselnden Perspektiven von Gebäude und Gelände. Er benutzte die gesicherte Tür in der Tiefgarage, durch die er wie Ivan gerne das Gebäude betrat und verließ, denn dieser Eingang lag in relativer Dunkelheit, in einer Wand versteckt. Er führte direkt hinein in GP-Techs Katakomben.

Viktor ging den ersten Flur entlang, horchte auf und blieb neben einer angelehnten Tür stehen.

»Was ist das denn für ein Kaliber, Cameron?«, fragte jemand in aufgeregtem Flüsterton.

»Das ist keine von den Spielzeugpistolen, die sie uns hier geben. Das ist ’ne richtige Wumme. 357er Colt Magnum. Macht viel Lärm und große Löcher.«

»Trägst du die etwa bei dir?«

»Nee, erst recht nicht mit den Hohlspitzgeschossen, die ich dafür besorgt habe. Die hole ich nur bei Bedarf raus und auf dem Schießstand.«

»Ist die registriert?«

»Willste mich verarschen?« Cameron tippte sich mit dem Finger an die Schläfe und fuhr dann fort: »Ich werde sie demnächst mal auf der Jagd ausprobieren für einen Fangschuss, damit ich sehen kann, was das Baby mit lebenden Zielen macht.«

Viktor warf einen kurzen Blick durch den Türspalt, sah die Waffe und ging weiter.

Der Trommelrevolver war wegen seiner Größe und der langen Nachladezeit keine geeignete Waffe für seine Einsätze, aber er liebte die Kraft dieses Großkalibers, das größere Munition verschoss als die üblichen 9-mm-Patronen.

Plötzlich ging die Hintertür auf, zu der Viktor reingekommen war. Er drehte sich um und verfolgte aus ein paar Metern Entfernung die Anlieferung mehrerer Kryobehälter, die aussahen wie gedrungene Gasflaschen mit einem schwarzen, untertassenförmigen Verschluss. Mitarbeiter mit Schutzbrillen und schweren kälteisolierenden Lederhandschuhen schoben die besonders ruhig laufenden Rollwagen an ihm vorbei in einen Raum mit besonderer Belüftung. Er folgte ihnen und sah zu, wie einer der Behälter vorsichtig geöffnet wurde. Aus ihm waberte tiefkalter Flüssigstickstoff zu Boden. Nach kurzer Prüfung der Ware aus einer der Fortpflanzungskliniken wurde der Deckel wieder geschlossen.

Viktor sah auf seine Uhr, verließ den Raum, ging grußlos an einem Pfleger vorbei, der mehr Abstand als nötig bewahrte, passierte schnurstracks den Aufenthalts- und Kontrollraum der Pfleger und marschierte um die Ecke. Dieser Gang war leer. Also wandte er sich wieder um und beobachtete für eine Weile den Eingang zum Aufenthaltsraum.

Der leitende Pfleger trat halb aus der Tür, warf aus Gewohnheit einen Blick in jede Richtung des Gangs, bemerkte Viktor nicht, der sich zurückgezogen hatte, und wandte ihm den Rücken zu, um dem Entladen weiterer Kryobehälter zuzusehen.

Viktor näherte sich ihm rasch, aber lautlos und ging sprungbereit in Lauerstellung.

»Buh«, machte Viktor leise und betrachtete fasziniert, wie sich der große, schwere Mann behände umdrehte und in Position ging: die Füße fest auf dem Boden, die Hände bereit, zuzugreifen, jeder Muskel gespannt.

Der Pfleger erkannte ihn, kämpfte sichtbar gegen den Impuls zurückzuweichen, richtete sich auf und ließ die Arme sinken. Er blieb achtsam und hielt dem Blick stand.

Viktor registrierte die automatisierten Bewegungen, die professionelle Aggressivität und die Abscheu im Gesicht des anderen.

»Sehr witzig! Ist dir wieder langweilig?«, fragte der Pfleger und verlagerte vorsorglich sein Gewicht. Nutzlose Vorbereitung für den Fall eines Angriffs.

»Ich dachte mir, ich sehe mal nach dem Rechten.«

Der Pfleger schnaubte verächtlich, ließ Viktor stehen und ging zurück in den Aufenthalts- und Kontrollraum, drehte Viktor jedoch nicht ganz den Rücken zu.

Der folgte ihm lässig, woraufhin die beiden anwesenden Pflegerinnen den Raum verließen, entschlossen, ihm kein Ziel zu bieten. Er grüßte nicht und wurde nicht gegrüßt.

Die meisten von ihnen kannten ihn seit Jahren, und die Neuen lernten ihn schnell kennen.

Kurz danach rief einer der Mitarbeiter, die mit dem Verladen der Kryobehälter beschäftigt waren, zwei der fünf verbliebenen Pfleger zum Helfen hinaus.

Sie mussten an ihm vorbei, und er fixierte sie, bis sie aufgaben und den Blick senkten. Und obwohl er die Hände in den

Hosentaschen behielt, obwohl er keinen von ihnen berührte oder sich auf sie zubewegte, wichen sie ihm aus. Er liebte es, mit ihnen zu spielen.

Viktor schlenderte zu den Bildschirmen und den drei Computerplätzen.

Der zweite Pfleger arbeitete an einem der Computer, der dritte stellte am anderen Ende des Raumes Medikamente zusammen. Sie fuhren mit dem fort, was sie taten, und gaben vor, Viktor nicht zu beachten.

Er stellte sich neben den leitenden Pfleger und betrachtete die Bildschirme, die jeweils das Innere der mit dicken Stahltüren gesicherten Zellen zeigten. Die Räume waren eng, die Fenster hoch oben, klein und dick. Sie ließen keinen Ton nach außen dringen und zeigten die Welt draußen durch so dickes Glas, dass sie nicht wirklich schien. Sie hatten es zuerst mit Zellen ohne Fenster versucht, aber die psychischen Folgeschäden, die zu den ohnehin schon vorhandenen hinzukamen, waren so verheerend, dass doch wieder Fenster eingebaut wurden.

Die Einrichtung war spartanisch, zweckmäßig, ohne spitze, scharfe, lange Gegenstände.

Zwei der Bildschirme waren schwarz. Dort wurde niemand mehr aufbewahrt.

»Warum interessierst du dich so für diese armen Gestalten?«, fragte der leitende Pfleger. »Was glaubst du, können sie dir geben? Nehmen kann man ihnen nur noch ihr Leben.«

Viktor lächelte kühl. Manche der Insassen waren apathisch, andere dagegen legten ihre Emotionen blank. Es war die Mischung aus Angst, Verzweiflung und Hilflosigkeit, die ihn faszinierte, dieses intensive Etwas, dem er nur zuschauen konnte, weil er es selbst nicht empfand. Ihn trieb die Neugier. Vielleicht musste er es nur oft genug sehen, damit ein Funke dessen eines Tages auf ihn übersprang und auch ihn bewegte.

Ein Warnton erklang.

»Nummer drei macht Ärger«, teilte der Mann am Computerterminal mit.

»Verdammt«, murmelte der leitende Pfleger neben ihm und gab beiden Mitarbeitern ein Zeichen, ihm zu folgen.

In die Nummer drei gingen zur Sicherheit immer drei Pfleger, nie nur zwei. Die beiden Männer eilten zur Tür hinaus, während ihr Chef noch einen misstrauischen Blick auf Viktor warf und ebenfalls den Raum verließ.

Viktor sah sich um, als müsse er sich irgendwie beschäftigen. Er zog einen Stapel Papiere, der auf einem der Schreibtische lag, zu sich, überflog die erste Seite, schob den Stapel zurück und warf einen Blick auf den Medikamentenschrank, der wieder fest verschlossen war. Gelangweilt schlenderte er zu dem zusätzlich eingerichteten Computerplatz und ließ sich auf den Drehstuhl fallen.

Die Überwachungskameras waren installiert worden, bevor es diesen Platz gegeben hatte. Mangels anderer Möglichkeiten war der Computer ausnahmsweise uneinsehbar für die Wachleute aufgestellt worden. Wenn sie heute aufmerksam waren, würden sie es melden und in ein bis zwei Tagen gäbe es eine weitere Kamera oder eine andere Raumordnung. Für heute aber hatte er, was er wollte.

Er gab ein paar Befehle ein und tat, als tippe er nur gelangweilt auf der Tastatur herum. Innerlich lächelte er, denn damit setzte er seinen Plan in Gang.

Sein Blick wanderte zwischen der Tür, dem PC und dem Handgemenge auf Bildschirm drei hin und her.

Die Pfleger verließen den ruhig gestellten Insassen.

Viktor loggte sich aus, stand auf, schlenderte durch den Raum und sah sich noch einmal um. Dabei entdeckte er ein privates, verdammt gutes Smartphone. Er hörte die Pfleger schon auf dem Flur. Unauffällig steckte er das Handy ein, während die Männer den Raum betraten, und verließ sie grußlos unter feindseligen Blicken.

Glück für ihn, großes Pech für den Handybesitzer.

6.

Alice trank ein paar Schlucke Wasser, nachdem sie vor den misstrauischen Blicken der anderen in die Küche geflohen war. Alle Augen waren auf sie gerichtet, als sie zurückkam und mit bebender Hand das Glas auf dem Couchtisch abstellte, um sich mit hängendem Kopf dem Unvermeidlichen zu stellen.

»Ich habe selbst im Internet recherchiert, bevor ich hierhergekommen bin«, erklärte Thomas. »Aber es gibt nicht viel mehr. Erstaunlicherweise hält man sich mit Spekulationen zurück.«

»Warum überrascht dich das?«, fragte Simon, während er die Seiten überflog.

»Weil ein Kind und eine Jugendliche erschossen wurden.«

»Kritik an der Polizei, der Politik und der Gesellschaft im Allgemeinen?«, fragte Simon.

»Kaum bis jetzt.«

»Fotos in Online-Magazinen, Kommentare von Verwandten, Spekulationen vermeintlicher Experten, Angriffe und Verteidigungen in Richtung der Eltern?«, fragte Frauke.

Thomas schüttelte den Kopf. »Keine Fotos, kein Wort von Verwandten, Freunden oder Nachbarn.«

»Das ist allerdings merkwürdig«, stimmte Frauke zu.

Simon nahm sich den Artikel vor, während Alice mit um sich geschlungenen Armen abseitsstand. GP-Tech war das schwarze Loch, das sie alle um sich kreisen ließ. Konnten sie die Umlaufbahn jemals verlassen, oder würden Ivan und Gerrard sie alle verschlingen?

»Erkennst du die Schrift?«, fragte Frauke ihren Bruder. »Ist es die von Dennis?«

»Keine Ahnung. Ich erinnere mich nicht mehr an seine Handschrift.« Simon sah sich den Artikel genauer an und runzelte die Stirn. »Wurden der kleine Junge und das Mädchen nicht von Irrläufern getötet? Er hat das Wort unter- und durchgestrichen.«

»Alles deutet darauf hin, dass es Irrläufer waren«, sagte Thomas. »Es heißt, der junge Mann habe ziellos um sich geschossen.«

»Er war neunzehn, so alt wie Alice, und in psychotherapeutischer Behandlung«, las Simon weiter und warf Alice einen Blick zu.

Ihr wurde erst heiß, dann kalt. *Ich würde niemals jemanden erschießen. Ich habe niemanden getötet. Der Wachposten in Grünwald hat noch geatmet, nachdem ich ihn niedergeschlagen hatte.*

»Ja, beides ist unterstrichen, und daneben steht: ›So ein Zufall!‹. Er sei im Verlauf eines Ausflugs verschwunden und dann mit einer halbautomatischen Waffe in dem Schnellrestaurant aufgetaucht. Am Rand steht: ›Ausgeflogen wie Alice, und woher hatte er die Waffe?‹ Die Infos zu diesem sogenannten Ausflug sind dünn, und darüber, wie er an die Pistole gekommen ist, wird nichts geschrieben, nicht einmal spekuliert. Außerdem hat er im nächsten Satz die Worte ›sein Zustand sei zuletzt stabil gewesen‹ durchgestrichen.«

»Was steht neben dem Satz mit der Behandlung?«, fragte Frauke.

»Schizophrenie«, antwortete Simon, und alle sahen Alice ernst und erwartungsvoll an.

»Du sagtest, du kanntest den jungen Mann nicht richtig«, sagte Frauke. »Wie viel oder wenig ist ›nicht richtig‹?«

Alice schluckte mühsam. Mit belegter Stimme und gesenktem Blick antwortete sie: »Wir sind uns ein paarmal bei GP-Tech über den Weg gelaufen. Meistens waren wir in Begleitung eines Arztes oder Pflegers und durften nicht miteinander sprechen, aber manchmal haben wir es doch geschafft. Ganz selten hat uns einer von den anderen geholfen und die Pfleger für ein, zwei Minuten abgelenkt.«

Selbst an diesem dunkelsten aller Orte war ihnen ab und zu ein Funke Menschlichkeit begegnet.

»Wusstest du, dass er ebenfalls an Schizophrenie litt?«, fragte Simon und neigte den Kopf, als gäbe ihm dies mehr Klarheit – oder mehr Wahrheit.

»Ja. Wir waren uns irgendwie ähnlich, deshalb brauchten wir oft nur wenige Worte oder Gesten, um zu verstehen, dass wir das Gleiche in der Anstalt durchmachten. Ich glaube, ihm ging es schlechter als mir. Er war öfter in der Klinik und bekam mehr Tabletten.« Sie erinnerte sich an die dunklen Zellen, die karge Einrichtung, den Widerhall der Verzweiflung an den kalten, grauen Wänden. Und alle – Ärzte, Pfleger, Lehrer – sahen zu und ganz oft weg.

Thomas nahm Simon den Artikel aus der Hand und deutete auf eine Stelle: »Diese Anmerkungen hier sind seltsam. Sie schreiben, dass der junge Mann umgehend in die Rechtsmedizin gebracht worden ist, nachdem ihn Scharfschützen ausschalten mussten. Daneben steht: ›in wessen‹ und ›tatsächlich?‹«

»In wessen und tatsächlich was?«, fragte Frauke.

»In wessen Rechtsmedizin er gebracht wurde und ob er tatsächlich von den Scharfschützen getötet wurde«, schlussfolgerte Simon.

»Das denke ich auch, aber was genau will man uns mitteilen?«, fragte Thomas. »Wurde er woanders hingebracht?

Soweit ich in Erfahrung bringen konnte, ist seine Leiche in der zuständigen Rechtsmedizin gelandet. Die genaue Todesursache konnte ich leider nicht erfahren.«

»Vielleicht hat er sich selbst erschossen«, mutmaßte Frauke.

»Warum haben sie das dann nicht geschrieben?«, fragte Thomas.

Frauke zuckte mit den Schultern.

Simon wandte sich an Alice: »Fällt dir noch etwas zu dem Jungen ein?«

Sie starrte auf ihre Schuhspitzen und schüttelte den Kopf.

Ihr fiel so viel wieder ein: Räume, in die kaum Tageslicht drang, endlose Untersuchungen, Befragungen, Spritzen und Pillen und die Isolation, die am schwersten zu ertragen war. Der Junge reihte sich nur ein in dieses Schreckenskabinett als ein Gesicht von vielen, das vor ihrem inneren Auge heranstürmte und wieder floh. Sie setzte sich auf die Kante des dunkelbraunen Sofas und nahm den Kopf in die Hände, denn er fühlte sich schwer an und schmerzte von den Bildern, die sich darin drängten, ohne sich zusammenfügen zu lassen, wie wahllos herausgeschnittene Stücke aus einem Film. Sie gehörten zu einem großen Thema, doch ohne die fehlenden Teile ließen sie sich nicht richtig ordnen.

Frauke ging ihr gegenüber in die Hocke und murmelte: »Es ist nicht schlimm, dass du dich nicht erinnerst. Wenn noch etwas auftaucht, sagst du einfach Bescheid.«

Alice seufzte genervt und schlug sich mit der Faust an die Stirn. »So ein verdammtes Chaos. Ich kann mich an vieles aus meiner Kindheit erinnern und auch an das meiste, was vor zwei, drei Jahren geschah. Die Ereignisse haben eine Chronologie. Fügen sich in Zeit und Umgebung. Die Bilder dazwischen jedoch wirbeln in losen Fetzen durcheinander. Manche Momente fehlen, als hätte ich vorübergehend nicht existiert. Ich habe sie erlebt, das weiß ich. Manche haben einen Anfang, aber kein Ende. Andere ein Ende ohne Anfang. Einfach weg.«

»Benzodiazepin«, sagte Simon.

»Wie bitte?«, fragte Frauke und sah sich nach ihrem Bruder um, der in einem Schnellhefter blätterte.

»Die ersten Untersuchungsergebnisse sind da«, sagte er. »Soweit ich sehen kann, haben sie bislang keinen Wirkstoff gefunden, der üblicherweise gegen Schizophrenie eingesetzt wird. Dafür haben sie Benzodiazepin gefunden.«

»Ein Beruhigungsmittel?«, fragte Thomas.

»Ja. Die Tests sind noch nicht abgeschlossen, weil sie zeitaufwendig, teuer und kompliziert sind. Trotzdem habe ich fest damit gerechnet, dass sich zumindest ein uns bekannter Teilbaustein eines Psychopharmakons finden lässt. Stattdessen finden wir ein umstrittenes Beruhigungsmittel.«

»Rohypnol?«, fragte Frauke mit gerunzelter Stirn.

Simon nickte.

»Die Date Rape Droge«, murmelte Thomas. »Das passt zu Alice' Erinnerungslücken, oder?«

»Die entstehen erst, wenn man das Zeug mit Alkohol oder Opiaten mischt«, gab Frauke zu bedenken.

»Sie haben auch Opiate gefunden«, erwiderte Simon.

»Warum haben sie diese Wirkstoffe überhaupt eingesetzt?«, fragte Frauke.

»Um Erinnerungslücken zu produzieren«, schlug Thomas vor.

Simon rieb sich mit Daumen und Zeigefinger das rechte Ohrläppchen. »Diese Erinnerungslücken lassen sich nicht beliebig herbeiführen. Sie können auftreten und bleiben, sie können auch ausbleiben oder sich wieder relativieren. Die falsche Mischung kann außerdem gesundheitsgefährdend oder sogar lebensgefährlich sein. Warum sollte GP-Tech diese Lücken produzieren? Wie hätte Alice die vielleicht verloren gegangenen Informationen nützen sollen, wenn sie kaum Kontakt zur Außenwelt hatte?«

Wieder sahen alle Alice an.

»Ich weiß es nicht«, sagte sie. »Wir durften doch sowieso nichts als in unseren Zimmern hocken und zu den Untersuchungen gehen, wenn wir in der Anstalt waren. Ich habe mich manchmal gewehrt und deswegen dieses Zeug bekommen.« Alice und der Junge aus dem Schnellrestaurant hatten versucht, herauszufinden, welche Medikamente sie bekamen, aber sie hatten es nicht geschafft. Und dann verschwand René, und alle wurden noch vorsichtiger.

»Sie haben bei dir auch einen hohen Prednisolonspiegel festgestellt.«

»Cortison?«, fragte Frauke. »Leidest du an Allergien?«

Alice schüttelte den Kopf und kratzte sich automatisch.

»Eine Darmkrankheit?«

»Nein.«

»Vielleicht hängt das damit zusammen, dass sie dich vor Krankheiten schützen wollten«, warf Simon ein. »Die Kombination könnte ein Versehen gewesen sein, Unvorsichtigkeit.«

»Glaubst du das wirklich?«, fragte Frauke ihren Bruder und hob die Augenbrauen.

»Nein«, gab er zu.

Alice ließ den Kopf hängen und spürte im nächsten Moment, wie Frauke näher rückte. Sie wollte zurückweichen, stieß gegen die Armlehne. Frauke nahm die eingeschaltete Tischlampe mit dem weißen Stoffschirm und hielt sie über Alice' Kopf. »Sag mal, sind deine Haare gefärbt?«

Alice schüttelte heftig den Kopf, während ihr Tränen in die Augen stiegen. »Sie sind kupferrot, seit ich denken kann, und niemand hat sie jemals gefärbt. Ich weiß nicht, was das ist. Auch meine Augen sind nicht mehr so grün wie früher.«

Frauke sah Alice in die Augen, und als sie aufstand, konnte Alice spüren, dass sie zurückwich – körperlich und emotional.

»Die geänderte Haarfarbe könnte man logisch erklären, aber was ist mit der Augenfarbe?« Frauke schüttelte den Kopf. »Ich erinnere mich an das strahlende Grün, weil ich dich darum beneidet habe, Alice. Jetzt sehen sie eher braun aus.«

»Geben wir Thomas ein paar Haare mit.« Simons Stimme klang distanziert. »Clio soll alle Hebel in Bewegung setzen, damit sie so schnell wie möglich untersucht werden. Außerdem sollten wir eine weitere Blutprobe mitschicken.«

Wann würden die Untersuchungen ein Ende haben? Wann ein friedliches, freies Leben für sie beginnen? Alice stellte sich vor, es wäre nächste Woche so weit, während sie sich wieder einmal Teile ihres Selbst stehlen ließ.

»Wir müssen Nina anrufen, vielleicht hat sie kurzfristig Zeit«, sagte Frauke.

Alice wollte nichts mehr davon hören. Sie stand auf und lief zu ihrem Zimmer. Davor warteten die nächtlichen Schatten, die ihr aus dem Türspalt entgegenquollen. Sie wollte die Hand hindurchstecken, um das Licht einzuschalten, aber sie zitterte zu sehr. Wütend auf sich selbst, ballte sie die Faust, hob das Kinn, stieß die Tür auf und klatschte die Hand auf den Schalter.

Die Dunkelheit verzog sich in die Ecken, unter die Möbel und hinter die Gardinen. Sie lauerte nicht mehr, kroch nicht hervor und dehnte sich nicht aus. Sie blieb, wo sie war und was sie war.

7.

Viktor lauschte den Geräuschen der Nacht. Spürte den abflauenden, kühlen Wind. Roch die Feuchtigkeit, die dem Garten entstieg, und beobachtete die Schemen und Schatten jenseits des Gewächshauses. Nur gelegentlich störte das Brummen eines Motors das sanfte Rauschen der Blätter. Kein Hundegebell heute.

Er lag geduldig unter einem Buschwerk auf dem Bauch und beobachtete die weitläufige Umgebung, während er sich Zeiten, Personen, Abläufe und Entfernungen einprägte. Viktor warf einen kurzen Blick auf die Uhrzeit, die sein Fernglas mit Restlichtverstärkung anzeigte – Geisterstunde. Noch hatte er Zeit. Noch würde sich niemand über seine Abwesenheit wundern. Ivan und Gerrard wähnten ihn weit weg bei der Beobachtung eines ganz anderen Hauses, in dem er den Verräter vermutete. Sobald Viktor aus Hamburg zurückkehrte, würde er sich überlegen, ob ihm der Mann weiterhin nützlich sein konnte. Ob er ihn weiterhin entkommen lassen würde. Er lächelte bei dem Gedanken an die Macht, die er über diesen Menschen hatte. So musste sich Gerrard fühlen, wenn er tat, was er am besten konnte.

Die Luft wurde kühl und klamm, während ihn die gewohnte Unruhe erfasste. Diesmal lockte sie ihn zu dem Haus. Er zwang sich dazu, weiterhin still zu liegen, aufmerksam zu beobachten und das Beobachtete abzuspeichern. Er hatte es Hunderte Male geübt, war ebenso oft für seine Ungeduld bestraft worden, und dennoch packte sie ihn jedes Mal.

Anstatt selbst auf die Jagd zu gehen, hetzte er nur seine Gedanken auf den, der Alice so nahe kommen durfte, ohne dass sie vor ihm floh. Dieser Schlappschwanz von einem Wissenschaftler, mehr Schein als Sein. Ihn jagte und folterte er an seinen Beobachtungen vorbei durch die Nacht.

Nach einiger Zeit beruhigte sich der Sturm in ihm, und seine Gedanken wanderten zurück zu Alice. Sie würde er auch jagen und dann zusehen, wie sie jede denkbare Phase der Angst und des Schmerzes durchlitt. Denn während er anderen Furcht und Qualen nur ansah, drangen ihre Angst und ihr Schmerz zu ihm durch. Warum das so war, wusste er nicht, aber er wollte mehr davon.

Ein Blick auf die Uhr sagte ihm, dass er die Beobachtung beenden musste, um seine Tarnung nicht zu gefährden. Dass er überhaupt eine brauchte, machte Viktor wütend. Dass Gerrard zögerte und Ivan sich nicht über ihn hinwegsetzte, machte ihn wütend. In letzter Zeit war er oft wütend.

SECHSTER TAG

1.

Alice blickte auf ihre Uhr und strich mit dem Ärmel über das leicht konkave Glas. Die Sonne stand schon wieder tief, bereit für den nächsten Tauchgang. Seit Stunden war sie hier.

Kurz nach ihrer Ankunft bei TENEG war der Garten jenseits der Fenster langsam aus der Dunkelheit in Farbe erwacht. Durch die fast menschenleeren Gänge der Firma kam ihnen Nina entgegen. Sie trug eine weite, helle Stoffhose und darüber einen langen Pullover mit Gürtel. Für das Gespräch gingen sie in ihr Büro. Der geheime Transport, die frühe Uhrzeit, die endlosen Fragen, der Abstand, den sie zu ihr hielten. Es war fast wie in der Anstalt.

Und doch anders.

Ninas Büro zum Beispiel: Ein angenehmer Duft erfüllte den Raum, in dem verschiedene Topfpflanzen standen. An den Wänden hingen Drucke von Monets Seerosen.

Ein kleiner, dicker Teppich lag vor zwei gemütlichen Sesseln, die schräg zueinanderstanden. Alice war aufgeregt. Zum Glück wirkte die Einrichtung einladend, harmonisch und vermittelte Geborgenheit, ohne einzusperren. Auch das Gespräch war zwar ernsthaft und manchmal quälend, aber dennoch rücksichtsvoll, eher tastend als brechend, eher forschend als bloßlegend. Vieles war Alice eingefallen, an das sie sich von selbst nicht erinnert hätte, anderes blieb trotz aller Mühen verloren, und manches hatte zu bleiben, wo es war. Denn im Gegensatz zu ihren Kollegen in der Anstalt war Nina zwar freundlich, respektvoll und behutsam, doch genauso manipulativ und auf ihre Weise undurchsichtig. Die Einrichtung ihres Büros lud zwar in eine sichere und behagliche, aber nicht in ihre Welt ein.

Nach zwei Stunden hatte Alice es überstanden, und Nina hatte sie in einen Besprechungsraum gebracht, um ihr ein bisschen Zeit zu geben, sich wieder zu sammeln. Die Psychologin wollte mit den Geschwistern in zwanzig Minuten zurückkehren.

Alice nahm an dem rechteckigen Holztisch Platz und strich mit der Hand über das Buch, das sie aus dem Haus mitgenommen hatte. Ein kleiner Gedichtband. Doch die vergessen geglaubten und verschüttet gehaltenen Gedanken, die Nina wieder in Bewegung gesetzt hatte, schubsten und stießen einander durch ihren Kopf und machten es ihr unmöglich, sich auf die Poesie zu konzentrieren. Stattdessen zweifelte sie an allem und jedem und sogar an sich selbst. Was konnte, sollte und wollte sie offenbaren? Manches wäre schockierend und abstoßend. Anderes sollte sie vielleicht zurückhalten, um etwas in der Hinterhand zu haben.

Pünktlich auf die Minute hörte sie über die in der letzten halben Stunde üblichen Geräusche hinweg Fraukes Lachen vor der Tür, die kurz darauf in einem dunkellila Laborkittel und pinkfarbenen Turnschuhen durch die Tür rauschte.

»Sie wissen schon gar nicht mehr, wie ich aussehe«, erzählte Frauke Nina. »Dabei haben wir uns erst letzte Woche auf dem Geburtstag meiner Tante um die Riesengarnelen in Tomatensoße geprügelt.«

Im Flur sprach jemand Simon an, der Clio die Tür aufhielt, den Laborkittel lässig über den Arm geworfen, während Clio, fast genauso groß wie er, ihren gestärkten weißen Kittel über einem hellgrauen Hosenanzug trug und neben Simon noch kühler wirkte als sonst.

»Ich finde, nach unserem jüngsten Projekt haben wir uns ein bisschen Ruhe verdient. Selbst ich werde nicht jünger«, lautete Simons Antwort.

Darauf folgte ein raues Lachen, ein Schulterklopfen und eine Verabschiedung. Denjenigen, der dies tat, konnte sie so wenig sehen wie er sie.

Nach einer kurzen Begrüßung setzten sie sich zu Alice an den Tisch.

Simon lotste Clio auf den Platz neben Nina, während er sich zwischen Clio und seine Schwester setzte. Damit hatte er sowohl Nina als auch Alice im Blick, ohne in deren unmittelbarer Nähe zu sitzen. Alice beobachtete die Selbstverständlichkeit ihrer Gesten, die Vertrautheit ihrer Blicke und unverbindlichen Berührungen. Gerne wäre sie Menschen so nah. Freundschaft schließen. Wie machte man das? Gelesen hatte sie viel darüber.

Frauke beendete ihr Gespräch mit Nina. »Ich habe die neue DNA-Sequenzierung zusammen mit Clio vorbereitet und angesetzt«, sagte sie. »Sie wertet die Ergebnisse von beiden aus, sobald es welche gibt. Wir konzentrieren uns erst mal auf bestimmte Abschnitte, damit wir nicht ein bis zwei Wochen auf die Sequenzierung deines ganzen Genoms warten müssen, Alice. Simon hat ein paar Tests schon abgeschlossen, andere laufen noch.« Simon nickte stumm und ernst. Die Distanz, die er schuf, verstörte sie.

»Wer wertet deine Ergebnisse später aus, Simon?«, fragte Frauke.

»Frag Ronnie«, warf Clio ein und betonte genüsslich die Endung.

Simon grinste und erwiderte: »Allein, um sein pikiertes Gesicht zu sehen, tue ich das vielleicht.« Dann verschränkte er die Arme vor dem Körper und kippte mit seinem Stuhl etwas nach hinten.

Nina folgte der Unterhaltung stumm und gelassen, bis sich aller Augen auf sie richteten.

»Besprechen wir also die ersten Ergebnisse, die ich aus meinem Gespräch mit Alice gewinnen konnte. Meiner Meinung nach ist ihr Zustand stabil genug, um gleich in dieses Gruppengespräch zu gehen. Überhaupt gefällst du mir gesundheitlich schon viel besser, Alice. Als ich dich das erste Mal sah, machten Ron und ich uns nicht nur um deine psychische Gesundheit Sorgen. Dein Körper war angeschlagen. Heute hast du mir berichtet, dass du dich weniger angespannt, verfolgt und in Gefahr fühlst, weshalb du auch besser schläfst und wieder Appetit hast.« Nina hob am Ende die Stimme wie zu einer Frage.

Alice deutete ein Nicken an. Gedankenverloren kratzte sie sich am linken Unterarm.

»Ich denke, die Stabilisierung und Besserung deines Zustands angesichts fehlender Medikamente und Psychotherapie erfreut, aber überrascht uns alle.«

Die anderen nickten zustimmend.

»Nun, das ist das eine, was mir zu denken gibt«, fuhr Nina fort. »Denn es müsste nach unserem Wissen und unserer Erfahrung genau umgekehrt sein, nachdem du die medikamentöse Therapie abgebrochen hast, aus deinem bisherigen Umfeld herausgelöst wurdest und in eine neue Umgebung mit neuen Menschen geraten bist.«

Wieder nickten alle außer Nina und Alice.

»Mich irritieren außerdem Symptome, die nicht ausreichend ausgeprägt oder gar nicht vorhanden sind«, sagte Nina.

Clio zog die Augenbraue zusammen. »Ist das nicht die logische Folge der Behandlung und der nun geänderten Umstände?«

»So scheint es auf den ersten Blick«, antwortete Nina. »Wenn man aber näher hinsieht, tun sich Ungereimtheiten auf. Alice glaubt zum Beispiel, dass sie verfolgt wird.«

»Ich werde verfolgt – wir wurden verfolgt«, warf sie empört ein und schloss mit einer Armbewegung Frauke und Simon ein.

»Ich glaube dir, dass du beobachtet und verfolgt worden bist«, sagte Nina. »Schon bevor du zu uns kamst. Deine Schilderungen sind nachvollziehbar. Manchmal scheinen sie übertrieben und seltsam, jedoch nicht in der Weise wahnhaft und abwegig, wie es oft bei der Schizophrenie der Fall ist. Ich kann nicht sagen, ob du tatsächlich ständig beobachtet worden bist, aber gelegentlich wurdest du es bestimmt. Furcht und Zweifel haben dann hinter jeder Ecke jemanden lauern lassen.«

»Und welche Symptome tauchen nicht auf?«, fragte Frauke.

»Die sogenannten Denkstörungen zum Beispiel«, sagte Nina. »Dazu gehört die Aufeinanderfolge von Bewusstseinsinhalten ohne sachlich-logischen Zusammenhang. Auch Wortneubildungen durch ungewöhnliche Kombination von Silben mit unterschiedlichen Bedeutungen. Am ehesten erkenne ich die Folgen einer Isolation, die wohl über Jahre stattgefunden hat. Nach dem plötzlichen Tod von Alice' kleinem Bruder verlor ihr Leben offenbar an Wert. Deshalb und weil beide Elternteile – verständlicherweise – trauerten und mit ihr überfordert waren, kam sie für längere Zeit zu GP-Tech nach Buchholz und bekam dort weder Besuch noch durfte sie während dieser Zeit hinaus. Wieder heimgekehrt, kam sie sich mehr denn je nur geduldet vor. Der Kontakt zu anderen Menschen wurde immer weiter reduziert. Selbst ihre Eltern hielten sich fern von ihr, obwohl die Gefahr von Ansteckungen nicht mehr bestand.«

Alice sank mit jedem Wort ein Stück weiter in sich zusammen, so als könnte sie sich in sich selbst verstecken. Nina diese Geschehnisse und Eindrücke zu erzählen, war eine Sache, sie jetzt aus ihrem Mund zu hören, eine andere. Plötzlich waren es keine bösen Träume mehr, die sie eines Tages verlassen würden, oder eine Krankheit, gegen die nur das richtige Medikament, die richtige Therapie gefunden werden musste.

»Warum sie Alice unbedingt vor ansteckenden Krankheiten schützen wollten, konnte ich nicht herausfinden. Das sollte bei einer Langzeitstudie mit Psychopharmaka keine Rolle spielen, eben weil man den Einsatz unter realen Bedingungen untersuchen will.«

»Da hast ja einiges erzählt, Alice«, sagte Simon.

War das nicht der Sinn des Gesprächs gewesen? Das konnte sie ihm schlecht sagen, es wäre frech.

Nina schüttelte den Kopf. »Nein, es war weniger als die meisten anderen meiner Patienten erzählen, Simon. Ich konnte viele meiner Schlussfolgerungen selbst und vor allem aus nicht Gesagtem ziehen. Allerdings reicht ein Gespräch nicht aus, um konkrete Aussagen zu machen. Selbst mit dem, was ich schon gesagt habe und noch sagen werde, hänge ich mich weit, vielleicht zu weit, aus dem Fenster. In deinem Fall erst recht, Alice. Denn du vertraust mir nicht, was völlig normal ist in dieser Situation, schließlich bist du nicht zu mir gekommen, um meine Hilfe in Anspruch zu nehmen.«

Simons Gesichtsausdruck blieb skeptisch.

»Außerdem glaube ich, dass es Lücken in ihrer Erinnerung gibt«, fügte Nina hinzu. »Wie diese entstanden sind, kann ich euch nicht sagen. Es gibt mehrere Möglichkeiten.«

»Die Lücken wurden mit Absicht herbeigeführt?«, fragte Frauke.

Man sprach über sie, holte sie dazu, aber wirklich da war sie nicht.

»Falls der Effekt gewollt war, dann mit Verdeckungsabsicht. Damit wären wir auch schon bei der nächsten Sache, die mich irritiert. Manche der ganz charakteristischen Symptome wirken konditioniert.«

Eisige Stille breitete sich aus. Alice fühlte sich wie der Geist einer Séance. Nur kurz überlegte sie, ob sie am Tisch rütteln sollte.

»Dein Verfolgungswahn ist das offensichtlichste Beispiel, Alice«, erklärte Nina. »Ohne dass du es erwähnt hättest, kommen mir deine Schilderungen so vor, als habe man es zunächst darauf angelegt, dass du dich auf Schritt und Tritt verfolgt und beobachtet fühlst, um dich später damit zu kontrollieren. Logischerweise wurde dieses Symptom nicht therapiert.«

Alice nickte stumm. Das glaubte sie auch, aber bei GP-Tech hatten sie ihr gesagt, es sei eine Wahnvorstellung. Wer hatte recht?

»Vielleicht haben sie sich auf ihr Medikament verlassen, es ohne Einfluss anderer Faktoren testen wollen«, warf Frauke ein.

»Vielleicht«, entgegnete Nina.

»Kann man jemandem tatsächlich ohne sein Wissen oder gar gegen seinen Willen Wahnvorstellungen antrainieren?«, fragte Clio.

»Selbst bis dahin geistig gesunde und stabile Menschen können ein Trauma erleiden, das eine psychische Krankheit auslöst. Wenn man um die Mechanismen weiß und niemand sonst eingreift, dann ist es bis zu einem gewissen Grad möglich.«

»Wie?«

»Zum Beispiel mit klassischen Methoden wie Belohnung und Strafe, positive und negative Verstärkung …«

»Nein«, rief Alice lauter als beabsichtigt dazwischen. Sie spürte, wie ihr Gesicht heiß wurde. »Ich meine, ja. Irgendwas stimmt nicht, stimmte nie. Ich wurde verfolgt … wir alle wurden verfolgt.«

»Es ist nur eine Vermutung von mir, Alice«, beschwichtigte Nina.

»Was glaubst du? Könnten sie dich absichtlich so unter Druck gesetzt haben, damit du niemandem außerhalb von GP-Tech etwas erzählst?«, fragte Frauke.

»Ich?«, fragte Alice verblüfft, kratzte sich wieder am Arm und überlegte. Zum ersten Mal fragte sie jemand nach ihrer Meinung. »Ich … ich weiß nicht mehr, was ich denken soll und glauben kann. Was Nina sagt, klingt logisch.«

»Vielleicht eine Art von Gehirnwäsche?«, schlug Clio vor.

»Ich kann diesem Wort nichts abgewinnen«, sagte Nina, »aber ich glaube, dass irgendeine Art von Manipulation stattgefunden hat.«

Simon kippte mit dem Stuhl nach vorne und legte die gefalteten Hände auf den Tisch. »Wurde sie manipuliert, oder wurde sie von GP-Tech geschickt, um uns zu manipulieren?«

Ihre Kehle schnürte sich zusammen, während Frauke ihren Bruder empört ansah, die flache Hand auf den Tisch klatschte und ausrief: »Also wirklich, Simon!«

Nina blieb ruhig, während sie antwortete: »Das ist sehr weit hergeholt, Simon, und Alice gegenüber nicht fair. Soweit ich das bis jetzt beurteilen kann, wurdest du irgendwie manipuliert, Alice. Was natürlich bedeutet, dass auch wir mittelbar manipuliert werden.«

»Ich frage das, weil ich Alice' Haarproben getestet habe«, sagte Simon. »Kein Färbemittel. Es sieht tatsächlich so aus, als würden sie braun statt rot nachwachsen.«

»Bist du sicher?«, fragte Clio und erntete dafür einen bösen Blick.

»Es stehen noch ein paar chemische Tests aus, aber ich glaube nicht, dass sich dadurch etwas am Ergebnis ändert. Die DNA-Analyse wird länger dauern, oder?«

Frauke und Clio nickten.

»Vielleicht ergibt die Klarheit«, sagte Simon.

»Meine Haare sind nicht gefärbt, und meine Augen sind grün. Schon immer. Kann ich die unechten Symptome wieder loswerden?«, fragte Alice und schaute dabei Nina an.

»Um das beurteilen zu können, müsste ich wissen, was genau vorgefallen ist. Selbst dann wird es eine Weile dauern.«

Alice ließ den Kopf hängen, merkte, dass sie sich wieder kratzte, und zog den Pulloverärmel über die raue Stelle.

»Vielleicht sollten wir auch gleich einen Abstrich davon machen«, schlug Simon vor und deutete auf ihren Arm.

Frauke streckte die Hand nach Alice aus, die zurückzuckte, ihren Arm aber doch zeigte.

»Hmm, die Haut schuppt etwas«, sagte Frauke. »Ich hole nachher ein Testset. Das bekommen wir mit einer Salbe bestimmt wieder hin.« Sie lächelte Alice aufmunternd an.

2.

Alice saß auf der Rückbank des Kleinbusses. Juckte es, atmete sie bewusst ein und aus, um sich am Kratzen zu hindern. Sie hielt den linken Pulloverärmel vorne mit den Fingern zu, stützte den Ellenbogen auf die Innenverkleidung, den Kopf auf die pulloverüberzogene Faust und zählte die am Fenster vorbeiziehenden Straßenlaternen, die zusammen mit dem fast vollen Mond die Umgebung erhellten.

Sie fuhren unter einer S-Bahnbrücke hindurch, auf deren Querträger jemand in waghalsiger Höhe zwei große schwarze Pupillen mit orangeroter Umrandung gesprüht hatte. Sie wurden von blauen und grünen Streifen umkränzt, die sich in der Mitte trafen wie bei einer Eule.

Alice fühlte sich beobachtet, obwohl sie die Brücke schon unterquert hatten. Als könnten die Eulenaugen durch das Metall der Brücke hindurchsehen, und wüssten, wohin sie fuhren und was sie dachten, noch bevor sie es dachten.

»Jetzt können wir uns nicht mehr vor dem Papierkram drücken. Es ist das Einzige, was wir ohne Labor in dem Haus bearbeiten können«, sagte Frauke, die neben ihr saß und seufzte.

Ihre Worte klangen zuerst nur wie ein Echo aus weiter Ferne, bis sie am Ende so nah waren wie Frauke selbst.

»Was macht ihr mit mir, wenn ihr all eure Tests ausgewertet habt?«, fragte Alice und sah kurz zu der verdutzt schweigenden Frauke hinüber, bevor sie sich wieder der flüchtigen Welt vor dem Fenster zuwandte.

»Wir halten dich nicht gefangen«, sagte Simon von der Rückbank hinter ihr. »Du kannst jederzeit gehen, wenn du willst.«

»Gehen«, echote sie.

»Wir helfen dir, egal, wozu du dich entscheidest«, versicherte Frauke.

Wohin sollte sie gehen?

Im Radio kam eine Unwetterwarnung für die Nacht mit Starkregen und Sturm.

Vor ihrem Fenster sah Alice weder Wind noch Regen.

»Der Junge aus dem Schnellrestaurant lebte auch bei seinen Eltern, oder?«, fragte Simon.

»Ja, er war wie ich nur ab und zu in der Anstalt. Es gab aber andere, die ständig dort lebten.«

»Weil sie zu krank waren, um zu Hause zu bleiben?«

»Ich glaube, sie hatten kein Zuhause«, antwortete Alice.

»Seine Krankheit soll der Anlass für seine Tat und seinen Tod gewesen sein«, warf Thomas vom Beifahrersitz aus ein. »Möglicherweise ist die Geschichte deshalb so schnell wieder aus den Medien verschwunden.«

Alice erinnerte sich an den jungen Mann, der ihr still und traurig erschienen war, aber nicht gewalttätig.

Sie wickelte eine Haarsträhne um den Finger und sah sie an. Tränen stiegen ihr in die Augen. Schnell band sie sich einen Zopf und blinzelte ein paarmal.

»Seit wann ist hier dicht?«, fragte Hendrik plötzlich, drosselte die Geschwindigkeit und hielt vor einer Straßenabsperrung. Die drei orangefarbenen Baustellenleuchten blinkten in einem fort von links nach rechts.

»Gestern war die Straße noch frei. Hast du ein Schild gesehen?«, fragte Thomas.

Hendrik schüttelte den Kopf. »Wenn ich das gewusst hätte, wäre ich vorher links abgebogen.«

»Wir dürfen nur nach rechts. Es wird ein blöder Umweg mitten durch die Speicherstadt. Zum Glück regnet es noch nicht.«

Sie waren von TENEG aus bewusst einen großen Bogen gefahren, um eventuelle Verfolger zu bemerken und notfalls abzuschütteln. Außerdem fuhren sie immer einen anderen Weg zu dem sicheren Haus.

Sie fuhren nach rechts, der Wagen nahm wieder Geschwindigkeit auf, und neben ihnen glitten wie auf einem Podest gebaute, meist dunkelrote moderne Geschäftshäuser vorbei. Auf der anderen Seite ragten restaurierte Fassaden aus rotem Backstein auf. Speicher an Speicher, Giebel an Giebel, hier und da verziert mit schwarzen Linien und gelben Zick-Zack-Mustern.

Es war, als durchquerten sie eine enge Schlucht. Jedes Fenster eine dunkle Höhle im roten Fels. Ein kalter Schauer lief Alice über den Rücken. Sie zog die Jacke fester um sich. »Warum stehen die neuen Häuser auf einem Podest?«

»Weil die Elbe bei Sturmflut über die Ufer tritt und die Erdgeschosse überschwemmt«, antwortete Frauke.

»Oh.« Alice erinnerte sich an die Radiodurchsage und verstand nun auch Hendriks Bemerkung über den Regen.

Als sich die Bebauung wieder auflockerte, piepte es durchdringend.

»Was ist los?«, fragte Simon.

»Verdammt! Mit dem Reifendruck stimmt etwas nicht.« Hendrik hielt auf einem leeren Parkstreifen und stieg aus.

Schräg gegenüber leuchtete eine Tankstelle in kühlem Licht.

Thomas stieg ebenfalls aus und sah sich um. Hendrik kontrollierte die Reifen. Er rief seinem Chef etwas zu, der die Schiebetür aufzog. »Alle aussteigen, wir müssen ein Rad wechseln.«

Hendrik holte Ersatzrad, Wagenheber und Schraubenschlüssel aus dem Kofferraum. Während er das Rad abmontierte, ging Thomas ein paar Meter zurück, kontrollierte die Straße, hob etwas auf, schüttelte den Kopf, warf seinen Fund auf den Fußweg Richtung Hauswand und kam langsam zurück.

»Kann ich helfen?«, fragte Simon Hendrik.

»Was stimmt mit dem Reifen nicht?«, fragte Frauke.

»Du kannst den kaputten Reifen in den Kofferraum packen«, sagte Hendrik und an Frauke gewandt: »Ein Scheißnagel. Wo immer wir uns den eingefangen haben.«

Simon verstaute das gewechselte Rad im Kofferraum. Alice trat auf der Stelle, die Hände in den Jackentaschen. Ein kalter Wind zog durch die Häuserschlucht und ging ihr durch Mark und Bein.

Frauke rieb sich die Arme warm. »Können wir uns ein bisschen die Beine vertreten?«, fragte sie Thomas.

»Ja, aber geht nicht zu weit und bleibt in Sicht- und Hörweite.«

Frauke forderte Alice mit einer Kopfbewegung zum Mitkommen auf, und sie gingen ein Stück in die Richtung, die Thomas kontrolliert hatte.

»Wartet«, rief Simon. »Soll ich euch etwas zu trinken mitbringen?« Er deutete mit dem Daumen Richtung Tankstelle.

»Ja, gerne«, antwortete Frauke für sie beide.

Simon joggte über die Straße, und sie gingen weiter den Fußweg entlang. Fraukes Handy meldete eine Nachricht und warnte gleich darauf vor einem leeren Akku.

»Ach, ja«, seufzte sie, als sie die Nachrichten las.

»Ist es etwas Schlimmes?«

»Nein, es sind bloß Einladungen und Nachfragen, warum ich absage. Ich darf ihnen nicht die Wahrheit sagen, aber ich bin keine gute Lügnerin. Also sage ich nur, dass ich keine Zeit habe. Manche machen sich Sorgen.«

»Das tut mir leid.«

»Dir muss nichts leidtun. Dich zu suchen und dir zu helfen war unsere Entscheidung, und es war das Richtige.«

Obwohl kaum Verkehr herrschte, hörte Alice kein Wasserrauschen. Die Elbe floss hier in der Speicherstadt durch etliche Kanäle, und sie hatte überall Rauschen und Plätschern erwartet.

Sie kehrten um und gingen wieder Richtung Auto. Hendrik ließ gerade den Wagen runter und zog anschließend die Schrauben an. Thomas telefonierte und sah dabei in Richtung Tankstelle. Simon stand mit einem Sixpack Wasserflaschen vor der Tür und sprach mit zwei Jugendlichen.

Frauke rieb die Handflächen aneinander. »Lass uns ein bisschen schneller gehen, mir ist kalt.«

Alice nickte, und sie drehten wieder um.

»Ihh«, sagte Frauke angeekelt, als sie an einer hochgeklappten metallenen Laderampe eine große schwarze Spinne entdeckte, die gerade ihr Netz reparierte. Ihre fette Beute hing sorgfältig eingewickelt am äußeren Rand.

An fast jedem Speichereingang war so eine Rampe angebracht.

Frauke schob Alice hastig weiter. »Ich hasse Spinnen. Sie haben mir nie etwas getan, aber ich habe Angst vor ihnen.«

»Warum sind die Rampen im ersten Stock angebracht?«

Alice zeigte auf die nächste Metallrampe, von der gelbe Farbe abblätterte.

»Wegen der Überschwemmungsgefahr beginnen die Lagerräume erst ab dem ersten Stock. Schau …«, Frauke zeigte auf ein Schild, »… hier hat ein Teppichhändler sein Lager. Der Lkw fährt direkt an die ausgeklappte Rampe heran, und sie können die Paletten gleich ins Lager fahren. Früher wurden die Waren meistens mit Booten über die Fleete auf der Rückseite angeliefert und mit dem Flaschenzug in die oberen Stockwerke gebracht. Heutzutage läuft der Transport nur noch über die Straßen.« Frauke sah sich um, atmete auf und ging langsamer. »Hast du Angst vor Spinnen?«

»Nein, vor Spinnen nicht«, antwortete Alice.

»Wovor dann?«

Viktor! Alice schüttelte ihn aus ihrem Kopf. »Vor der Angst selbst. Nachts laufe ich im Traum vor ihr davon, aber ich komme nicht von der Stelle, sie hält mich fest, egal, wie sehr ich mich anstrenge, und wenn ich aufwache, ist sie immer noch da.«

»Vielleicht musst du sie loslassen, nicht sie dich.«

»Hhm. Was machst du, wenn du eine Spinne im Haus entdeckst?«, fragte Alice.

»Ich hole den Staubsauger, sauge sie weg, binde eine Tüte fest um das Rohr, damit sie nicht wieder hinauskann, und bitte jemanden darum, Beutel und Spinne zu entsorgen.« Frauke lachte.

Ein lauter Pfiff ertönte, und sie drehten sich um.

Thomas winkte sie heran. Sie waren weiter gegangen als beabsichtigt. Zuerst wartete Thomas auf sie, sah aber immer wieder zu Simon hinüber, der noch immer auf der anderen Straßenseite in der Nähe der Tankstelle mit den zwei Jugendlichen sprach. Sie stellten sich ihm immer wieder in den Weg. Einer griff nach den Wasserflaschen. Simon wich zurück, redete, wollte die Jugendlichen umrunden. Sie ließen nicht von ihm ab. Einer griff nach Simons Schulter, schubste ihn und wich dann mit einem lauten »He!« dem Sixpack aus, das Simon gegen seinen Kopf schwang.

»Oh nein, Simon«, flüsterte Frauke.

Mit klopfendem Herzen beobachtete Alice die Szene an der Tankstelle.

Thomas rannte über die Straße, und die Jugendlichen gingen auf Abstand.

»Gott sei Dank!«, murmelte Frauke.

Auch Alice atmete erleichtert auf, aber gleich darauf blieb ihr fast das Herz stehen. Da stand Viktor. Sie griff nach Fraukes Oberarm.

»Was ist …?«

Er war aus einer Gasse vor das Auto getreten, sah Alice einen Moment an und ging dann zu Hendrik, der bei der Motorhaube stand, seine Zigarette austrat und beobachtete, wie die Jugendlichen Simon und Thomas folgten.

Er wird uns alle umbringen. Wir müssen weg!

Alice riss Frauke am Ärmel in den nächstbesten Durchgang.

»Lauf«, keuchte sie und rannte los.

Frauke setzte ihr nach und holte sie ein.

»Was ist los?«, fragte sie.

»Viktor!«

»Wie hat er uns gefunden?«

»Weiß nicht, er …«, Alice rang nach Atem, »… kann so was.«

Sie bogen ein paarmal ab, blieben kurz stehen und versuchten, sich zu orientieren.

»Wir müssen zurück«, sagte Frauke. »Bei Thomas und Hendrik sind wir in Sicherheit. Zu zweit sind wir verloren.«

Den Schatten an der Backsteinwand hinter ihnen bemerkten beide gleichzeitig und rannten wieder los. Alice fühlte Viktors

Nähe wie ein elektrisches Feld. Je näher er war, desto mehr kribbelte es auf ihrer Haut. Oder bildete sie sich das nur ein?

Sie gelangten auf eine von mehreren Brücken, die parallel über einen Kanal führten, blieben am Brückenkopf an einer Litfaßsäule stehen, lehnten sich dagegen und verschnauften für einen Moment.

Frauke zog das Handy aus der Tasche.

»Scheiße! Akku leer.«

Alice entdeckte Viktor auf der übernächsten Brücke. Er sah sich um. Sie zog Frauke hinter die Säule. So gut es ging, versteckten sie sich dahinter. Dennoch schien sein Blick bei ihnen zu verweilen, bevor er von der Brücke lief.

Alice stützte sich an der Säule ab und starrte in ein Paar Katzenaugen, die von einem Werbeplakat aus kampflustig zurückstarrten.

»Weiter«, flüsterte Frauke.

Schweiß rann Alice den Rücken hinab, und sie bekam Seitenstechen, als sie wieder hinter Frauke herrannte, die sie an der Hand mit sich zog.

»Kann nicht mehr.« Alice lehnte sich schwer atmend gegen einen weißen Kombi, der mit anderen Wagen vor einer dunklen Ladenzeile stand.

Frauke sah sich hektisch um. Sie testete, ob sich die Beifahrertür des Pkws öffnen ließ. Sie hatten kein Glück. Frauke zog Alice weiter mit sich. Beide probierten es wahllos an weiteren Autotüren. Im Vorbeigehen zog Frauke am Griff eines großen schwarzen Transporters mit verdunkelten Heck- und Seitenscheiben. Die Beifahrertür ging auf. Frauke winkte Alice heran, drückte die Tür jedoch behutsam wieder zu.

Alice warf im Vorbeigehen einen Blick auf das Nummernschild, das mit den Ziffern »666« endete, und runzelte die Stirn.

»Hinten rein.« Frauke öffnete vorsichtig die Schiebetür, schob Alice in den Wagen, schlüpfte selbst hinein und schloss die Tür so leise wie möglich. Hinter dem Auto brannte eine Straßenlaterne. So konnten sie trotz der getönten Scheiben einiges erkennen. Es gab nur vorne zwei Sitze, hinter denen in gesamter Breite eine rechteckige dunkle Holzkiste montiert war. Den Deckel sicherte ein stabiles Vorhängeschloss, das genauso zerkratzt war wie die Kiste.

Davor lagen zwei gusseiserne antike Kerzenhalter, an denen helles Wachs klebte, und drei metallene, schwarz lackierte Zaunpfähle, am einen Ende spitz, am andern Ende mit einer Kugel versehen. Etwas Sand lag darauf, als wäre er aus der Kiste gerieselt.

Frauke hob eine der Stangen auf. »Schwer«, flüsterte sie und wog sie in den Händen.

Es roch nach Kerzenwachs, Erde und – ja, wonach noch?

Einer Eingebung folgend, warf Alice einen Blick auf das Lenkrad. Schade. Der Schlüssel steckte nicht. Dafür klemmte zwischen Sitz und Konsole eine schwarze Feder, und über ihr baumelte ein umgekehrt aufgehängtes, angelaufenes Silberkreuz am Rückspiegel. War der Wagen nicht abgeschlossen, weil sich niemand trauen würde, ihn zu stehlen? War er verflucht und ließ sie nicht wieder hinaus?

Alice sah Frauke an und wollte etwas sagen, doch Frauke zog sie behutsam in Deckung und zeigte mit großen Augen aus dem Heckfenster. Alice drehte sich um, richtete sich vorsichtig ein Stück auf und sah Viktor. Er joggte nur ein paar Autos entfernt locker den Gehweg entlang, schaute in jede Abzweigung und jeden Hauseingang.

»Oh, nein!«, flüstere Alice. Sie duckten sich wieder. Wenn er nun auch in die Autos hineinsah? Dann saßen sie in der Falle.

»Ich nehme die Schiebetür, du die im Heck«, wisperte Frauke. »Wenn jeder aus einer anderen Tür flieht, haben wir vielleicht eine Chance.«

Alice nickte und legte die Hand auf den Türgriff. Gegen Viktor konnten sie nichts ausrichten, aber lieber wäre sie tot, als dass sie sich wieder kampflos ergab.

Frauke stand dicht neben der Schiebetür, die Metallstange in der linken Hand, nah am Körper. Sie ging auf ein Knie und umfasste mit der rechten Hand den Türgriff.

Viktors Kopf tauchte vor dem verdunkelten Fenster in dem Türflügel auf, der sich zuerst öffnen ließ. Er stand zwischen den Autos und suchte auf der anderen Straßenseite nach ihnen.

Geh einfach vorbei.

Langsam drehte er den Kopf um.

Verdammt! Alice stieß die Hecktür so kräftig auf, wie sie konnte. Traf auf einen Widerstand. Zog die Tür wieder ein Stück zu sich, stieß sie noch einmal auf. Hörte einen leisen Fluch. Sprang aus dem Auto. Viktor saß auf dem Bürgersteig. War rückwärts über den Kantstein gestolpert. Sie sah Frauke aus der offenen Schiebetür springen und Viktor die Stange mit der Kugel voran seitlich in die Rippen rammen. Er griff nicht nach der Stange. Knickte an der getroffenen Seite nur kurz ein. Kein Fluch. Gar kein Laut. Er richtete sich auf und starrte Alice an, deren Arme und Beine wie gelähmt waren.

Frauke packte die Stange am spitzen Ende, schwang sie mit einer doppelt gefassten Rückhand gegen seine linke Schläfe.

Viktors Kopf schleuderte zur Seite, und sein Körper folgte der Drehung. Er hielt sich mit der linken Hand den Kopf und ging in die Hocke.

Frauke ließ die Stange fallen, griff Alice' Hand und zog sie mit sich in die nächstgelegene dunkle Gasse.

3.

Alice ließ sich von Frauke im strömenden Regen durch ein Gewirr aus Straßen zerren. Nur gelegentlich blieben sie stehen, um sich zu orientieren. Die Temperatur war gefallen. Und sobald Alice stehen blieb, zitterte sie. Wo war Simon?

Sie bogen ab, wenn ihnen etwas verdächtig erschien. Mal glaubten sie, Viktor entkommen zu sein. Doch kaum blieben sie stehen, tauchte er wieder auf.

»Verdammt«, fluchte Frauke. Auch ihr ging die Puste aus.

Vor Alice' Augen tanzten kleine bunte Punkte, als sie erneut haltmachten. Ihre Beine taten nicht mehr weh, sie waren fast taub. Und ihre Lunge brannte.

»Mist!«, flüsterte Frauke. Sie waren in einer Art Innenhof gelandet mit parkenden Autos und diversen Müllcontainern. Ihr einziger Ausweg: der, den sie gekommen waren.

Also wandten sie sich um. Doch da stand Viktor bereits, schnitt ihnen den Ausweg ab.

Frauke trat vor Alice und schob sie rückwärts in Richtung Müllcontainer.

»Versteck dich«, flüsterte sie durch den rauschenden Regen.

Alice hörte den Wind jenseits des Innenhofs heulen. Regentropfen prasselten auf Autodächer und Containerdeckel. Wasser verschwand gurgelnd in Abflüssen, und ihr Herz schlug so heftig, dass Hals und Schläfen mit im Takt pochten.

Sie sah sich hektisch um. Irgendetwas zur Verteidigung?

Viktor kam schnell näher, und beim Anblick seiner stahlgrauen Augen wurde ihr klar, dass jede Gegenwehr sinnlos war. Seine Jacke hielt den Regen ab, aber ohne Kapuze waren seine schwarzen Haare nass geworden, und Wasser rann ihm in den Kragen. Er störte sich nicht daran. Setzte seinen Weg unerbittlich fort.

Frauke sprang auf Viktor zu, der geschmeidig auswich und ihr einen heftigen Schlag auf den Solarplexus versetzte. Sofort ging sie ohnmächtig zu Boden.

Alice starrte auf Fraukes pinkfarbene Turnschuhe. *Ich muss ihr helfen. Aber wie?*

Viktor kam immer näher. Sein Blick drang ein, häutete und zersetzte. Erst als sie einander fast berührten, wich sie stolpernd zurück. Stieß mit dem Rücken gegen einen Müllcontainer. Eine Handbreit vor ihr blieb er stehen.

»Da sind wir also wieder«, sagte er.

Die Erinnerung kam mit Wucht und ließ sie zittern.

»Ich erinnere mich auch«, raunte er gierig.

Ihre Tränen mischten sich mit dem Regen. Sie wollte verschwinden. Jetzt. Aufhören zu existieren.

»Hast du gedacht, du wärst bei denen sicher? Vor mir bist du nirgends sicher. Bald wird mein Zuhause auch wieder dein Zuhause sein. Warum wehrst du dich so dagegen, heimzukehren?« Er senkte den Blick und schüttelte leise lachend den Kopf. Dann sah er langsam auf. Zögerte bei dem juckenden Arm, den sie an ihrer Seite rieb. Sein Blick streifte ihren Hals und ruhte für einen Moment auf ihrem Kopf.

Sie konnte nicht aufhören, ihn zu beobachten. Hätte Frauke ihm doch bloß den Schädel eingeschlagen. Stattdessen hatte er nur eine kleine Wunde an der Schläfe.

»Haben sie es schon bemerkt?«, fragte er und hob die Hand zu ihrem Gesicht.

»Fass mich nicht an«, presste sie zwischen zusammengebissenen Zähnen hervor. Und als Viktor grinsend fortfuhr, wollte sie seine Hand abwehren und schreien. Doch bevor sie genug Luft geholt hatte, schlug er ihr so hart ins Gesicht, dass ihre Unterlippe aufplatzte und sie gegen den Müllcontainer prallte.

Er griff mit der linken Hand ihren Unterkiefer, bohrte seine Finger in ihre Wangen und zog sie zu sich heran. Sie stemmte die Arme gegen seinen Oberkörper. Wollte ihm ein Knie zwischen die Beine rammen. Und spürte im nächsten Moment eine kalte Klinge an ihrem Hals.

»Na los, versuch's«, forderte er sie auf und leckte sich die Lippen.

»Lass mich los«, nuschelte sie.

»Du bist mutiger geworden. Das gefällt mir.« Er ließ sie tatsächlich los, hielt die Klinge aber weiter an ihren Hals gedrückt, während er mit der anderen Hand den Reißverschluss ihrer Jacke öffnete, sodass der Kragen zu beiden Seiten herunterklappte.

Nein. Nicht schon wieder!

Er legte das Messer auf ihrem Schlüsselbein ab. »Genützt hat dir dein Mut nicht, oder? Du bist vom Regen in die Traufe gekommen. Nicht frei und außer Gefahr, sondern abhängig und auf der Flucht.«

»Besser als dort«, sagte sie und verschwieg den Rest.

»Und bei mir?«, fragte Viktor, und seine Augen verengten sich. »Ich verstehe sowieso nicht, warum Ivan und Gerrard dich unbedingt wiederhaben wollen, selbst wenn du der einzig übrig gebliebene Erfolg deiner Testreihe bist.« Er beugte sich ein Stück weiter vor. »Schließlich haben sie mich.«

Er zog die Klinge über ihr Schlüsselbein.

Sie spürte den brennenden Schmerz des Schnittes bis zum Rand ihres Pullovers. Ein schmales Rinnsal lief von der Wunde hinab. Er setzte die Klinge ab und fing ihr Blut mit dem Messer auf.

Es hörte auf zu regnen. Nur noch der Wind pfiff um die Dächer.

Aus dem Augenwinkel sah Alice, dass sich Frauke langsam regte. *Bleib liegen!*

Viktor trat einen Schritt zurück, grinste diabolisch und leckte das Blut von der Klinge.

Warum schneidet er mir nicht gleich die Kehle durch? Vielleicht ist das das Beste für alle.

In diesem Moment ertönte von Ferne eine Sirene.

Sie sah zur Einfahrt des Hofes.

Viktor ergriff erneut grob ihren Kiefer und zischte: »Du bist nirgendwo sicher! Wenn du das begriffen hast, wenn du darüber endgültig den Verstand verloren hast, werde ich dich holen.« Er drehte sich um, steckte das Messer weg, zog zwei eingeschweißte Fotos hervor und warf sie auf Frauke, die sich mühsam herumgerollt hatte und nur fahrig die Hand hob, um sich vor dem zu schützen, was auf sie fiel.

Viktor ging an ihr vorbei. Nach ein paar Schritten Richtung Ausfahrt drehte er den Kopf zur Seite und hob die Hand zum Gruß. Dann verschwand er um die nächste Hausecke.

Sie hörte sich atmen, ihren Herzschlag, fühlte den brennenden Schnitt, die Kälte. Warum hatte er sie am Leben gelassen?

Frauke kam mühsam auf die Knie und sah sich um. »Du bist da. Gott sei Dank! Ist er weg?«, krächzte sie.

Erst jetzt konnte sich Alice wieder bewegen und ging neben Frauke in die Hocke.

Frauke hob fahrig die Fotografien auf, die neben ihr lagen.

Alice erkannte das Gesicht. Der Junge aus dem Schnellrestaurant.

Frauke richtete sich wacklig auf, Alice stützte sie. Während sie aus der Hofeinfahrt stolperten, verklangen die Sirenen in der Ferne.

Sie waren erst ein paar Schritte gegangen, als Simon um die Ecke schlitterte.

Er blieb nach Luft ringend vor ihnen stehen. Thomas kam von der anderen Straßenseite auf sie zugelaufen, während er in sein Handy sprach.

»Gott sei Dank haben wir euch gefunden«, stieß Simon hervor und nahm seine Schwester in den Arm. Dann sah er sie genauer an. »Was zum Teufel ist passiert?«

4.

Endlich saßen sie wieder in dem Kleinbus, nass, zitternd, aber in relativer Sicherheit. War die Sirene ihre Rettung gewesen? Hätte er sie sonst mitgenommen? Eisige Kälte hatte nicht nur Alice' Körper erfasst. Sie war auch in ihre Seele gekrochen.

»Kannst du die Heizung höher drehen?«, fragte sie Hendrik.

»Läuft schon auf höchster Stufe.«

»Oh.«

»Wir waren alle einen Moment abgelenkt«, sagte Simon. »Von den beiden Jugendlichen, die unbedingt mein Wechselgeld erbetteln wollten und sich selbst mit Thomas' Hilfe kaum abschütteln ließen.«

»Und dem Mann, der ausgerechnet in dem Moment, als ich euch einsammeln wollte, nach einer Zigarette gefragt hat«, fügte Hendrik hinzu. »Und kaum habe ich ihn abgewimmelt, drehen sich die Jugendlichen um und hauen ab. Keiner von uns hat Viktor in dem Trubel erkannt.«

»Plötzlich war er weg und ihr auch.« Simon rieb sich mit beiden Händen das Gesicht. »Wir haben uns wirklich Sorgen gemacht.«

Frauke sah sich Alice' Verletzungen an, die zum Glück nicht mehr bluteten.

»Ich musste weg, einfach weg …«, stotterte Alice, bis ihr die Stimme versagte.

»Schon gut«, meinte Frauke.

»Thomas, meinst du, dieser Viktor hat das alles eingefädelt?«, fragte Simon.

»Gut möglich. Schwer zu sagen, was ihm in die Hände gespielt hat und was er geplant hatte.« Thomas nahm eine Taschenlampe aus dem Handschuhfach und besah sich die Fotos, die Viktor zurückgelassen hatte. »Ich glaube, das ist der schießwütige Junge aus dem Restaurant, der da liegt.« Er gab die Fotografien an die Geschwister weiter.

»Hmm«, machte Frauke. »Auch sein Haaransatz ist deutlich dunkler.« Sie sah zu Alice. »Es sieht aus wie bei dir, nur dass die Haare mehr nachgewachsen sind. Und die Rötung auf seinem Schienbein sieht aus wie die auf deinem Arm.«

Alice legte die Hand auf die juckende Stelle. Was hatte das zu bedeuten? Dass sie bald um sich schießen würde?

Hinter ihnen ertönte ein kurzer Sirenenton, und das Blaulicht eines Streifenwagens irrte durch den Transporter.

»Das fehlt uns gerade noch«, murmelte Thomas, nahm Frauke Fotos und Taschenlampe aus der Hand und verstaute beides im Handschuhfach.

Frauke strich ihre nassen Locken hinter die Ohren.

Alice schloss den Kragen ihrer Jacke, um den Schnitt zu verbergen. Hendrik fuhr an den Straßenrand. Der Streifenwagen überholte sie und hielt vor ihnen. Zwei Polizisten mit Taschenlampen stiegen aus.

Hendrik hatte Fahrzeug- und Führerschein schon in der Hand, und Thomas stellte die Innenbeleuchtung an, sodass die Polizisten ihre Taschenlampen wieder senkten.

Als Hendrik die Papiere durch das offene Fenster hielt, zögerte der Polizist einen Moment, nahm sie dann entgegen und nickte seinem Partner zu, bevor er sich mit den Papieren einige Schritte entfernte, einen durchsichtigen Ohrstöpsel ins linke Ohr steckte und abwechselnd seine Brusttasche berührte und in den Papieren blätterte, während er sprach.

»Nachtfahrt?«, fragte der Polizist Thomas kühl.

»Kommt vor«, entgegnete der neutral.

Offenbar kannten sich die beiden, mochten einander aber nicht besonders.

Hendrik bekam seine Papiere nicht sofort wieder. Er musste erst in ein Gerät pusten und einige Gleichgewichtstests bestehen.

Derweil blieb der andere Polizist neben der Beifahrertür bei Thomas stehen. Alice sah aus dem Fenster und ignorierte ihren juckenden Arm, ihre verletzte Lippe und die geschwollene Wange.

Sie versuchte, sich unsichtbar zu machen.

»Alle aussteigen, bitte!«, sagte der Polizist.

Thomas sah kurz nach hinten, bevor er ausstieg. Er wirkte angespannt.

Alice und die Geschwister verließen schweigend den Wagen.

Hendrik bekam seine Papiere zurück und kam mit dem Polizisten zu ihnen, der ein Smartphone aus seiner Weste zog. Sein Kollege sagte: »Personalausweise, bitte.« Alice starrte auf das Handy und konnte sich nicht rühren. Was suchte er darin? Ein Foto? Die Telefonnummer von GP-Tech?

»Ausweis, bitte«, forderte der Polizist sie erneut auf und musterte kritisch ihr Gesicht.

Frauke legte die Hand auf ihre Schulter, und die Berührung weckte sie auf.

»Ich, äh … ich habe keinen Ausweis dabei.«

»Gar nichts? Führerschein? Studentenausweis?«

Sie schluckte und schüttelte den Kopf.

Der Polizist warf Thomas einen finsteren Blick zu.

Das gab ihr den Moment, den sie brauchte. »Ich habe meine Handtasche zu Hause gelassen.«

Der andere Polizist sah von seinem Smartphone zu ihr und wieder auf den kleinen Bildschirm. Dann winkte er seinen

Partner heran, der seinen Blick nur schwer von ihrem Gesicht abwenden konnte. Sie steckten kurz die Köpfe zusammen und kamen wieder zurück.

»Sie sollten einen Ausweis bei sich tragen.«

»Ja, ich … Entschuldigung, ich werde es mir merken«, entgegnete Alice.

Der Polizist steckte das Smartphone weg, nickte Thomas zu und ging in Richtung Streifenwagen. Der andere Polizist musterte Alice noch einmal und fragte: »Gibt es vielleicht etwas, das Sie mir sagen wollen?«

Sie schüttelte den Kopf.

Daraufhin wandte auch er sich ab und folgte seinem Partner. Sie sprachen kurz miteinander, stiegen ein und fuhren davon.

»Glück gehabt«, murmelte Frauke, während sie wieder in den Wagen stiegen.

»Warum haben sie uns aussteigen lassen, Thomas?«, fragte Simon.

»Weil die meisten Streifenpolizisten private Sicherheitsunternehmen und deren Mitarbeiter nicht besonders mögen. Wir bewegen uns manchmal auf demselben Spielfeld, was zu Spannungen und kleinen Machtdemonstrationen wie dieser führt.«

»Mangelnder Respekt?«, fragte Simon.

Thomas legte den Kopf schief und hob einen Mundwinkel. »Beiderseits gelegentlich.«

»Das reicht für einen Tag«, sagte Frauke und sank in ihrem Sitz zusammen. »Ich liebe Abenteuer, aber das heute war schlimm. Ich hatte eine Mordsangst.«

Alice sah aus dem Fenster und erinnerte sich an die Abenteuer ihrer Buchhelden. Anders als dort wichen einem in der Realität weder Kugeln aus noch fiel man weich. In der Realität wurde gequält, gelitten und gestorben.

Wenn sie starb, würden ihre Eltern trauern?

Würde außer ihnen jemandem auffallen, wenn sie aufhörte zu existieren? Frauke und Simon? Wären sie traurig? Hoffentlich, denn das würde bedeuten, dass sie ihnen am Herzen lag.

Wo war überhaupt ihr Ausweis? Sie hatte nie einen zu Gesicht bekommen.

Der Wagen hielt, aber nicht vor dem sicheren Haus.

»Ihr drei kommt mit mir«, befahl Thomas und deutete auf Alice und die Geschwister.

Sie verließen den Wagen an einer schummrigen Ecke. Thomas führte sie um ein paar Häuserecken, bis sie an einem Bahnhof ankamen, an dem einige Taxen warteten.

Sie ließen sich zu einem Gebäude fahren, das Alice nicht kannte. Thomas wartete, bis das Taxi weg war, sah sich um und ließ sie dann in einen weißen Kombi einsteigen.

»Viktor muss unserem Auto gefolgt sein, ohne dass wir ihn bemerkt haben. Es könnte sogar präpariert worden sein. Also müssen wir improvisieren.«

»Meinst du, er hat auch das Haus entdeckt?«, fragte Frauke.

»Nein, sonst wäre er dort schon aufgetaucht.« Thomas schwieg einen Moment und sah aus dem Beifahrerfenster. »Vielleicht war der Nagel in unserem Reifen gar nicht sein Werk, sondern unser Glück! Ohne den Stopp wäre er uns bis zum sicheren Haus gefolgt und hätte uns in der Falle gehabt.«

SIEBTER TAG

1.

Mit einem Ruck setzte sich Alice auf. Sie war in einem der zwei dunkelblauen Ohrensessel im Wohnzimmer eingeschlafen.

Vorsichtig rieb sie sich die Augen und sah zu Simon und Thomas hinüber.

»Das Haus ist sicher«, sagte Thomas leise. »Ich habe alles geprüft, und wir waren noch umsichtiger als sonst auf dem Weg hierher.«

»Danke«, sagte Simon.

Nach kurzem Schweigen fuhr Thomas mit gedämpfter Stimme fort: »Die Sache wird immer seltsamer.«

»Ich weiß«, entgegnete Simon ebenso leise.

»Möchtest du einen Tee, Alice?«, fragte Frauke.

Alice zuckte zusammen. »Ähm … ja, gerne.«

Sie sah wieder zu den Männern hinüber, die ihre Unterhaltung beendet oder abgebrochen hatten und nun zu ihr kamen. Simon lächelte ihr aufmunternd zu. Schnell senkte sie den Blick, um nicht rot zu werden. Sie schwiegen, bis Frauke mit dem Tee kam und sich mit ihrem Kaffee zu ihnen setzte.

Alice nahm den Becher mit dem dampfenden Tee entgegen, pustete, zuckte zusammen, berührte ihre verletzte Lippe und stellte den Becher wieder weg.

»Du hast dich rasiert«, stellte Frauke überrascht fest.

Simon rieb sich das Kinn und grinste jungenhaft. »War mal nötig.«

Frauke runzelte kurz die Stirn, sah in ihren Becher, trank

einen Schluck und wandte sich an Alice: »Ich habe ihn voll an der Schläfe erwischt. Er hat mir den Kopf förmlich hingehalten. Aber in dieser Gasse konnte ich kein Blut mehr sehen, nur eine verschorfte Schramme. Keine Schwellung. Er war nicht außer Atem, und Schmerzen schien er auch nicht zu haben. Wie kann das sein?«

Alice starrte vor sich hin. »Ich weiß auch nicht, wie er das macht.«

Sie sahen sie an, warteten auf mehr. Daher zuckte sie mit den Schultern und sagte: »Er trainiert ständig und hart, gilt als aggressiv und unberechenbar. Es gibt Gerüchte über ihn. Er fühle Schmerz nicht so wie andere, könne nicht mitfühlen, verletze sich selten und regeneriere sich schnell. Unterstehe nur Ivans und Gerrards Order. Wir tun alles, um ihm aus dem Weg zu gehen.«

»Wir?«, fragte Frauke.

»Alle, die ganz oder zeitweise gegen ihren Willen in der Anstalt abgegeben werden«, murmelte Alice, nahm ihren Becher und drehte ihn vorsichtig in ihren Händen. Erinnerungen stiegen auf wie der heiße Dampf des Tees. Trugen Alice in der Zeit zurück. In die Anstalt. Sie alle waren den Pflegern und Ärzten auf Gedeih und Verderb ausgeliefert, eingesperrt in ihren kleinen Zellen, nur herausgeholt für unzählige Tests und Untersuchungen. Unterhaltungen waren fast unmöglich. Das Personal achtete darauf, dass sie möglichst nicht ohne Begleitung aufeinandertrafen.

Und dann die Verdammten. Denen ging es am dreckigsten. Sie schlurften neben den Pflegern her, während ihre Seelen ihnen wie Irrlichter folgten. Man hatte sie ihnen ausgetrieben. Es waren diejenigen, die kein Zuhause hatten, die ständig in der Anstalt leben mussten. Die Hoffnungslosen. Nur René war anders. Und natürlich Viktor, der sich ständig zwischen ihnen bewegte.

Während sich alle anderen so still wie möglich verhielten, kuschten, sämtliche Untersuchungen im MRT, das EEG, das EKG, die endlosen Befragungen und Tests über sich ergehen ließen, um schnellstmöglich wieder weg oder zurück aufs Zimmer zu kommen, verhielt sich Viktor stets aufsässig, provokativ, aggressiv. Keiner wollte etwas mit ihm zu tun haben. Niemand mit ihm zusammenarbeiten. Die Pfleger hatten Respekt oder Angst vor ihm.

»Alice?«, fragte Frauke besorgt.

»Wie? Ach so.« Sie kehrte dankbar aus ihren Gedanken in die Realität zurück. »Viktor hatte eine Sonderstellung. Er durfte sich fast autonom bewegen, aber wirklich frei war er auch nicht. Einmal soll er Pfleger und Trainer angegriffen haben. Angeblich haben sie ihn überwältigen und ruhigstellen müssen. Danach war einer von uns verschwunden. René hieß er. Man munkelte, Viktor habe ihn beseitigt. In letzter Zeit bin ich ihm nicht mehr begegnet.«

»Bis jetzt«, sagte Simon.

»Ja«, flüsterte Alice und schloss die Augen, um den aufkommenden Bildern andere, schönere entgegenzusetzen.

»Worüber habt ihr gesprochen, während ich nutzlos auf dem Boden herumlag?«, fragte Frauke, nippte an ihrem Kaffee und sah sie über ihre Tasse hinweg an.

»Ich … also …«, setzte Alice an, brauchte dann jedoch eine Pause, um sich zu sammeln, sich zu erinnern und um zu vergessen. »Ich erinnere mich nicht mehr an den genauen Wortlaut, aber er sagte, ich sei der einzig übrig gebliebene Erfolg meiner Testreihe.«

Simon beobachtete sie genau.

»Der Junge gehörte auch dazu«, erzählte Alice weiter. »Und nach den Fotos zu urteilen hatten wir noch andere, äh, Gemeinsamkeiten. Heißt das, nur bei mir haben die Medikamente angeschlagen und allen anderen geht es schlecht?« Sie zog die Schultern hoch, ließ den Kopf hängen und umschlang ihren Brustkorb mit den Armen. Das konnte nicht sein.

»Kann ich mir nicht vorstellen«, antwortete Frauke. »So eine Testreihe ist nur mit einer hohen Personenzahl aussagekräftig, und die Schizophrenie ist von Mensch zu Mensch unterschiedlich ausgeprägt. Vielleicht bist du eine von wenigen, bei denen die Therapie angeschlagen hat, die aber noch nicht abschließend untersucht wurden.«

»War das alles, was Viktor gesagt hat?«, fragte Simon.

»Außerdem hat er mir damit gedroht, dass er wiederkäme, um mich zu holen. Ich sei nirgendwo vor ihm sicher.«

»Hier bist du es«, sagte Simon und sah zu Thomas hinüber, der ihm gegenüber auf einem Sessel Platz genommen hatte.

»Kennst du die Sicherheitsvorkehrungen bei GP-Tech, Alice?«, fragte Thomas.

»Na ja, es gibt einen doppelten Zaun und das große, bewachte Tor«, sagte Alice. »Es sieht aus wie ein Gefängnis, und es fühlt sich so an.«

Thomas hob erwartungsvoll die Augenbrauen.

»Wir sind draußen nie ausgestiegen, und während meines Aufenthalts durfte ich kaum das Gebäude verlassen und schon gar nicht in die Nähe des Zauns kommen. Höchstens im Innenhof spazieren gehen, um mal Luft zu schnappen. Gegen den Lagerkoller.«

»Herrje«, murmelte Frauke.

»Es gab viele helle Strahler.« Alice überlegte. »Am und im Gebäude zahlreiche Kameras. Manche Wände und Türen waren sehr dick. Man konnte das sehen oder ahnen, weil einem laute Geräusche von der anderen Seite nicht in den Ohren klingelten, sondern nur wie ferne Echos klangen.«

»Warum fragst du, Thomas?«, wollte Frauke wissen.

»Weil ich dazu recherchiert und ungewöhnlich wenig gefunden habe. Es hat also jemand aufgeräumt. So was macht mich erst recht neugierig. Außerdem waren mir Ivan und Gerrard schon immer suspekt.«

Der Computer piepte. Das Geräusch ließ sie alle zusammenzucken.

Simon ging zum Schreibtisch, tippte etwas und starrte einen Moment auf den Bildschirm, rieb sich das Kinn und kam wieder zurück.

»Nicht gefärbt«, teilte er mit.

»Clio?«, fragte Frauke.

Er nickte. »Die DNA-Analysen stehen in dieser Hinsicht noch aus, aber alle anderen Ergebnisse sind eindeutig.«

Alice berührte flüchtig ihre Haare und ließ den Kopf hängen.

Frauke rückte näher an sie heran und legte ihr ganz vorsichtig den Arm um die Schultern. Wie schön sich das anfühlte nach dem ersten Schreckmoment. Ob Frauke Ponys und Picknicks mochte? Sie könnten sich vielleicht welche ausleihen, auf einer großen Wiese mit ihnen picknicken und ganz viele Äpfel mitnehmen.

»Wie kann das sein?«, fragte Frauke.

»Ich weiß es nicht. Und allmählich glaube ich, es wächst uns über den Kopf«, sagte Simon.

Pling!

Simon runzelte die Stirn und ging wieder zum Computer.

Diesmal wurde er beim Lesen der E-Mail so blass, dass Frauke und Thomas ebenfalls aufstanden.

Alice dagegen kauerte sich so klein wie möglich in ihrem Sessel zusammen. Es waren bestimmt schlechte Nachrichten, die sie nicht hören wollte.

In diesem Moment fuhr ein Auto vor das Haus. Thomas wandte sich sofort um und lief quer durch das Wohnzimmer zur Haustür. Der Motor heulte auf, die Reifen drehten kurz durch, und der Wagen entfernte sich wieder.

»Was geht hier vor?«, murmelte Simon, während Frauke unentschlossen im Raum stand und ihr Blick von ihrem Bruder zur Haustür, zu Alice und wieder zurück sprang.

»Verdammt, der Wagen war weg, bevor ich das Nummernschild erkennen konnte«, sagte Thomas, während er ins Wohnzimmer zurückkehrte.

»Was ist mit den Kameras?«, fragte Frauke.

»Ich werde mir das Band ansehen, aber ich vermute, er war zu weit weg. Es könnte eine Vorhut gewesen sein. Das Haus steht häufig leer, und in der Umgebung wurde in letzter Zeit mehrfach eingebrochen.«

Simon hatte sich die ganze Zeit nicht gerührt. Er starrte wie gebannt auf den Computerbildschirm.

»Simon, du machst mir Angst. Sag was«, bat Frauke.

»Das Ergebnis des Abstrichs ist da.«

»Ja, und?«

»Es ist Reptilhaut.«

2.

Viktor zog sich von dem Fenster zurück in die Dunkelheit des Raums, damit sie ihn nicht sehen konnten. Von hier aus hatte er einen hervorragenden Überblick über das beleuchtete Gelände, ohne sich selbst zeigen zu müssen.

Alles lief nach Plan. Beide Autos hatten am Tor kurz angehalten und waren dann weitergefahren, das zweite – wie immer – mit quietschenden Reifen.

Plötzlich kam Bewegung in die Szenerie. Die einen liefen los, die anderen standen im ersten Moment des Schreckens nutzlos herum. So oft hatte er diese Schockstarre schon gesehen, meistens hatte er sie selbst ausgelöst, und immer war sie dumm. Ihre Opfer wussten das und ließen sich trotzdem von ihr fesseln. Lieferten sich aus.

Tor und Zaun wurden gesichert, im Gebäude teils lauter, teils stiller Alarm ausgelöst. Ein Hubschrauber näherte sich.

Bei TENEG gab es Beauftragte, die in dieser Situation durch die Räume gehen und alle einsammeln mussten. Die Büros waren abzuschließen. Alle hatten sich im großen Konferenzzimmer einzufinden. Oder steckte man sie ins Gewächshaus, das viele Möglichkeiten bot, um die Situation noch unangenehmer zu machen? Würden sie auf diese Weise den ersten Druck auf eventuelle Verräter ausüben?

Nein, das wäre wohl nicht ihre Art.

Ein Rettungshubschrauber flog vorüber.

Mit dem geklauten Handy loggte er sich in das IT-System GP-Techs ein. Wenn sie seinen Zugriff bemerkten, fiele es auf den Pfleger zurück, dem das Gerät gehörte. Es war das erste Mal gewesen, dass Viktor so leicht an ein privates Handy der Pfleger gekommen war. Sie durften ihren eigenen Kram keinesfalls innerhalb des Gebäudes offen herumliegen lassen. Der Pfleger hatte den Diebstahl also aus gutem Grund nicht gemeldet.

Er sah noch, dass die Computer systemseitig gesperrt wurden, als der Schließmechanismus die Tür freigab und er sie eintreten hörte.

Zufrieden steckte er das Smartphone in die Innentasche seiner Jacke und stand still im Schatten, bereit zum Sprung.

»Es ist mir ein Rätsel, wie du es schaffst, diese ganzen Fachzeitschriften zu lesen, ohne den Verstand zu verlieren«, sagte Ivan, der energisch durch die Tür trat. »Ich hatte schon während des BWL-Studiums keine Lust dazu.«

Gerrard folgte ihm. »Ja, ich erinnere mich daran. Du warst einer von wenigen. Manchmal finde ich in diesen Zeitschriften

Informationen, die ich verwenden kann, wenn ich mal wieder einen ›Gefallen‹ benötige, außerdem Neuigkeiten aus unserem Metier, gerade in den kleineren Artikeln und Mitteilungen.«

»Die du mir dann berichtest.« Ivan steuerte auf die versteckte Bar zu.

»Wann schalten sie die Computer wieder frei und den nervigen Alarm aus?«, fragte Gerrard.

»Sie sind schon dabei. Denen werden wir kräftig in den Arsch …«

Das war ein guter Zeitpunkt, um aus dem Schatten zu treten.

»Ivan!«, rief Gerrard, und seine Stimme rutschte ein paar Töne höher, was ihm selten passierte.

Ivan starrte Viktor an, und er starrte mit der gleichen stahlgrauen Härte zurück.

Der Alarm erstarb – für einen Moment herrschten Stille und Bewegungslosigkeit. Ivan warf einen Blick zur Bürotür.

»Wie bist du hier reingekommen?«, fragte Gerrard.

Viktor betrachtete Ivans herrische, eitle Dynamik und Gerrards nicht weniger eitle, aber dosiertere Kraft.

»Durch die Tür«, antwortete er und schlenderte zum Schreibtisch, vorbei an der Stehlampe in Form von zwei einander gegenüberliegenden breiten Glasbändern die sich in Wellen nach oben streckten. Von außen weiß, von innen schwarz.

»Sehr witzig«, kommentierte Ivan, und seine Stimme füllte den Raum wie fernes Donnergrollen.

Gerrard bewahrte seine gleichmütige Miene und signalisierte Ivan mit einem Blick, seine Schritte zu zügeln.

Viktor lächelte in sich hinein, blieb vor der schwarzen, nackten Frauenfigur aus Obsidian auf Ivans Schreibtisch stehen und strich ihr sachte mit den Fingern über Rücken und Po. Er betrachtete Ivans hypermodernen Laptop, der geschlossen auf der polierten Tischplatte ruhte und die wirklich interessanten Daten enthielt.

Ungern riss er sich von beidem los, drehte sich zu Ivan und Gerrard um, setzte sich halb auf die Tischkante und grinste. »Jetzt wird mir der Verräter in die Falle gehen. Ich brauche nur noch einen Computer, der ans Netzwerk angeschlossen ist, bevor die Systeme entsperrt werden. Dann kann ich ihn euch innerhalb der nächsten paar Stunden liefern.«

»Was soll das bringen, wenn die Systeme gesperrt sind?«, fragte Gerrard. Sein Blick streifte den Laptop.

Ivan kämpfte gegen seine Wut, schob die Hände in die Hosentaschen und hob die Augenbrauen.

Viktor zog einen USB-Stick hervor und hielt ihn vor sich in die Luft. »Damit mache ich die Falle perfekt, die ich ihm gestellt habe. Der Alarm ist ein Teil davon. Er wird ihm genug Angst machen, um den nächsten Schritt zu tun. Seinen letzten Schritt.«

»Wie?«, fragte Gerrard mit zusammengekniffenen Augen.

»Wenn ich nicht bald an einen Computer komme, gar nicht.«

Ivan holte tief Luft und deutete mit einer Kopfbewegung in Richtung seines Vorzimmers.

Viktor stieß sich zufrieden von der Tischkante ab, durchschritt den Raum und öffnete schwungvoll die Tür, Ivan und Gerrard folgten direkt hinter ihm.

Die Vorzimmerdame prüfte gerade die Kabel an ihrem Bildschirm und sah ihn gleichzeitig entgeistert und misstrauisch an. »Wie sind Sie in Herrn Sendhausens Büro gekommen?«

»Durch die Tür«, wiederholte er grinsend. »Streikt die Technik?«

Sie wechselte einen Blick mit Ivan und Gerrard, wurde blass und antwortete: »Der PC ist ausgefallen.«

»Das ist gerade sehr ungünstig«, sagte Viktor mit einem Blick auf seine Uhr, drehte sich um und sah Ivan und Gerrard schulterzuckend an.

»Ach, verdammt!«, brummte Ivan. »Mach es an meinem Computer.« Er rauschte zu seinem Schreibtisch, nahm den Laptop von der Tischplatte und wartete, bis Viktor sich gesetzt hatte. Mit verschränkten Armen stellten sich Ivan und Gerrard hinter ihn.

Viktor schloss den USB-Stick an den stationären Turm an, schickte sein Programm los und war in weniger als fünf Minuten fertig.

»Sobald er etwas Verdächtiges tut, habe ich ihn. Und er wird etwas Verdächtiges tun, denn jetzt weiß er, dass wir ihm auf den Fersen sind.«

»Wegen eines Fehlalarms?«, fragte Ivan skeptisch.

»Und wegen der Gerüchte, die ich in Umlauf gebracht habe«, antwortete Viktor und griff nach dem USB-Stick. Gerrard kam ihm zuvor und zog das kleine Speichergerät ab.

Viktor hätte ihm am liebsten die Hand gebrochen. Stattdessen blieb er sitzen und wischte einen Fussel von der Tischplatte. Er atmete tief durch, stand auf und folgte Gerrard zu der schwarzen Ledersitzgruppe, Ivan dicht hinter sich.

»Ab hier sollten wir die Sache einem unserer Computerspezialisten übergeben«, schlug Gerrard vor, während er den Stick in die Innentasche seines Jacketts gleiten ließ und sich setzte.

»Ich kann das selbst«, widersprach Viktor und setzte sich betont langsam, den Blick nach vorne gerichtet, bis er sicher war, dass er sich wieder im Griff hatte. »Der Stick war nur ein Mittel zum Zweck.«

»Wir werden dir jemanden zur Seite stellen«, sagte Ivan und ließ sich neben Gerrard Viktor gegenüber nieder.

»Wenn ihr meint.« Viktor zuckte mit den Schultern. »Würdet ihr mich nicht ständig kurzhalten, könnte ich effektiver arbeiten.«

Gerrard streckte die flach auf den Oberschenkeln ruhenden Finger und legte sie wieder ab.

Ich treibe dich noch weiter.

»Inwiefern?«, fragte Ivan.

»Wollt ihr das Projekt zurückholen?«

»Komm zur Sache.«

»Warum ist sie euch so wichtig?«, fragte er giftig, riss sich aber schnell wieder zusammen, entspannte die Schultern und nahm sich ein Beispiel an Gerrards gleichmütigem Gesicht.

»Weil uns die letzten und wichtigsten Testergebnisse von ihr fehlen und weil sie einzigartig ist«, erklärte Ivan, als hätte er ein bockiges Kind vor sich.

»Sie ist nicht die Einzige.«

»Wir brauchen sie. Komm endlich zur Sache.« Ivan verlor die Geduld.

Viktor wartete einen Moment, schlug ein Bein so über das andere, dass der rechte Knöchel auf dem linken Knie zu liegen kam. Überlegte, ob er seine Fingernägel begutachten sollte. Sah Ivan immer wütender werden. »Ich könnte euch Alice aus der Firma holen.«

»Bisher hattest du nicht viel Erfolg«, warf Gerrard ein.

Und wessen Schuld ist das?

»Wenn ich die Aktionen alleine planen und durchführen könnte, ginge es unauffälliger und einfacher, als spontan irgendwo in der Öffentlichkeit mit mehr oder weniger Hilfe eurer unfähigen Söldner zugreifen zu müssen«, sagte Viktor. »In einer Menschenmenge kann man verschwinden, und in einer Großstadt kann man abtauchen. Für die Fliehenden ist es ideal, für den Zugriff nicht.«

Gerrard schüttelte den Kopf. »Eine Aktion, wie du sie dir vorstellst, könnte man viel leichter zu uns zurückverfolgen.«

»Nicht, wenn ich es alleine mache.«

Gerrards Gesichtszüge wurden hart.

»Wir brauchen dich dafür nicht.« Seine Stimme rutschte wieder eine Oktave höher. Daraufhin lehnte er sich zurück, atmete gleichmäßig. »Beende erst den einen Job, dann sehen wir weiter.«

»Sie wird nicht freiwillig zurückkommen.«

Gerrard lächelte und beugte sich vor. »Es wäre durchaus möglich, dass sie das tut. Vielleicht nicht ganz freiwillig, aber dieses Geschwisterpaar, das sich so rührend um sie kümmert, wird bald genug von ihr haben. Die beiden sind klug und ehrgeizig. Ihr Freundeskreis ist groß, die Familienbande sind eng. Das Projekt ist ihnen schon jetzt ein Klotz am Bein. Sie können ihrer Arbeit nicht mehr nachgehen, ihr bisheriges Leben nicht mehr leben. Sie werden das Projekt also bald loswerden wollen.«

Viktor ließ den Blick durch den Raum schweifen, der so schwarz-weiß war wie möglich, ohne das ästhetische Auge zu beleidigen. So konstruiert, wie Ivan sich selbst inszenierte. Den Naturgesetzen zum Trotz.

»Dann brauche ich meine Kontaktperson in der Firma wohl nicht mehr«, sagte er betont enttäuscht und wollte aufstehen.

»Kontaktperson?«, fragte Ivan und bedeutete ihm, sitzen zu bleiben.

Gerrards Blick wurde starr. Endlich fiel ihm auf, dass er unfreiwillig Lehrer für einen ungeliebten Schüler war.

»Na ja, ich habe jemanden gefunden, der mir vielleicht bei der Beschaffung von Informationen und anderen Aktionen helfen könnte.«

Ivan sah Gerrard an.

»Beende erst diesen Job, aber halte dir den Kontakt warm. Wir reden später weiter.« Damit entließ Ivan ihn.

Ich werde reden, und ihr werdet zuhören.

3.

Gerrard beobachtete eine Weile die Tür, bis Ivan seelenruhig aufstand und zu der versteckten Bar ging, um zwei Gläser mit feinstem Scotch zu füllen.

Erst als sie einander gegenübersaßen und er den Duft einatmete, der seinem Glas entstieg, stellte er die Frage, die ihm unter den Nägeln brannte: »Wie ist er hier reingekommen?«

»In dem ganzen Durcheinander heute Morgen wird er eine Lücke gefunden haben, um sich an ihr vorbeizuschleichen. Das haben wir ihm schließlich beigebracht.«

Gerrard stellte sein Glas etwas zu hart auf der schwarzen Marmorplatte des Couchtisches ab. »Eine Lücke zu finden ist das eine, Ivan. Diese Bürotür ist durch eine Karte, unsere Fingerabdrücke und einen Code gesichert, der ständig geändert wird und den nur vier Menschen kennen. Wir sind nicht das Pentagon, aber das Knacken von Codes und das Umgehen von Sicherheitssystemen stand noch nicht auf seinem Ausbildungsplan. Aus gutem Grund.«

Ivan kippte seinen Scotch hinunter. »Er hatte Glück, oder er ist gut«, sagte er grinsend und stand auf.

»Das ist kein Spaß, Ivan. Er gerät außer Kontrolle.«

Ivan blieb vor dem großen, abstrakten Gemälde stehen, dessen weiße Leinwand mit unregelmäßigen schwarzen Streifen überzogen war, über die sich in diffuser Linie bis zur Mitte blutrote Spritzer verteilten.

»Viktor ist achtzehn Jahre alt. Er lotet seine Grenzen aus, muss sie übertreten, um zu wissen, wo sie verlaufen und wie weit er sie verschieben kann. Er rebelliert. Du warst selbst mal achtzehn.«

»Das kannst du nicht miteinander vergleichen.«

»Nein«, lenkte Ivan ein, »man kann uns mit niemandem vergleichen. Aber du musst zugeben, dass der Junge gut ist und immer besser wird.«

Ivan drehte sich um, und Gerrard konnte ein Leuchten in dessen Augen sehen, das er noch nicht kannte und sogleich fürchtete. Denn er war derjenige, der wieder geradebiegen musste, was Ivan verbockte.

Trotzdem fühlte er sich wohl dort, wo er war, mit dem, was er hatte und täglich hinzubekam. Mit der Macht, die ihm seine Position und sein Beziehungsnetz verliehen. Den Möglichkeiten, die sich boten und zukünftig bieten würden. Wenn er aber zukünftig auch Viktors Dreck wegräumen musste, war es vielleicht an der Zeit, sich nach einem anderen Job umzusehen.

»Ich möchte wissen, ob es wirklich so einfach ist, in dieses Büro einzubrechen, ob er die Fähigkeiten durch unser Training erlernt hat oder ob er sich verselbstständigt und sein eigenes Spiel spielt.«

»Ganz sicher spielt er. Provoziert uns, testet uns. Trotzdem haben wir ihn unter Kontrolle …«

Gerrard holte tief Luft.

»Aber ich stimme dir zu«, kam ihm Ivan zuvor. »Wir sollten die Zügel wieder etwas anziehen.«

Gerrard nahm den USB-Stick aus der Tasche. »Ich werde ihn prüfen lassen und jemanden auf Viktor ansetzen. Ich will wissen, was er in den letzten Tagen getan hat. Wie er den Alarm ausgelöst, den Verräter angeblich in die Enge getrieben und ihm eine Falle gestellt hat. Ich will wissen, wie er hier hereingekommen ist. Und wir müssen sofort den Code ändern.« Er steckte den Stick wieder weg und fragte: »Was ist mit deinem Laptop?«

Ivan sah eine Weile zu seinem Schreibtisch hinüber, ging dann hin und kontrollierte ihn.

»Unberührt.«

»Vielleicht solltest du ihn auch prüfen lassen.«

»Vielleicht. Andererseits weißt du selbst, welche Daten auf diesem Rechner schlummern, und je weniger Personen eingeweiht sind, desto besser.«

Gerrard nickte. In diesem Punkt hatte Ivan vermutlich recht.

Trotzdem: »Am liebsten würde ich den Bengel einsperren, bis wir die Sache geklärt haben.«

Ivan schloss seinen Laptop und schüttelte den Kopf. »Du übertreibst, Gerrard. Wir können im Notfall jederzeit eingreifen. Ich denke, wir sollten ihn wieder mehr beschäftigen, ihm jemanden zur Seite stellen und ihn noch einmal für längere Zeit ins Ausland schicken. Dort arbeitet er unter der Aufsicht eines Trainers und hat freiere Hand. Er muss sowieso komplett durchgecheckt werden. Wir sollten sichergehen, dass bei ihm nicht ähnliche Langzeitfolgen auftreten wie bei den anderen.«

»Will er Geld?«

»Ich glaube eher, dass er zeigen will, was er kann. Seine Energie braucht eine Richtung, ein Ventil. Wir müssen sie nur richtig lenken.«

»Mit Druck?«, schlug Gerrard vor.

Ivan verschränkte die Hände hinter dem Rücken und dachte nach. »Nein. Das könnte Gegendruck erzeugen. Wir ändern die Richtung, indem wir ihn ködern und gleichzeitig lenken«, sagte er grinsend.

»Dann sollten wir Geld mit einer anderen Methode kombinieren. Für den Fall, das jemand anderes mehr bietet.« Gerrard wusste, wovon er sprach.

»Er hat mehr von uns gelernt, als wir dachten. Wie hätte er sonst den Kontakt in der Firma gefunden?«, sinnierte Ivan.

Gerrards Laune verfinsterte sich wieder. »Das glaubst du ihm? Wie hat er ihn gefunden? Er wird wohl kaum ein Bier mit ihm getrunken haben. Bleibt nur das Internet, und das ist trügerisch. Oder er lügt.« Gerrard hoffte, dass er log. Denn falls er tatsächlich versuchte, ihn nachzuahmen, könnte das sein geduldig und sorgfältig gesponnenes Netz stören, und er hasste Leute, die ihm in die Quere kamen.

»Und wenn er es doch geschafft hat?«, fragte Ivan. »Denk nur an die Möglichkeiten, die sich uns damit bieten würden.«

Wandte Ivan ihm absichtlich den Rücken zu, damit er dessen Gesicht nicht sehen konnte?

»Möglichkeiten bietet nur ein sorgsam aufgebauter Kontakt an der richtigen Stelle«, sagte Gerrard. »Solch eine Person hat Viktor nicht. Diejenigen, die wirklich etwas in der Firma zu sagen haben, sind sehr integer. Es ist schwer, an sie heranzukommen, wenn man nicht nachhilft. Und genau das muss gut durchdacht und vorbereitet sein, sonst fällt es auf einen selbst zurück. Er hat gar nichts!«

»Mag sein, dass er sich irrt. Dass er lügt, glaube ich nicht. Das hat er nicht nötig. Vielleicht lässt sich nicht sofort verwenden, was er hat, aber möglicherweise ist es ausbaufähig. Er will mehr lernen, als wir ihm bisher beigebracht haben.« Ivan betrachtete die Frauenfigur aus Obsidian, die trotz oder gerade wegen ihrer Schlichtheit und natürlichen Proportionen die Blicke aller auf sich zog, die dem Schreibtisch nahe genug kamen, um sie betrachten zu können.

Gerrard stand auf und ging zu Ivan, weil er es leid war, sich mit dessen Rückansicht zu unterhalten. Er hatte nur Manieren, wenn er wollte. Glich manchmal einer Walze, der alles zum Opfer fiel, was ihr im Weg stand. Andererseits hatte er Geschäftssinn, wusste, wer ihm nützen und wer ihm schaden konnte. Feingefühl fehlte ihm meistens. Dafür war er umso scharfsinniger und hatte einen Blick für die großen Zusammenhänge in Politik und Wirtschaft und wusste, wie er sie für sich nutzen konnte. »Je mehr Freiheiten wir ihm lassen, desto mehr tut er, wonach ihm gerade der Sinn steht. Er schadet uns damit, und natürlich hat er kein schlechtes Gewissen, aber wenigstens uns gegenüber muss er sich loyal verhalten.«

Endlich drehte sich Ivan um und sah nicht mehr so dreist und entschlossen aus wie sonst. »Das ist unsere Schuld. Wir haben ihn scharf gestellt, auf ein Ziel angesetzt und lassen ihn nun kurz hinter der Frontlinie versauern.«

»Also müssen wir ihm dringend beibringen, Geduld zu haben«, sagte Gerrard. »Dass Aufträge manchmal abgeblasen werden. Dass nicht er sie erteilt oder sie sich aussucht, sondern dass er Befehle erhält, die er zu befolgen hat.«

Ivan hob die Augenbrauen. »Herrje, Gerrard! Du kommst ja richtig in Fahrt. Wie lange habe ich das schon nicht mehr erlebt.«

Gerrard ließ sich nicht ablenken. Stattdessen behielt er Ivan fest im Blick, der letztlich nur Rücksicht auf sich selbst nahm und Gerrards Fähigkeiten nicht nur als Feuerwehr, sondern auch als Aufräumkommando in Anspruch nahm. Wenn er glaubte, Gerrard würde nun genauso hinter Viktor aufräumen, dann hatte er sich geschnitten.

Der Bengel war unverschämt und unbesonnen. Er war es gewohnt, in einer geschützten oder von der Öffentlichkeit wenig beachteten Umgebung im Ausland zu arbeiten. Hier aber erregten seine Methoden zu viel Aufmerksamkeit.

»So darf es nicht weitergehen.«

Ivan schob die Hände in die Hosentaschen und nickte knapp.

»Okay, er ist zu unbändig.« Ivan strich der Frauenstatue wie Viktor über den Rücken. »Ich frage mich, ob er ein anderer geworden wäre, wenn er später hierhergekommen und von einer oder zwei festen Bezugspersonen aufgezogen worden wäre statt von Kindermädchen, Pflegern und Trainern.« Ivan sah aus den Fenstern in die weite Ferne.

Gerrard hatte das Gefühl, dass sein Freund und Geschäftspartner ihm etwas Wichtiges verheimlichte.

4.

»So ein Unsinn!«, rief Frauke. Es klang eher verzweifelt als ungläubig.

Alice starrte durch die gläserne Terrassentür nach draußen, die Hand auf der schorfigen Stelle ihres Arms. Die Nachmittagssonne stand schon tief, und die Büsche und Bäume im Garten warfen lange Schatten über den Rasen.

Die Plissees an den bodentiefen Fenstern waren hochgezogen, nur das an der Terrassentür nicht.

Gedankenverloren berührte sie ihre Uhr, schaute jedoch nicht hin, weil sie die Stelle an ihrem Arm nicht sehen, nicht wahrhaben wollte. Sie ignorierte das Jucken und Spannen ihrer Haut. Versuchte, die Bilder beiseitezuschieben, die sich wieder an die Oberfläche wühlten. Pillen und Spritzen, Viktors stählerne Augen, Vaters abschätziger Blick und die Art, wie Mutter durch sie hindurchsehen konnte. Ihre eigenen Hilferufe und die der anderen, die sie oft nicht hatte hören, aber fühlen können. Sie schickte ihre Erinnerungen mühsam in das Loch zurück, aus dem sie gekrochen waren.

»Wie kann das sein? Clio muss sich irren«, sagte Frauke und sah über Simons Schulter hinweg auf den Bildschirm.

Alice hörte weg, zog sich in ihre innere Welt zurück, in der ihr niemand wehtat, sie niemand verließ und in der sie geliebt wurde und selbst lieben konnte.

»Sie hat es mehrmals gegengeprüft und ist sich absolut sicher.«

»Vielleicht war die Probe verunreinigt.«

»Was sagen deine Augen dir?«

»Verdammt!«, fluchte Frauke und murmelte vor sich hin, während sie zur Terrassentür ging und in den Garten hinausstarrte.

Geh von der Glastür weg, Frauke.

Irgendetwas da draußen lenkte Alice' Aufmerksamkeit auf den Garten, dessen Büsche und Bäume vor den neugierigen Blicken der Nachbarn schützten, die ihrerseits ihre Gärten, Terrassen und Gewächshäuschen hinter Hecken und Zäunen verbargen.

Und während die Luft in dem großen Wohnzimmer immer dichter und schwerer zu werden schien, legte Frauke eine Hand auf den Türgriff.

Alice wollte sie daran hindern, denn von draußen kam nichts Gutes. Aber der Raum entfernte sich von ihr in dem Maße, in dem sie selbst immer tiefer glitt.

Frauke zögerte lange. Bis sie kurz entschlossen den Türgriff losließ und das Plissee hochzog.

»Was glaubst du, Alice?«, fragte sie und drehte sich zu ihr um.

Alice hörte sie nur als fernes Echo, doch der Klang ihres Namens zog sie zurück an die Oberfläche.

»Ich?«

»Du.«

Alice blinzelte und ordnete ihre Gedanken.

»Ich weiß nicht, woher das kommen könnte, aber ich weiß, dass ich nicht nur Gespenster gesehen und imaginäre Geräusche gehört habe. Manches mag meine Angst verzerrt haben, doch vieles war wirklich da.«

»Du hältst dich nicht für schizophren?«, fragte Simon und überhörte Fraukes Räuspern.

»Mir ist klar, dass etwas mit mir nicht stimmt«, antwortete Alice, schluckte und vermied den Blick auf ihren Arm, genauso wie den in Simons Augen. »Das ändert jedoch nichts daran, dass sie mich belogen haben.«

Simon sah sie einen Moment stumm an. Dann drehte er sich um und setzte sich wieder an seinen Computer. »Finden wir also die Wahrheit heraus.«

Frauke stand auf und ging in die Küche.

Während sie mit Porzellan klapperte, Schränke öffnete und wieder schloss, den Wasserkocher laufen ließ und Geschäftigkeit verbreitete, fühlte Alice sich, als säße sie allein auf einer kleinen Insel inmitten eines Ozeans.

Von ihrem Sessel aus sah sie den Schatten zu, die sich zäh durch den Raum bewegten, während der große Flachbildfernseher schwarz und still an der Wand klebte.

Frauke stellte eine Kanne Tee und Tassen auf den Tisch.

Die Zeit im Wohnzimmer verging anders, mal langsamer und dann wieder schneller, als wollte man sich bestimmte Szenen eines Films in Zeitlupe ansehen und den Rest vorspulen.

Die Zeit floss durch ihr Bewusstsein und daran vorbei. Nur zwischendurch hielt sie etwas fest, wie den Teller Kekse, der plötzlich auf dem Tisch stand, oder einzelne Lampen, die unvermittelt aufleuchteten und die Schatten in die Zimmerecken scheuchten.

Sie selbst hätte den ganzen Raum mit Licht geflutet, vielleicht mehr, um sich selbst zu erhellen, und weniger, um die Schatten zu vertreiben, in denen sich nur noch Dunkelheit verbarg – sonst nichts.

Frauke nahm neben ihr Platz, blätterte in einem kanariengelben Schnellhefter und steckte sich einen Keks in den Mund.

Der Tee dampfte in ihren Tassen und duftete nach Pfirsich,

während draußen ein Hund bellte und rappelnd eine Mülltonne über Pflastersteine gerollt wurde.

Frauke erwähnte murmelnd die Müllabfuhr, blieb jedoch sitzen.

Nach einer Weile klappte sie entnervt den Schnellhefter zu, auf dessen Deckblatt Alice' Name stand. »Simon, du müsstest doch wissen, ob und wie ein Medikament so etwas auslösen kann.«

Alice horchte auf Motorengeräusche, aber alles, was sie hörte, war ein fernes Flugzeug.

»Eben nicht, verdammt noch mal!«, fluchte er so laut, dass sie zusammenzuckte und Frauke ein »Huch!« entfuhr.

Er schloss die Augen und fuhr sich mit der rechten Hand von der Stirn bis zum Nacken durch die Haare. »Ich habe in den letzten Stunden nichts anderes getan, als nach einer Lösung zu suchen, aber es gibt keinen Wirkstoff, der so etwas auslösen kann.«

Frauke starrte einen Moment auf ihren Tee, von dem mittlerweile kein Dampf mehr aufstieg. »Vielleicht ist es eine Immunantwort. Wie in unserem Forschungsprojekt.«

Alice sah Frauke an und überlegte, ob sie darüber gesprochen hatten.

»Ach, entschuldige Alice. Man kann heutzutage bestimmte Genprodukte, die ein Körper nicht oder nicht in genügender Menge produziert, künstlich herstellen, indem man ein menschliches Gen kloniert und es dann über die sogenannte Expressionsklonierung zur Produktion des gewünschten Genprodukts veranlasst.«

»Klonen?«, fragte Alice und legte ihre Arme um sich.

»Ja, nur ein Gen reicht nicht, um ein Medikament herzustellen. Das Problem ist, dass diese Gene dabei mutieren können. Das ist ein ganz normaler, allerdings unerwünschter Vorgang, denn die daraus gebildeten, veränderten Proteine können das Immunsystem reizen. Wir haben uns viel mit den

Prüfverfahren beschäftigt, um solche Verunreinigungen zu finden und auszusortieren.«

Je länger Frauke sprach, desto mehr gestikulierte sie und desto mehr leuchteten ihre Augen.

»Das mag alles sein, Schwesterherz, aber bei unserer Arbeit ging es um eine Krankheit, die von nur einem defekten Gen verursacht wird. Alice leidet unter Schizophrenie.«

»Irgendwo muss man doch ansetzen. Vielleicht haben sie herausgefunden, welches fehlende Protein bei der Schizophrenie eine Schlüsselrolle spielt, und es künstlich hergestellt. Vielleicht reicht das schon, um eine polygene Krankheit wie die Schizophrenie wenigstens bis nahe an die Beschwerdefreiheit zu behandeln. Vielleicht haben wir nur deshalb Prednisolon gefunden. Es schwächt das Immunsystem. Wie Opioide.«

»Dafür werden Opioide nicht eingesetzt«, beharrte Simon.

»Wer weiß, was sich die Leute von GP-Tech dabei gedacht haben«, sagte Frauke. »Vielleicht haben sie insgesamt eine therapeutisch nützliche Wirkung festgestellt oder es einfach nur als Möglichkeit erprobt und wieder abgesetzt.«

Frauke begeisterte sich mehr und mehr für das Thema und weniger für Alice. Sie war plötzlich nur noch ein Objekt, über das sie sprachen, eine Krankheit, ein wissenschaftliches Projekt – kein fühlender, denkender Mensch mehr.

Was war mit ihrem Schmerz? Ihrer Angst? Die einen wollten wissenschaftlichen Fortschritt, die anderen den Profit, und wieder andere weideten sich an ihrem Schmerz. Das war nicht fair. Sie experimentierten mit ihrem Körper und ihrem Geist. Mit sich selbst würden sie das nicht machen lassen.

»Das hört sich alles toll an, aber es funktioniert nicht«, konterte Simon, sah gedankenverloren zur Haustür und horchte. Er rieb sich das Kinn, das schon wieder Stoppeln ansetzte.

»Ich möchte doch nur herausfinden, was hier los ist.« Frauke seufzte, sah Alice an und blinzelte. »Wir wollen dir helfen – wirklich.«

Sie fühlte sich ertappt und schlug die Augen nieder.

Um der Freiheit willen war sie geflohen, um ein besseres Leben zu finden. Aber sie konnte ihrem Schicksal nicht entkommen, denn egal, wie schnell sie lief, vor sich selbst konnte sie nicht davonlaufen.

»Keine Bange, Alice, wir haben es so weit gebracht und werden es auch noch ein Stück weiter schaffen«, sagte Frauke und berührte flüchtig ihre Schulter.

Das sagten Freunde, oder? Es gab ihr Hoffnung. Außerdem war sie weiter gekommen als alle ihre Leidensgenossen und weiter, als sie es selbst für möglich gehalten hatte.

»Gab es früher schon mal solche Veränderungen?« Frauke deutete auf ihren Arm.

»Nicht solche.« Sie dachte nach. »Als Kind hatte ich Neurodermitis, und meine Mutter hat oft erzählt, dass sie in den ersten Jahren ständig mit mir nach Buchholz fahren musste, weil ich – im Gegensatz zu meinem kleinen Bruder – oft krank war. Irgendwann haben dann die Medikamente geholfen. Trotzdem musste ich regelmäßig in die Anstalt.«

»Was ist, wenn sie bereits einen Schritt weiter gedacht haben? Vielleicht mussten sie dein Immunsystem unterdrücken, damit die Therapie wirken kann.«

»Was meinst du damit?«, fragte Simon und stand auf, um seinen Rücken zu strecken.

»Vielleicht haben sie nicht das Genprodukt verabreicht, sondern das Gen selbst.«

»Gentherapie?« Simon machte ein paar Schritte in den Raum, bevor er stehen blieb. »Frauke, überlege doch mal, wie lange wir mittlerweile daran für die Mukoviszidose forschen. Das ist Spekulation.«

»Dann spekuliere ich eben. Bei ein bis zwei zu kompensierenden Defekten würde ich die Ex-vivo-Strategie wählen, dir also Zellen entnehmen, in Kultur geben, dort mit dem Zielgen substituieren und diese wieder reinplantieren. Bei mehr zu kompensierenden Defekten würde ich vielleicht die In-vivo-Strategie wählen. Vor neunzehn Jahren gab es noch nicht die CRISPR/Cas-Methode, die man heute nutzen könnte.«

»Was ist CRISPR/Cas?«, fragte Alice.

»Das ist eine Methode, mit der man viel schneller und einfacher als früher bestimmte Genabschnitte finden, heraustrennen und ersetzen kann.«

»Bleibt das Problem, dass sie die Genorte gefunden haben müssten.«

»Sie haben etwas gefunden, Simon. Betrachte alles, was bislang geschehen ist. Sie verstecken etwas vor uns, vor allen. Ich weiß es! Und du weißt es auch.«

»In-vivo?«, fragte Alice.

Die Geschwister wandten sich wieder ihr zu.

»Dabei wird die DNA, die man im Organismus haben will, über eine Art Fähre direkt dorthin gebracht, ohne den Umweg über eine Zellkultur. Dort werden manche in Zellen eingebaut, stellen das gewünschte Genprodukt her und kompensieren so den Defekt.«

»Was hat das mit meiner Haut zu tun?«

»Es gibt Hinweise, dass das Immunsystem unerwünscht auf die Therapie reagieren kann und manche Fähre selbst für den Patienten gefährlich wird. Man benutzt dazu zum Beispiel Viren, denen die Virulenz genommen wurde. Leider erlangen sie diese manchmal zurück. Außerdem kann ein Einbau der eingeschleusten DNA an falscher Stelle eine Tumorbildung verursachen. Und man muss beide Therapien ständig wiederholen, weil sich der Effekt mit der Zeit verliert.«

»Das klingt gefährlich und – unnatürlich«, meinte Alice, zog die Beine an den Körper und umschlang sie mit den Armen.

»Vor allem klingt es in deinem Fall unmöglich, wenn man bedenkt, dass die Schizophrenie nicht nur aufgrund mehrerer Gendefekte, sondern auch bedingt durch Umwelteinflüsse ausbricht«, entgegnete Simon, machte einen Bogen um das Sofa, ging zur Haustür, prüfte das Bild der Videokamera und kehrte dann zurück zum Schreibtisch.

»Heutzutage muss man nicht mehr jede Krankheit heilen«, sagte Frauke. »Das HI-Virus lässt sich zum Beispiel so gut behandeln, dass die Patienten fast beschwerdefrei alt werden können. Vielleicht reicht es, an einer oder wenigen Stellen korrigierend einzugreifen.«

»Vielleicht«, sagte Simon.

Simon wollte sich gerade wieder setzen, doch der Piepton einer E-Mail ließ ihn auf halber Höhe verharren. Seine Hand schwebte einen Moment über der Tastatur, bevor er das Mousepad bediente.

»Unmöglich«, flüsterte er, ließ sich auf den Stuhl fallen und wurde kalkweiß. »Alice hatte Phenylketonurie, als sie zu uns kam.«

»Das ist eine schwere genetische Erkrankung.« Frauke stand auf und eilte zu ihrem Bruder, um ihm über die Schulter zu sehen. »Das hätten wir längst bemerkt.«

»Ich weiß, aber es war nur in der ersten Probe vorhanden, aus der zweiten ist es schon wieder verschwunden.«

5.

Mit den Händen in den Hosentaschen schritt Gerrard über das blanke Parkett. Der Konferenztisch mit den um ihn stramm stehenden Stühlen schien in der Dämmerung zu schweben. In dessen Mitte thronte eine abstrakte Glasskulptur, in deren schwarz-weißen Schnüren ein einzelnes blutrotes Band zu ertrinken drohte.

Weit weg am Horizont zuckte ein Blitz durch die tief hängende Wolkendecke. Gerrard wartete auf den Donner, doch er kam nicht.

Zu weit weg, dachte er und setzte sich auf den ledernen Sessel, während Ivan sich gegenüber auf der schwarzen Couch niederließ und die Arme zu beiden Seiten auf der Rückenlehne ausbreitete.

Im Gebäude war Ruhe eingekehrt. Nur die ständige Besetzung war noch anwesend. Das Pflegepersonal hatte bereits gewechselt, der Wachwechsel stand bevor.

Hier in Ivans Büro war von alledem nichts zu hören.

»In ein, zwei Stunden wissen wir, was auf Viktors USB-Stick gespeichert ist«, sagte Gerrard, goss sich Mineralwasser aus einer Karaffe in sein Kristallglas und trank einen Schluck. Schön kalt.

»Ich weiß, dass du dir Sorgen machst, Gerrard, aber du nimmst Viktors Eskapaden viel zu ernst. Er ist jung. Testet seine Grenzen aus. Wir selbst testen seine Grenzen.«

Gerrard stellte sein Glas weg und rieb die vom Kondenswasser feuchten und kalten Fingerkuppen aneinander. »Meine Vorsicht hat uns schon mehr als einmal vor einer Katastrophe bewahrt. Deswegen habe ich mich umgehört – diskret natürlich.«

Ivan schenkte sich ebenfalls Wasser ein, trank jedoch nicht. »Und was wird geredet?«

»Zu wenig.«

»Aus welchem Grund?«

»Sie trauen sich nicht, mir alles zu erzählen.«

»Du wirst es herausbekommen.«

»Natürlich, mit der Zeit. Viel interessanter finde ich, dass Pfleger, Wachleute, praktisch alle unsere Mitarbeiter Viktor fürchten. Mehr als dich und mich.«

»Ha!«, hallte Ivans Stimme durch den Raum. »Das hat er von uns.«

Worin wurzelte Ivans Affinität zu Viktor? Er kam auf viele Ideen, doch keine überzeugte ihn. Beunruhigend.

Ivan kippte sein Wasser in einem Zug hinunter. »Er ist ein außergewöhnliches Projekt, aber kein Mitarbeiter sollte ihn mehr fürchten als uns. Ich dulde keine Unterminierung, solange ich sie nicht befohlen habe.« Ivan unterstrich seine Worte mit dem erhobenen Zeigefinger.

Na bitte, dachte Gerrard. »Deswegen habe ich unseren Mann aus der IT nicht nur auf den USB-Stick, sondern auch auf Viktors Netzaktivitäten angesetzt. Ich will wissen, was er sonst noch alles macht und ob ihm jemand hilft.«

»Kann nicht schaden«, gab Ivan zu.

»Wir sollten ihn zurück zum Training schicken.«

»Unsere Leute sind alle im Ausland.«

»Eben. Wir können die Trainer nicht abziehen, und Viktor hat sich bei den Auslandsaufträgen bewährt, unter ihrer Aufsicht. Wenn er mal über die Stränge schlägt, fällt es dort kaum auf, hier dagegen umso mehr.«

»Vielleicht haben wir ihn doch zu früh eingesetzt«, sinnierte Ivan und starrte auf sein Glas.

»Na ja, man muss es irgendwann probieren«, sagte Gerrard. »Wir arbeiten nach und versuchen es später wieder.«

»Ja, ich denke, du hast recht.« Ivan warf ihm einen kurzen Blick zu, der voller Gedanken und abwesend war, stand auf, ging zur Eingangstür und gab seiner Vorzimmerdame die Anweisung, Viktor zu ihnen zu schicken und dessen Reise vorzubereiten. Ivan setzte Entschlüsse gerne sofort um.

»Das passt gut im Moment. Für das neue Projekt brauchen sie jede Unterstützung, die sie bekommen können.« Warum fühlte er sich genötigt, für diese einzig richtige und sinnvolle Entscheidung zu werben?, fragte sich Gerrard.

Ivan schlenderte zur Hausbar, und da wurde es ihm bewusst: Er wollte ihn nicht überzeugen, sondern aus der Reserve locken. Da war etwas, das er nicht zu fassen bekam, aber hervorholen musste. Um ihrer beider willen.

»Ich hatte gehofft, wir könnten endlich den nächsten Schritt mit ihm gehen«, brummte Ivan, nahm eine Schale voll Eiswürfel, drehte sich um und gefror in der Bewegung.

»Der da wäre?«, fragte Viktor kühl.

Gerrard drehte sich im Sessel ebenfalls um. Sah Viktor vor der geschlossenen Bürotür stehen.

»Wie lange stehst du schon da?«, fragte Ivan mit harter Miene.

»Lange genug, um zu hören, dass ihr den nächsten Schritt gehen wollt.« Viktor schlenderte an Ivan vorbei. »Wie schön für euch.« Sein Lächeln wirkte falsch. Er ließ sich Gerrard gegenüber in den zweiten Sessel gleiten und schlug das rechte Bein so über, wie er es immer tat. Seine Fußspitze zielte auf Gerrard.

Ivans Stimmung verdunkelte den Raum. Er starrte Viktor an, der dem Blick anmaßend standhielt.

Plötzlich schnaubte Ivan belustigt, wedelte mit der freien Hand in Viktors Richtung, sagte: »Setz dich doch«, und nahm selbst auf der Couch Platz.

Kaum dass Ivan saß, ging die Bürotür auf, und die Vorzimmerdame stand verdattert auf der Schwelle.

»Wie sind Sie hereingekommen?«, fragte sie Viktor wieder einmal, wobei ihre Stimme zwischen Empörung und Furcht schwankte.

»Danke, Sie können gehen.« Ivan schickte sie mit seinem Ton wie eine Welle zurück durch die Tür, bevor Viktor antworten konnte.

Gerrard beobachtete Viktor. Dachte er über eine weitere freche Antwort nach? Unter Ivans Blick wich seine selbstgefällige Haltung für einen Moment nervöser Anspannung.

Endlich sah der Bengel ein, dass er sich vorsehen musste. Seine Meinung galt hier nichts.

»Wir brauchen dich für einen Auslandseinsatz«, begann Ivan.

»Welcher Art?«

Gerrard nahm sich einen Eiswürfel und ließ ihn sachte vom Löffel in sein Glas Wasser gleiten.

Viktor bemühte sich um Lässigkeit. Doch hinter dieser Fassade stand er unter Strom.

»Um unser diesjähriges Projekt zu unterstützen.«

»Und Alice?«

Ivans Augen verengten sich. »Um Projekt 22 kümmern wir uns selbst.«

Viktor hob eine Augenbraue.

»Wir werden sie bald ohne spektakuläre Aktionen bekommen«, sagte Gerrard gleichmütig. »Ich habe zwei Mitarbeiter von TENEG so gut wie an der Angel. In ein paar Tagen werden sie uns das Projekt bringen.«

Viktor suchte erst in Ivans, dann in Gerrards Gesicht nach einer Lüge, aber er fand keine.

»In ein paar Tagen könnte es zu spät sein«, warf Viktor ein.

»Inwiefern?«, tat Ivan ihm den Gefallen.

»Ihr habt den Jungen und die anderen aus ihrer Testreihe gesehen. Ihr wird es über kurz oder lang genauso ergehen.«

»Bis jetzt ist sie die positive Ausnahme«, sagte Ivan.

Viktor wippte mit dem Fuß, der auf seinem Knie lag, hielt ihn einen Moment mit der Hand fest, stellte ihn ab.

»Ich kann sie euch innerhalb von vierundzwanzig Stunden auf einem silbernen Tablett servieren, wenn ihr mir freie Hand gebt, ohne großes Aufsehen – lebend.« Er beugte sich vor und sah zuerst Ivan und danach Gerrard eindringlich an.

Er bemühte sich zu sehr. Verbarg etwas. Nur Unsicherheit, oder mehr?

»Bei deinem ersten Einsatz warst du nah genug dran und hast versagt«, provozierte Gerrard.

Viktor ballte die Rechte zur Faust, wollte zuschlagen, fasste sich rechtzeitig. »Die Rahmenbedingungen und Planung waren schlecht. Die Folgen eines Zugriffs hätten deine Fähigkeiten zur Vertuschung womöglich überstrapaziert«, ätzte er.

»Das hatten wir doch schon«, fuhr Ivan dazwischen und wischte das Thema mit der Hand beiseite. Viktor ließ ihn nicht weiterreden. »Stattdessen soll ich einen Spitzel bespitzeln, und selbst da lasst ihr mich nicht vernünftig arbeiten.«

»Nun werd mal nicht frech, Kleiner.« Ivans Geduld war am Ende.

»Nimm dich in Acht«, sagte Gerrard und staunte selbst darüber, dass er sowohl Viktor als auch Ivan meinte.

»Ihr braucht Alice doch vor allem, um eure Spuren zu verwischen.«

Ivan stand ruckartig auf, stützte die Hände auf die Armlehnen von Viktors Sessel und beugte sich mit dem Gesicht so nah zu ihm hinunter, dass sich fast ihre Nasen berührten. »Bilde dir nur ja nichts ein! Du bist nützlich – aber entbehrlich. Und glaube nicht, du könntest tun, was du willst. Mitnichten, mein Lieber! Wir können dich kaltstellen, wo und wann wir wollen.«

Viktor entgegnete den Blick und legte den Kopf schief, um Ivan zu betrachten, wie ein seltsames Tier. Dann beugte er sich tatsächlich noch einen Zentimeter vor.

»Verstanden.«

Ivan richtete sich auf. »Unterschätze mich nicht, Viktor.« Er ging zu dem Sideboard mit der schwarz-weiß marmorierten Vase und der weißen Calla darin, drehte sich um und verschränkte die Hände hinter dem Rücken. »Du sollst natürlich etwas davon haben.«

Gerrard befahl seinen Muskeln, nichts zu tun, während sein Verstand in höchste Alarmbereitschaft geriet.

»Du bekommst ein Gehalt, wie jeder Mitarbeiter hier«, sprach Ivan weiter. »Vielleicht sogar eine Erfolgsprovision.«

»Ach?«

Gerrard hasste es, wenn Ivan solche unabgesprochenen Vorstöße unternahm, aber vielleicht war es richtig, Viktor jetzt schon Geld anzubieten. Es würde ihn ködern und ruhigstellen. Ihm das Gefühl von Wertschätzung geben.

»Damit gehen wir einen Schritt weiter – einen nach dem anderen«, sagte Ivan und wandte sich, gefolgt von Viktors positiv überraschtem Gesichtsausdruck, in Richtung Bar. Diesmal sicher für etwas Stärkeres als Wasser.

Gerrards Blick blieb für einen Augenblick an der Calla hängen. Es schien immer dieselbe zu sein. Konnte es sein, dass Ivan tatsächlich eine künstliche Calla in seinem Büro stehen hatte? Nein, sein exklusiver Geschmack ließ keine Kopie zu. Eher noch würde er sie vom anderen Ende der Welt einfliegen lassen.

»Ich habe ihn längst gefunden«, warf Viktor beiläufig ein. Gerrard tauchte abrupt aus seinen blumigen Gedanken auf und traf auf Viktors bohrenden Blick. Ein bewusst gewählter Moment. Die Fronten hatten sich verschoben.

»Wen?«, fragte Ivan, ohne sich umzudrehen.

»Den Verräter natürlich.«

»Wer ist es?«, fragte Ivan und drehte sich mit verhaltener Kraft zu Viktor um. Die beiden maßen sich mit Blicken.

»Was bekomme ich dafür?«, fragte Viktor, biss die Zähne zusammen, sodass seine Kiefermuskeln deutlich hervortraten, und setzte dann ein Lächeln auf, das jeden Humors und jeder Wärme entbehrte.

Ein Beben ging durch Ivans Körper. Sein Blick fiel auf die Vase, die nur einen Schritt entfernt stand. Mit einem Wurf wäre seine Frage um die Echtheit der Calla beantwortet. Doch Ivan verzog sein Gesicht zu einem Grinsen, das selbst Gerrard erschauern ließ.

»Netter Versuch.« Ivans Stimme trug weit durch den Raum.

Viktor sah auf seine Armbanduhr. Lächelte. »Das war kein Versuch. Was ist er euch wert? Was ist Alice euch wert? Wie nützlich wäre ich eurer Meinung nach wirklich am Arsch der Welt?« Er wurde immer lauter, merkte es und brach ab, bevor sein Zorn überhandnahm.

»Was DU uns wert bist, meinst du eigentlich, oder, Viktor?«, fragte Gerrard.

Viktor ließ für einen Moment die vorgehaltene Maske aus Gleichmut und arroganter Selbstsicherheit sinken und starrte ihn giftig an.

»Ich weiß, was ich wert bin. Ich stelle eure Prioritäten infrage. Wollt ihr Alice? Wollt ihr den Verräter? Dann lasst mich endlich arbeiten.«

Zu Ivans kantigen Gesichtszügen gesellte sich eiserne Kälte. Nun war es an der Zeit, sich in Acht zu nehmen, aber irgendetwas bremste Ivan. Das war neu. Konnte er nicht mehr objektiv über den frechen Bengel entscheiden, weil er ihm schon zu nahe gekommen war?

»Wir bestimmen deine Einsätze, nicht du selbst. Glaub nicht, dass du ohne uns da draußen überleben kannst. Du lieferst uns den Verräter, und danach gehst du dorthin, wohin wir dich schicken.« Ivans Stimme wurde mit jedem Wort leiser und noch tiefer, sodass sie die Luft wie die Saiten eines Basses zum Vibrieren brachte.

Viktors Körper wirkte wie ein gespannter Bogen. Seine Hand wanderte zur Innentasche seiner Jacke. Doch als er merkte, dass Gerrard ihn beobachtete, verschränkte er die Arme vor der Brust und holte seine gleichmütige, arrogante Miene zurück.

Was hatte Viktor vor?

»Wer ist es?«, fragte Ivan ungeduldig. Kein Freund davon, einen Schritt nach dem anderen zu tun.

»Wenn ich es euch verrate, wie schafft ihr ihn beiseite?«

»Was kümmert dich das?«, fragte Gerrard gereizt, wobei seine Stimme etwas höher rutschte. Er merkte es, atmete langsam und geräuschlos tief durch und ließ seinen Ärger los.

»Wenn ihm das Gleiche blüht wie dem vorherigen Geschäftsführer und dem wissenschaftlichen Leiter dieses Ladens, möchte ich nicht in seiner Haut stecken.« Viktor begutachtete die Fingernägel seiner rechten Hand, bevor er zuerst zu Gerrard hochsah und dann Ivan anschaute, als hätte er eine Belanglosigkeit erwähnt.

Ivans Halsvenen pulsierten. Er zügelte seine Wut mit purer Willenskraft, weil er wusste, dass es keine gute Idee wäre, Viktor an die Gurgel zu springen. Viktor spielte mit ihnen, verdammt noch mal!

»Menschen sterben, das kommt vor«, presste Ivan zwischen zusammengebissenen Zähnen vor.

»Es passiert viel Seltsames auf dieser Welt.« Mit Engelsmiene breitete Viktor die Arme zu einer hilflosen Geste aus. »Wer hat zum Beispiel dem verflossenen Geschäftsführer die

Blutdrucktabletten verschrieben, obwohl er gar keinen erhöhten Blutdruck hatte? Auch dass er zu einem besonders brisanten Zeitpunkt der Übernahmeverhandlungen verstarb, ist keinem so recht aufgefallen.« Er sah auf seine Armbanduhr. »Der tödliche Tauchunfall des wissenschaftlichen Leiters war einfach Pech – zwei Tage nach dem Tod des Geschäftsführers.«

»Shit happens«, grollte Ivan.

Viktor lachte laut. Er inszenierte. Zu welchem Zweck? Was war in den letzten Tagen passiert? Gerrards Blick wanderte zu Ivans Schreibtisch. Etwas hatte sich verändert. Wo war der Laptop?

Viktor sprang von seinem Sessel auf und stand mitten im Raum, bevor Gerrard auf den Füßen war und Ivan ihm den Weg versperren konnte. Er schlenderte zu Ivans Schreibtisch, während Ivan langsam zu Gerrard ging, der ihn mit einer herunterdrückenden Handbewegung davon abhielt, Viktor den Couchtisch an den Kopf zu werfen.

Der Bengel strich in aller Seelenruhe mit den Fingern über die Tischplatte. »Ich habe ihn vorerst laufen lassen.«

»Was?«, brüllte Ivan, und Gerrard musste seine Schulter packen, um ihn aufzuhalten.

Schon stand Viktor an der Tür, die Hand auf der Klinke, und grinste sie von der Seite an. Er käme nicht lebend vom Gelände. Trotzdem wollte Gerrard ihn nicht aus dem Raum lassen.

»René hat herausgefunden, wie ihr euch diese Firma unter den Nagel gerissen habt.«

»Dieser Fehlschlag?«, platzte es aus Ivan heraus, und er machte Anstalten, Gerrard zur Seite zu schieben.

Sie hatten etwas übersehen.

»Er hat nicht eurem Plan gehorcht, denn er hatte mehr Plan als ihr beide zusammen. Er hat mir geholfen.«

Ivan stieß Gerrard beiseite.

»Ich habe auch Alice laufen lassen, Vater«, offenbarte Viktor amüsiert und sah Ivan mit einem Blick an, der zugleich Feuer und Eis war.

Verblüfft hielt Ivan inne, und sogar Gerrard verlor die Fassung: »Was zum Henker soll das?«, rief er eine Oktave höher.

Ivan stand da wie eine Statue.

»Sag mir, dass du nicht die erste aller Regeln gebrochen hast«, fauchte Gerrard.

Ivan schwieg.

Gerrard schloss die Augen und unterdrückte den Impuls, ihm das Nasenbein zu brechen und hoch bis ins Hirn zu schieben.

6.

Als Gerrard die Augen wieder öffnete, begegnete er einem Hauch von schlechtem Gewissen in Ivans Blick. Oder war es eine Art Sehnsucht? Eine, die Gerrard fremd war.

Sie erinnerten sich, wo sie waren, und sahen gleichzeitig zur Tür, die offen stand.

Beide rannten los.

Gerrard warf einen Blick zurück zum Schreibtisch. Der Laptop war noch da. Was also fehlte?

In der Tür prallten sie mit Ivans Vorzimmerdame zusammen. Ihr Blick war nach hinten in ihr Büro gerichtet, sodass sie erschrocken nach Luft schnappte, als Ivan und Gerrard auf sie brandeten.

Ivan ergriff im Gehen ihre Schultern und schubste sie

unsanft zur Seite, sodass sie rückwärts gegen ihren Schreibtisch taumelte und der Computerbildschirm gefährlich ins Wanken geriet.

»Lösen Sie sofort Alarm aus! Dann haben Sie heute wenigstens irgendetwas Sinnvolles getan«, brüllte Ivan, während er mit dem Finger in die Luft vor ihrer Nase stach. Abwehrend hob sie die Hände.

Vor der Tür zum Flur blieben sie stehen und sahen nach links und rechts. Der Alarm ertönte.

Von Viktor keine Spur.

Auch sonst war da niemand, außer ihnen beiden. Auf diesem Gang arbeiteten nur wenige Auserwählte. Offenbar keine Überstunden heute.

»Woher weiß Viktor, wovon ich nie gedacht hätte, dass du es tatsächlich tust?«, zischte Gerrard.

»Wir reden später darüber. Zuerst will ich diesen kleinen Heuchler in die Finger bekommen, um ihm die Scheiße aus dem Hirn zu prügeln.«

Gerrard hob eine Augenbraue.

»Prügeln zu lassen«, brummte Ivan.

Sie wandten sich Richtung Wachraum.

Die Flure waren hell erleuchtet, der akustische Alarm meldete sich nur noch hin und wieder.

Er blickte auf seine Armbanduhr. Wachwechsel.

Es wunderte ihn nicht, als sie neben drei der Wachleute von der neuen Schicht einem knienden Techniker begegneten, der an der Tür herumwerkelte.

»Was ist hier los?«, fragte Ivan genervt, und aller Augen richteten sich auf ihn.

»Einer von der letzten Schicht ist vorschriftsmäßig im Raum geblieben, um an die nächste Schicht zu übergeben«, erklärte der Techniker. »Doch bevor sie den Raum betreten konnten, wurde die Tür verriegelt.«

Aus dem Lautsprecher über dem Tastenfeld mit dem Kartenschlitz und dem Handabdruckscanner ertönte eine undeutliche Stimme. Der Techniker gab dem Kollegen auf der anderen Seite knappe Anweisungen. Anschließend arbeitete er abwechselnd an einem per Kabel angeschlossenen Laptop und der Türtastatur.

Gerrard sah zu Ivan, der die Prozedur mit starrem Blick verfolgte, während das Sicherheitspersonal seine Fußspitzen inspizierte.

Endlich klickte der Schließmechanismus, und die Tür wurde aufgeschoben.

Die Sicherheitsleute hasteten am Techniker vorbei und begaben sich an ihren jeweiligen Arbeitsplatz.

Während Ivan ihnen folgte, packte der Techniker zusammen, richtete sich auf und wandte sich an Gerrard: »Die Tür wurde manipuliert und zu einem bestimmten Zeitpunkt ferngesteuert verriegelt. Ich habe die Einstellungen wieder zurückgesetzt.«

»Kann man feststellen, wer es war und wie er es gemacht hat?«

»Man könnte herausfinden, mit welcher Art Gerät die Manipulation durchgeführt wurde. Es muss in unmittelbarer Umgebung oder per Kabel passiert sein, denn über das normale Firmennetzwerk kommt man nicht an die Steuerung.« Auf Gerrards zusammengezogene Augenbrauen entgegnete er: »Wenn man weiß, welches Gerät benutzt wurde, kann man vielleicht feststellen, zu wem es gehört. Dafür brauche ich allerdings Zeit.«

»Machen Sie es.« Gerrard wandte sich zur Tür, drehte sich aber gleich wieder um. »Warten Sie. Könnte er ein Smartphone benutzt haben?«

»Nur, wenn er damit auf eine vorinstallierte Hard- oder Software zugegriffen hat.«

Gerrard entließ ihn mit einem Kopfnicken und notierte sich seinen Namen im Gedächtnis. Eine Sonderzahlung sollte ihn bei Laune halten.

Die Luft in dem großen, mit Technik vollgestopften Wachraum roch verbraucht, obwohl die Klimaanlage lief. Gerrard schloss die Tür und gesellte sich zu Ivan. Vor ihnen saßen die Wachleute an ihren PCs, und an der Wand gegenüber hingen die großen Bildschirme, die sämtliche Kamerabilder vom Gelände und den Gebäuden in Echtzeit übertrugen.

»Was ist mit der Stromversorgung?«, fragte Ivan leise.

»Hier?«, fragte Gerrard.

Ivan nickte.

»Sie ist autark. Selbst wenn er die Hauptversorgung kappt, bleibt uns die Kontrolle. Auch über die Notstromversorgung.«

»Er hat die Tür manipuliert.«

»Die Notstromversorgung ist nebenan, man kommt nur von hier aus in den Raum. Er müsste sie direkt vor unserer Nase ausschalten.«

Ivan blickte sich um und jedem der Sicherheitsleute noch einmal ins Gesicht.

Gerrard glaubte nicht, dass sie mit Viktor zusammenarbeiten würden. Trotzdem war ihnen die Kontrolle ein Stück weit entglitten. Was geschah als Nächstes? Er hatte keine Ahnung. Eine Situation, die er lange nicht erlebt hatte und hasste wie die Pest. Dafür würde er Viktor büßen lassen. Und für seine Frechheit, seine Skrupellosigkeit und die Zügellosigkeit, die er sich nur deshalb leisten konnte, weil er die Konsequenzen nicht fürchtete – nicht zu fürchten brauchte. Er wollte eine angemessene Strafe. Härter als jemals zuvor. Scheißegal, was Ivan dazu sagte.

»Schickt die Einsatztruppe erst in die Räume mit PCs«, befahl Ivan und suchte auf dem Bildschirm der Überwachungskamera weiter nach Viktor. »Wo ist er?« In seiner Stimme schwang eine Drohung mit, die die Mitarbeiter die Köpfe einziehen ließ.

»Dritte Etage im Hauptgang, bleibt vor Büro Nummer zehn stehen«, meldete der dünne weißblonde Mitarbeiter am PC ganz links.

»Schicken Sie die Truppe hin«, bellte Ivan.

Cameron würde sich sicher freuen, wenn er die Knöpfe für den Erziehungsraum drücken dürfte, der Viktor früher schon auf den richtigen Weg zurückgebracht hatte. Hauptsache, Cameron behielt jetzt erst mal die Nerven.

»Verdammt! Er hat die Kamera an der Ecke lahmgelegt«, sagte der Dünne.

»Wie?«, fragte Ivan.

»Es ging zu schnell.«

Bevor Ivan noch wütender werden konnte, meldete schon der nächste Mitarbeiter: »Steht vor Büro Nummer zwölf. Signal verloren.«

»Was?«, knallte Ivans Stimme über ihre Köpfe hinweg.

»Manche Räume sind blockiert«, gab der Dünne zu bedenken.

Gerrard tauschte mit dem Wachmann vor ihm kurz den Platz, um am PC die Sperren aufzuheben. Dabei kramte er in seinem Gedächtnis, wer in Büro Nummer zwölf arbeitete. Er konnte ihn vor sich sehen: Dennis Scheffler. Biochemiker. Seit zwei Wochen krankgeschrieben, spezialisiert auf Krebsforschung. Er konnte noch an einer Tagung teilnehmen, bevor bei ihm selbst die Krankheit diagnostiziert wurde. Jetzt kämpfte er nicht mehr nur beruflich, sondern auch privat dagegen.

Was wollte Viktor ausgerechnet vor diesem Büro? Was wusste er über die Abläufe bei einem Alarm?

Es kribbelte ihn im Nacken, als er an den letzten Alarm – den Fehlalarm – dachte. War das seine Vorbereitung gewesen?

»Wir haben ihn, Büro Nummer fünfzehn«, meldete ein Mitarbeiter, und seine Stimme klang dabei erleichtert.

Wie war Viktor unbemerkt drei Büros weitergekommen? Sie sahen konzentriert auf den Bildschirm, da die Truppe in der dritten Etage angekommen war.

»Zugriff«, befahl Ivan und verschränkte die Hände hinter dem Rücken.

In dem Büro arbeitete der IT-Spezialist, den er auf Viktor angesetzt hatte.

»Sie sollen vorsichtig sein«, sagte Gerrard. »Es könnte eine weitere unbeteiligte Person im Raum sein.«

Ivan warf ihm einen irritierten Blick zu. »USB-Stick«, sagte Gerrard. Ivan verstand und brummte mürrisch vor sich hin.

»Wie sollen sie vorgehen?«, fragte der Wachmann vor Gerrard, der den Kontakt zur Einsatztruppe hielt.

Ivans Blick war so säuerlich wie seine Laune. Er überließ es Gerrard zu antworten: »Scharfe Munition nur im Notfall.«

Der Wachmann nickte und gab es weiter.

Es roch zunehmend nach Schweiß. Über Funk waren jetzt keine Stimmen mehr zu hören, nur noch Atmen und diffuse Bewegungsgeräusche. Gerrard rief sich den Raum mitsamt der Einrichtung in Erinnerung. Das Bild schwebte gleich einem 3-D-Hologramm vor ihm, sodass er gedanklich der Einsatztruppe folgen konnte.

Gespannte Stille. Sie öffneten die Tür. Er sah die Männer als Punkte den Raum betreten. Unmittelbare Umgebung sichern. Ausschwärmen. Um den Schreibtisch sammeln. Ein Ausruf: »Hände hoch!« Stille. »Mach mal jemand das Licht an.« Ein gemurmeltes »Scheiße!«.

»Wir haben einen Toten.«

»Verdammt«, fluchten Gerrard und Ivan gleichzeitig, was allerdings nur Ivan verblüffte, weil Gerrard so gut wie nie fluchte und weil sie nicht denselben Mann für tot hielten. Ivans Blässe wich daher schnell wütender Röte.

»Es ist einer aus der IT«, meldete Cameron. »Er hat ein verdammt großes Loch im Rücken. So 'ne Scheiße!«

»Woher hat er die Waffe?«, fragte Ivan.

»Das Kaliber ist zu groß für die Waffen, die wir benutzen«, gab der Einsatzleiter durch.

»Dann kann er sie nicht aus unserem Bestand haben«, erwiderte Gerrard. »Und er muss ihn schon früher getötet haben, sonst hätten wir den Schuss gehört.«

»Schalldämpfer?«, fragte Ivan den Einsatzleiter.

»Hätten wir vermutlich auch mit Unterschallmunition gehört. Außerdem ist der Pulvergeruch bereits verflogen.«

»Befindet sich am Computer oder in der Nähe ein USB-Stick?«, fragte Gerrard.

»Ich sehe keinen.«

Er würde selber danach suchen müssen. Doch das musste jetzt warten, obwohl es ihn in den Fingern juckte.

»Haben wir eine Hülse?«

»Nein. Tippe auf einen Revolver. Da bleibt sie in der Trommel.«

»Da ist er. Beim Lastenaufzug, dritte Etage«, rief der Dünne.

»Wieso taucht er da erst wieder auf?«, grollte Ivan.

Ja, warum? Das System sollte dafür sorgen, dass man ihn nicht übersehen konnte. Seine Fähigkeiten reichten doch hoffentlich nicht so weit, dass er auch das manipulieren konnte?

Eine der Kameras erfasste ihn kurz im Vorbeilaufen.

»Kamera fünfzehn liefert kein Bild«, meldete jemand.

»Verdammt!«, fluchte Ivan.

»Er kommt nicht weit«, sagte der Dünne. »Die zentralen Innentüren sind verriegelt und die Außentüren ebenso. Wir haben gerade eine davon für das Einsatzteam geöffnet.«

Gerrard entspannte sich etwas. Die wichtigsten Türen konnten jetzt nur noch von hier aus oder von Ivan und ihm direkt geöffnet und verschlossen werden.

»Alarmton am Lastenaufzug«, meldete das Einsatzteam. »Die Fahrstuhltüren sind blockiert.«

Ein hoher, nervtötender Ton drang durch die Lautsprecher.

Gerrard nahm dem Wachmann das Headset vom Kopf und befahl direkt, ohne Ivan anzusehen: »Seien Sie vorsichtig und halten Sie auch die scharfe Munition bereit.« Viktor hatte die Grenze der Toleranz überschritten.

Er gab dem Mitarbeiter vor ihm das Headset zurück. Über eine Kamera konnten sie nun mitverfolgen, wie sich der Trupp auf die Fahrstuhltüren zubewegte, die ständig versuchten, sich zu schließen, und doch wieder aufglitten.

Die Kamera, die direkt auf den Fahrstuhl ausgerichtet war, hatte Viktor lahmgelegt. Die andere Kamera zeigte in einem spitzen Winkel den Flur, durch den sich jetzt die Wachleute bewegten. Dicht an die Wand gedrückt. Mit den Waffen im Anschlag.

Vor den zuckenden Türen gingen sie in Stellung. Zwei Männer rückten langsam vor. Ein dritter und ein vierter folgten. Ihre undankbare Aufgabe war es, durch die Deckenluke zu spähen, um nachzusehen, ob Viktor sich auf der Fahrstuhlkabine versteckte.

»Er ist nicht hier«, meldete einer von ihnen. »Die Türen waren mit einem Holzkeil blockiert.«

»Er ist draußen«, sagte ein anderer.

»Was?«, brüllte Ivan.

»Wie?«, fragte Gerrard.

»Nicht durch die Türen, die sind alle verriegelt.«

»Luftschächte, Keller, Kanalisation?«, fragte Ivan und ballte die Fäuste.

»Oder die Tür«, erwiderte Gerrard, zog sein Jackett aus und erntete dafür einen verblüfften Blick von Ivan. Stil hin oder her – er schwitzte.

»Er läuft zur Baustelle.«

»Entriegeln Sie die Türen und schicken Sie den Trupp hin – sie sollen scharfe Munition laden«, befahl Gerrard.

Ivan griff nach einem Becher und warf ihn gegen die Wand neben der Tür. Zum Glück war er leer, und die Splitter verfehlten die Technik.

»Was ist mit dem Keller, ist dort alles unter Kontrolle?«, fragte Gerrard.

»Alle Türen dicht, Kameras online, jeder auf seinem Posten.«

»Immerhin«, grollte Ivan. »Warum interessiert dich der Keller?«

»Ich muss wissen, was er vorhat. Wenn ich sein Ziel kenne, kann ich ihm voraus sein.«

Im Moment reagierten sie nur. Gerrard hasste das. Wollte die Kontrolle zurück.

»Hoffen wir, dass sein einziges Ziel ist, uns vorzuführen«, sagte Ivan.

»Ich fürchte, er hat etwas Größeres vor«, erwiderte Gerrard.

Nun starrten sie beide düster vor sich hin, während sich alle anderen wieder auf ihre Aufgaben konzentrierten und so taten, als hätten sie nichts gehört.

Das Außengelände war gut beleuchtet, und sie konnten sehen, wohin sich der Trupp bewegte. Jeder war anders gekleidet, und sie rannten nicht in Kampfformation herum. Es galt, niemandem auf die Nase zu binden, dass sie eine solche Einsatztruppe hatten. Das war nicht üblich bei medizinischen Forschungsunternehmen.

Das nächste Gebäude und die nächste öffentliche Straße jenseits der Zäune waren zwar ein gutes Stück entfernt, und reichlich Vegetation verdeckte die Sicht. Trotzdem konnte es passieren, dass jemand etwas sah, was er nicht sehen sollte. Und das auch gleich mit dem Smartphone filmte und postete.

Auf dem Hauptbildschirm erschien das halb fertige neue Laborgebäude. Die Truppe näherte sich vorsichtig. Bisher war kein Schuss gefallen.

Ivan trommelte mit den Fingern auf dem Tisch.

Sie sahen die stummen Befehle des Einsatzleiters und Mann für Mann in dem Gebäude verschwinden.

Dort drinnen gab es noch keine Kameras.

»Was, zum Teufel …«, hörten sie leise über die Lautsprecher.

Ein ohrenbetäubender Knall erschütterte den Raum. Aus allen Öffnungen des Gebäudes flogen Staub und Glassplitter. Über die Lautsprecher drang das pure Chaos in einer Mischung aus Flüchen, Schreien, Knirschen und Scheppern zu ihnen. Ivan und Gerrard wechselten einen entgeisterten Blick.

»Status?«, fragte der Mann am Mikro.

Keine Antwort, dafür aber ein Schaben und Kratzen.

»Was ist los?«

Schweres Atmen.

»Redet mit mir, Leute!«

»Wir haben einen Toten und drei Verletzte«, meldete der Einsatzleiter.

Alle im Raum erstarrten einen Moment vor Schreck. Es war, als befänden sie sich im Krieg. Dafür hatte keiner von ihnen unterschrieben.

Ivan ballte die Fäuste an den Seiten und knirschte leise mit den Zähnen.

Gerrard bastelte sich in Gedanken bereits passende Geschichten für die Außenwelt, mit denen er sowohl die Explosion als auch den Toten und die Verletzten erklären konnte. Die Mitarbeiter würden seine Geschichte bestätigen und ansonsten schweigen. Noch konnte er alles reparieren.

»Stromabfall äußerer Zaun auf der Nordseite«, meldete der Dünne.

»Nur außen?«, fragte Ivan.

»Ja.«

»Stromabfall innen in Abschnitt Nordwest«, meldete ein anderer.

»Überlappen sich die Abschnitte?«, fragte Ivan.

»Zu einem Teil, ja.«

»Schicken Sie hin, wer laufen kann«, befahl er.

»Wir haben hier etwas, was Sie sich ansehen sollten, Herr Sendhausen«, kam über den Lautsprecher.

In dem Moment, als sich Ivan zu Gerrard umdrehen wollte, fiel sein Blick auf einen der seitlichen Bildschirme. »Da ist er, welche Kamera ist das?«, dröhnte seine Stimme durch den Raum.

»Das ist eine der Außenkameras in Abschnitt Südwest.«

»Wie kann er da sein, wenn das System ihn nicht dort anzeigt?«, fragte Ivan mit drohendem Unterton.

»Stromausfall beider Zäune in Abschnitt Süd.«

»Verdammte Scheiße, schicken Sie ein paar Leute hin«, brüllte Ivan.

Sie konnten zwei bunte Punkte über den großen Bildschirm gen Süden streben sehen.

»Zäune wieder alle unter vollem Strom.«

»Herrlich«, knurrte Ivan.

»Zäune in Ordnung«, meldete die Truppe. »Kein Zeichen von ihm.«

Gerrard schloss die Augen und strich sich mit der Hand über das Gesicht.

»Wir müssen jeden verdammten Winkel durchsuchen lassen«, zischte Ivan.

»Er ist weg, Ivan.«

»Die Zäune sind in Ordnung, hat er gesagt.«

»Er ist weg.«

Ivan wollte noch etwas sagen, wurde jedoch vom Einsatzleiter unterbrochen.

»Wir haben hier etwas, das Sie sich wirklich ansehen sollten, Herr Sendhausen. Ich treffe Sie am Empfang.«

Ivan walzte ohne ein weiteres Wort zur Tür hinaus.

Gerrard griff sich sein Jackett und zog es im Gehen über.

In der Halle angekommen, trafen sie nur den Einsatzleiter, der einen Schuhkarton in der Hand hielt.

»Wir suchen draußen und drinnen alles systematisch ab, aber ich habe das Gefühl, dass er es geschafft hat.«

Ivan starrte ihn böse an.

»Irgendeine Spur von Viktor?«, fragte der erschöpfte Mann Gerrard. Sein Ärmel war voller Blut und sein Gesicht zerkratzt von vielen kleinen Schnitten.

»Nichts.«

Der Mann nickte nachdenklich und reichte ihm den Schuhkarton. »Über den sind wir auf der Baustelle förmlich gestolpert. Er muss ihn extra dort deponiert haben. Wir haben ihn geprüft: keine unmittelbare Gefahr. Aber verwahren Sie das Zeug irgendwo sicher.« Dann drehte er sich um und ging zu denen, die von seinem Trupp noch übrig waren.

Gerrard öffnete den Deckel. Viktor hatte die schwarze Frauenstatue von Ivans Schreibtisch in eine große Portion Plastiksprengstoff gedrückt und ihr ein Band um den Hals geschlungen, an dem ein kleines, verschlossenes Kuvert hing, wie man es sonst für Glückwunschkärtchen verwendete.

Verdammt! Wie viel hatte sich Viktor von dem hochexplosiven Zeug besorgt, dass er einen ganzen Block für seine Spielchen entbehren konnte?

Ivan nahm ihm den Karton ab und wedelte auffordernd mit der Hand.

Gerrard riss das Kuvert auf, und heraus fiel ein kleiner Metallzylinder.

»Scheiße, der Sender!«, kommentierte Ivan den Fund.

Dann faltete Gerrard den beiliegenden Zettel auseinander. Ein Moment der Stille entstand in all dem Chaos, dem Lärm und der Hektik. Die Zeit blieb stehen. Er starrte auf die in Viktors eiliger Schrift aufgelisteten Zugangscodes. DIE Zugangscodes.

Die Zeit zog wieder an. »Wir müssen sofort an unsere Computer«, sagte er, drückte Ivan den Zettel in die freie Hand und ließ ihn stehen.

7.

Viktor duckte sich und verharrte regungslos, als es im Dunkeln schräg voraus leise raschelte.

Ein Igel wühlte sich durch das Unterholz, bemerkte ihn und verschwand in die entgegengesetzte Richtung.

Bodennebel waberte über das Gelände. Die feuchte Kälte kroch ihm unter die Kleidung.

Behände schlängelte er sich zwischen Büschen, einzelnen jungen Bäumen und dichtem Bodenbewuchs hindurch.

Wegen des hell erleuchteten Geländes hinter sich konnte er gut sehen, ohne gesehen zu werden, weil sie ganz woanders nach ihm suchten.

Wieder blieb er stehen, ließ sich blitzschnell fallen und drückte sich auf den Boden. Ein Scheinwerferstrahl glitt über ihn hinweg und wanderte weiter. Der Duft nach Erde, Gras und Moder stieg ihm in die Nase.

Geschmeidig sprang er auf und bahnte sich weiter seinen Weg durch das immer dichter bewachsene Gelände. Warf einen Blick auf seine Uhr. Grinste. Duckte sich hinter eine Uferböschung. Vorsichtig zog er das Smartphone aus der Innentasche seiner Jacke, nahm seine Mütze ab und schob das Gerät so weit hinein, dass er den gedimmten Bildschirm sehen und bedienen konnte, aber fast kein Licht die Umgebung erreichte.

Ein lauter Knall dröhnte durch die kühle Luft und ließ die Pflanzen um ihn herum erzittern, kräuselte die Wasseroberfläche des trägen Baches direkt neben ihm und schickte eine Stoßwelle unter seinen Füßen hindurch.

Die Tiere um ihn herum duckten sich tiefer in ihre Verstecke oder flüchteten verängstigt.

Über das geklaute Smartphone kontrollierte er die angezapften Kameras. Alles lief nach Plan. Er brauchte das Smartphone nicht mehr, deshalb warf er es in den Bach. Vielleicht würden sie es finden und vielleicht sogar einige Daten retten. Das spielte keine Rolle mehr. Was darauf war, durften sie ruhig wissen.

Nützen würde es ihnen nicht.

Er stieg die Böschung hinab, watete an einer flachen Stelle durch den Bach und stieg auf der anderen Seite wieder hinauf. Im angrenzenden Waldstück stand der kleine robuste Geländewagen, den er dort abgestellt hatte. Seine durchnässten Schuhe und Strümpfe tauschte er gegen trockene Turnschuhe. Den nassen Kram warf er in den Beifahrerfußraum.

Camerons Revolver war sperrig, also legte er ihn samt Schulterhalfter ab. Der nutzlose Fleischberg schwitzte bestimmt Blut und Wasser, seit er das Einschussloch gesehen und seine kostbare Knarre nicht mehr unter dem Sitz seines Autos gefunden hatte.

Viktor schloss das Handschuhfach auf, griff nach der Heckler & Koch samt passendem Schulterhalfter und tauschte sie gegen Camerons Baby aus.

Er fuhr mühelos ohne Licht, auch wenn er mit dem spärlichen Mondlicht auskommen musste, das es kaum durch den bewölkten Himmel schaffte. Der holprige Weg schüttelte ihn durch. Es kribbelte ihn in den Fingern. Gas geben. Die Grenzen des Wagens austesten. Seine eigenen auch. Nein, nicht jetzt.

Er orientierte sich an Markierungen, die er extra für diesen Zweck an unauffälligen Stellen angebracht hatte.

Sie kontrollierten nie ernsthaft die Umgebung rund um den Zaun, weil sie so arrogant und dumm waren zu glauben, keines ihrer Projekte würde es jemals bis hierher schaffen.

Er hatte sie eines Besseren belehrt. René und er. Vielleicht würde ihnen nun aufgehen, dass sie den Krüppel unterschätzt hatten – genauso wie sie ihn unterschätzten. Sie maßten sich an, seinen Job besser zu kennen als er selbst. Dabei war er ihnen längst voraus – schon zu Renés Lebzeiten. René hatte Viktor auf den Sender gebracht, der in ihm steckte. Endlich wusste er, warum sie ihm immer zuvorkamen, ihn bei seinen Ausflügen erwischten. Von René wusste er, dass es feste Zeiten gab, zu denen sie den Sender anpeilten. Trotzdem waren sie bei ihren Treffen vorsichtig, suchten unauffällige Arbeitsplätze aus und besorgten weitere Sender. René hatte ihm beigebracht, sich Zugang zu den Computersystemen zu verschaffen und zu programmieren. Wie man seine Überwacher beobachtete und wie man die Systeme nutzte, um sie zu manipulieren. Damit sie nicht einmal ahnten, was hinter ihrem Rücken passierte.

René hatte sich damals die Zeit damit vertrieben, weil ihn niemand schätzte, kontrollierte oder wenigstens bemerkte.

»Ich habe gelernt, den Kopf einzuziehen, mich im Verborgenen zu bewegen. Sie wollen mich nicht sehen, und ich will nicht mehr gesehen werden. Sie warten auf meinen Tod, und der naht. Lass sie nicht wissen, was du alles kannst, Viktor. Nicht, wenn du irgendwann frei sein willst.«

René wäre nie freigekommen, weil er nicht ohne Hilfe

überleben konnte. Er hatte ihr Ziel verfehlt. Deshalb hatten sie die Begabung übersehen, die ihm geschenkt war.

Sie hatten viel geschafft bis zu dem Tag, als sie René erwischten. Zum Glück brachte sie nichts auf Viktors Spur. Auch nicht darauf, dass er und René bereits tief in das Firmennetz und andere Netzwerke außerhalb eingedrungen waren. Sonst wäre Viktor nicht so einfach davongekommen, und René hätte nicht mehr als »misslungen« gegolten.

Genau an diesem Tag manipulierten sie seinen Sender und gleichzeitig das Sicherheitssystem.

Sie wussten um die Gefahren.

Alles lief nach Plan.

Bis sie René holten.

Nach Renés Verschleppung wartete Viktor eine Weile und führte dann fort, was sie begonnen hatten. Er war vorsichtig, testete die anderen Sender, testete, ob die Umprogrammierung seines eigenen Senders funktionierte, den er nun beliebig an- und abschalten konnte. Er ließ sich mehrfach bewusst erwischen. So konnte er die Abläufe bei GP-Tech beobachten, Mitarbeiter unter Druck setzen, einen Plan ausarbeiten und ihn in die Tat umsetzen. Heute. Er spielte jetzt nach seinen eigenen Regeln, und sie würden ihn bezahlen, teuer bezahlen, mit Geld und Respekt.

Und er wusste auch schon, was er ihnen anbieten konnte.

Alice würde in den nächsten vierundzwanzig Stunden zu TENEG fahren. Es war einfach gewesen, an die Informationen zu kommen. Er hatte Gerrard lange genug beobachtet, um zu wissen, wie es geht. Zugegeben, die Anlage von TENEG war weniger gut gesichert als die von GP-Tech, denn es gingen dort immer wieder Leute ein und aus, die nicht zum inneren Kreis gehörten: Reinigungspersonal, Gärtner, Boten und Lieferanten.

Er hatte die Abläufe im Kopf, die Baupläne, die Umgebung, die Zufahrten, die Alarmanlage, die Gewohnheiten der Mitarbeiter, sogar die Pflanzenarten im Garten der Nachbargrundstücke, Größe und Lage des Gewächshauses, einfach alles.

Und nun würde er seinem Vater zeigen, was er konnte.

8.

»Nein, das wirst du nicht«, hörte Alice Frauke zu ihrem Bruder sagen. Alice flüchtete in das kleine Bad, das zu ihrem Zimmer gehörte.

Konnte es noch schlimmer kommen? Erst Haar- und Augenfarbe, dann Reptilhaut und jetzt eine angeborene Krankheit, die nicht im Erwachsenenalter kommen und von selbst wieder verschwinden konnte und es doch tat.

Sie setzte sich auf den Klodeckel und stützte das Kinn auf die Hände.

Im Flur brannte kein Licht, und das spärliche Mondlicht brachte nur Umrisse zum Vorschein. Das Gewitter war am Abend schnell vorübergezogen, die Wolken blieben. Nur selten gaben sie den Blick auf die bleiche Mondsichel frei.

Hier im Halbdunkeln fühlte es sich an wie in der Anstalt bei Nacht, inklusive der kühlen Fliesen.

Allerdings waren die Räume dort schallisoliert. Kaum ein Geräusch drang heraus oder hinein, außer durch die Mikrofone und Lautsprecher. Nur manchmal waren ferne Schreie zu hören gewesen, wie Zugluft, die durch alte Gemäuer streift. Oder hatte sie sich das eingebildet? Vielleicht waren Schmerz und Schrecken in die Poren der Wände eingezogen wie schlimme Erinnerungen, die man nie wieder loswird, sosehr man auch versucht, sie zu vergessen.

Zu viel hatte sie in der Anstalt gehört und gesehen.

Hatte sie es wirklich gehört und gesehen?

Waren die Menschen, die mit und ohne Kinder kamen und gingen, real gewesen? Und die Kinder, die kamen, aber nicht mehr gingen?

Oder hatten ihre Ärzte doch recht und ihr Geist führte manchmal ein Stück auf, das nur sie sah?

Sie hielt es nicht mehr aus und knipste das Licht an.

»Feigling«, zischte sie ihrem Spiegelbild zu und kniff die Augen wegen der Helligkeit zu.

›Gehirnwäsche‹ hatte Clio gesagt.

Ihre Finger verharrten über ihrem dunklen Haaransatz, zitterten, bis sie die Hand sinken ließ und sich in die veränderten Augen starrte.

»Warum?«, flüsterte sie. »Warum ich?«

Ihre Erinnerungen konnten ihr keine Antwort darauf geben. Es gab zu viele Lücken, die sie nicht füllen konnte, zu viele Halbwahrheiten und Lügen, die sie nicht entlarven konnte.

Ihr gespiegeltes Ich ließ den Kopf hängen.

Obwohl sie es vermied wie die Pest, fiel ihr Blick doch auf ihren Arm. Es wurde besser. War das gut? Oder war es ein Aufatmen vor noch Schlimmerem?

Als sie den Blick wieder hob, liefen ihr Tränen über die Wangen.

Sie wollte nicht mehr an etwas Unmöglichem erkranken, nicht mehr ständig etwas anderes werden, sie wollte sie selbst sein, frei und normal, verliebt und glücklich, gesund und hoffnungsvoll. Sie wollte zurück in ihre Träume, zu ihren Hoffnungen, zu der Geborgenheit, die ihr die Wirklichkeit so vehement verwehrte.

Aber als sie sich wieder in die Augen sah, musste sie feststellen, dass sich die beiden Welten nicht mehr einfach trennen ließen. Die Realität konnte wie einer ihrer Träume sein. Sie kannte nun Menschen, die sie beschützten, mit denen sie reden und lachen konnte. Die ihr glaubten. Freunde. Der Umstieg von einer zur anderen Welt wurde schwieriger. Die Grenzen verwischten. Sie lebte mehr und dachte weniger. Fühlte sich selbst mehr als je zuvor und konnte manchmal einfach sein. Unbeobachtet, unkontrolliert. Weder katalogisiert noch manipuliert.

Da war Hoffnung. Die Hoffnung, dass es davon mehr für sie gab. Vielleicht so viel, wie sie brauchte, vielleicht sogar so viel, wie sie wollte. Wenn sie auch vor den Geschwistern floh, würde sie alles verlieren.

Ganz traute sie den beiden nicht. Sie waren Wissenschaftler. Eingebunden in das große Netz, aus dem sie sich zu befreien versuchte.

Trotzdem war sie mit deren Hilfe weiter gekommen als je zuvor.

»Und wohin?«, fragte ihr gehässiges Spieglein. Sie starrte kampflustig zurück.

»Das werden wir jetzt herausfinden«, womit sie dem Spieglein das Licht nahm und sich ihre Augen zunächst wieder an die Dunkelheit gewöhnen mussten, jedoch nur, um sie hinter sich zu lassen und dem blassen Schein aus dem Wohnzimmer zu folgen.

Außer Sichtweite blieb sie stehen und lauschte.

»Clio hat es geprüft und gegengeprüft. Es war da und ist wieder weg.«

»Eine Erbkrankheit kann nicht kommen und gehen.«

»Sag bloß«, gab Simon gereizt zurück.

Frauke durchwanderte den Raum und starrte dabei zu Boden.

»Bei der Haar- und Augenfarbe dachten wir noch, man hätte uns vielleicht reingelegt oder Alice eine Gehirnwäsche verpasst«, flüsterte sie eindringlich. »Wir wurden misstrauisch, als Nina diesen Verdacht mit ihrer Diagnose befeuerte. Aber Reptilhaut?« Ihre Stimme rutschte am Ende in die Höhe. »Eine Schießerei, Verfolgungsjagden und die Überwachung von GP-Tech, die uns in ein sicheres Haus zwingt. Tote und Verrückte, die mit Alice in Verbindung stehen, und eine Erbkrankheit, die kommt und geht, wie es ihr passt? Je mehr Fragen wir stellen und je länger die Sache dauert, desto seltsamer wird sie.«

»Deshalb sollten wir so schnell wie möglich alle zusammentrommeln und besprechen, wie wir weiter vorgehen wollen«, sagte Simon. »Und ob wir das wollen.«

Ob ich wohl ein Mitspracherecht habe?

»So wie bisher kommen wir nicht weiter, Frauke. Wir beide reichen nicht. Dafür braucht es ein Team.«

»Thomas trommelt sie gerade zusammen, hast du gesagt.«

»Ein großes Team.«

Frauke seufzte resigniert.

»Ja, du hast recht.«

Alice kaute an ihrer Unterlippe. Fliehen oder bleiben?

Ihr war, als triebe sie in einer Nussschale bei Dunkelheit und Nebel unaufhaltsam auf einen Wasserfall zu, den sie nicht sah, nur nahen hörte. Gab es Alternativen?

Für einen Moment legte sie die Stirn an die Wand und schloss die Augen. Nein, gab es nicht.

Also straffte sie die Schultern und trat beherzt aus dem Flur ins Wohnzimmer.

Die Geschwister verstummten und drehten sich um.

»Was passiert nun mit mir?«

»Wenn wir das nur wüssten«, erwiderte Simon und sah Hilfe suchend auf seinen Laptop. »Wir müssen ganz von vorne anfangen. Und wir müssen uns Hilfe holen.«

Ihr wurde schwindelig, und sie begann zu schwanken.

Frauke sah es, kam auf sie zu und hielt sie sachte an den Schultern fest.

Der Schwindel wurde zu Wut. Alice schüttelte Fraukes Hände ab, ging zum Sofa und hielt sich an der Lehne fest.

Frauke machte ein paar Schritte auf sie zu, überlegte es sich anders, blieb stehen und hielt ihr besänftigend die Hände entgegen.

»Am Anfang besserte sich dein Zustand zusehends. Aber was jetzt mit dir passiert, gerät außer Kontrolle, und wir können nicht nur zusehen. Deshalb wollen wir unsere Untersuchungen und bisherigen Ergebnisse mit einigen Kollegen besprechen.«

Noch mehr Leute? Noch mehr Ärzte und Wissenschaftler? Hatten die denn nichts Besseres zu tun, als sich mit ihr zu beschäftigen?

»Zunächst die, die du schon kennst.«

»Thomas versucht gerade, sie alle in die Firma zu bekommen«, warf Simon ein.

»Zunächst?«, fragte Alice.

»Na ja, wir wollen nicht gleich den Kreis der Eingeweihten ausdehnen«, antwortete Frauke. »Wenn wir aber weitere Experten brauchen, wird das nötig werden.«

»Kannst du dich vielleicht doch wieder an die Zeit bei GP-Tech erinnern?«, fragte Simon. »Irgendetwas, das uns weiterhelfen könnte?«

Sie kehrte den Blick nach innen. Welche der Erinnerungen konnten ihnen helfen? Welche taten einfach nur weh, und welche brauchte sie vielleicht für später?

»Haben sie überhaupt mit dir über deine Untersuchungen gesprochen? Was sie untersucht haben, wie sie es gemacht haben und warum?«, fragte Simon sanfter.

Sie schüttelte den Kopf. In ihren Erinnerungen verbarg sich gleichzeitig viel und doch wenig. Bilder und kurze Geschichten wurden in ihr Bewusstsein gespült wie Treibgut an einen Strand. Lose Fundstücke.

Sie war von einem Raum in den nächsten geschubst und gesperrt worden. Hatte früh lernen müssen, dass Fragen nicht beantwortet, sondern bestraft wurden. Und ihre Eltern? Die hatten sich von Ivan und Gerrard einlullen lassen. Sie glaubten ihrer eigenen Tochter kein Wort mehr.

Wieder schüttelte sie den Kopf und zuckte resigniert mit den Schultern. Nichts davon war hilfreich.

Simon kniff die Augen zusammen. »Tja, dann müssen wir es wohl selbst herausfinden.«

Und das hieß? Alles zurück auf Start? Ihr wurde übel.

»Wir haben schon jede Menge gute Ideen«, sagte Frauke.

Simon seufzte genervt. »Es kann keine Gentherapie sein, Frauke. Zu viele Gene und andere Faktoren. Und die Probleme mit dem Einschleusen der Therapie-DNA sind noch lange nicht gelöst, auch mit CRISPR/Cas nicht. Wir arbeiten doch selbst daran.«

»Vielleicht hat sie gar keine Schizophrenie und es steckt etwas ganz anderes dahinter«, überlegte Frauke laut.

Ich lüge nicht.

»Sie hat auch keine Phenylketonurie – nicht mehr jedenfalls«, erwiderte Simon bissig und wandte sich ab.

Frauke hob resigniert die Hände.

Das Klingeln des Telefons ließ sie alle zusammenzucken.

Simon nahm ab und hörte einen Moment zu. Bald stritt er sich mit Thomas, sagte unvermittelt: »Wir kommen hin. Bis nachher«, und legte auf.

»Er hat sie fast alle beisammen«, sagte er zu Frauke. »Clio ist gleich dortgeblieben, nachdem wir vorhin die Untersuchungsergebnisse besprochen haben, Ron macht sich auf den Weg. Nur Nina konnte er noch nicht erreichen.«

»Wäre gut, sie dabeizuhaben«, sagte Frauke.

»Worüber habt ihr euch gestritten?«, fragte Alice.

Simon sah sie an, bis sie die Augen niederschlug.

Nein, ich will nicht mehr weglaufen.

Sie zwang sich dazu, seinem Blick wieder zu begegnen.

»Thomas hält ein Treffen bei TENEG für zu gefährlich, er möchte lieber eine Konferenzschaltung. Die wird aber nicht reichen.« Er setzte sich halb auf die Tischkante und verschränkte die Arme vor der Brust.

»Was, wenn sie TENEG weiterhin beobachten, nur unauffälliger?«, fragte Frauke.

»Thomas hat die Umgebung abgesucht. Er ist sich sicher, dass sie abgezogen sind«, erwiderte Simon.

Alice verstand nicht. »Warum will er das Treffen dann nicht?«

Die Geschwister wechselten einen unbehaglichen Blick.

»Er glaubt, dass es auch bei uns eine Person gibt, die laufend Informationen an GP-Tech weiterreicht«, sagte Frauke.

Nein, nein, verdammt!

»Außerdem hat es bei GP-Tech eine Explosion gegeben«, fügte Simon hinzu.

»Eine was?«, fragte sie schriller als beabsichtigt. Vor Schreck hielt sie sich die Hand vor den Mund.

»Es wird gemunkelt, dass das neue Labor in die Luft geflogen ist«, erzählte Simon weiter.

»Ist jemand …?« Sie konnte den Satz nicht beenden.

Simons Blick wurde misstrauisch.

»Das wissen wir nicht«, antwortete Frauke.

»Ich dachte, das Labor wäre noch gar nicht fertiggestellt«, murmelte sie.

Jetzt betrachteten sie beide Geschwister argwöhnisch.

Ihr stieg die Hitze ins Gesicht, und sie stammelte: »Als ich es das letzte Mal sah, war es ein Rohbau, und das ist erst ein paar Wochen her. Unter den Patienten gingen Gerüchte um, die jeden hoffen ließen, dass es niemals fertig würde.«

»Was für Gerüchte?«, fragte Simon mit einer Stimme, die Marmor hätte zerschneiden können.

»Dass es mehr und schlimmere Tests geben könnte. Und nicht nur Isolation in den Zimmern, sondern auch in dem Labor.«

Die Geschwister schauten einander fragend an.

Sie konnten das nicht nachvollziehen – sie waren nicht dort gewesen, hatten nicht dort gelebt, nicht eingesessen, nicht gelitten.

Da sie als Einzige die Fensterfront der Terrasse im Blick hatte, bemerkte sie den Schatten zuerst, der über die Plissees glitt.

Ihr Magen zog sich zusammen, und ihr brach der Schweiß aus.

Frauke und Simon fiel die Bewegung ebenfalls auf, und sie drehten sich erschrocken um.

Der Schatten schrumpfte, und ein reflektierendes Augenpaar lugte durch einen Schlitz unter dem Plissee der Terrassentür hindurch, wandte sich wieder ab und verschwand. Sie atmeten auf.

»Wir sollten sofort in die Firma fahren«, drängte Simon. »Auf Nina können wir dort warten. Es lässt sich nicht länger aufschieben.« Er nahm den Telefonhörer ab.

Frauke nickte und suchte ihre Handtasche, die sie auf einem der Sessel fand.

Simon telefonierte mit Thomas, der weiterhin gegen das Treffen war, sich aber überreden ließ.

»Clio und Ron sind ebenfalls unserer Meinung, sodass wir Thomas überstimmt haben«, sagte Simon, während er Laptop und Unterlagen in eine lederne Tasche packte. »Wir sollen nur mitnehmen, was wir für die nächsten Stunden brauchen. Alles Weitere wird uns notfalls in die Firma gebracht.«

Frauke stopfte alles Mögliche in ihre bunte Umhängetasche, bis nichts mehr hineinpasste.

»Wir sollen das Licht im Wohnzimmer brennen lassen. Ich hole das Auto. Vergesst die Alarmanlage nicht und keine Trödelei auf dem Weg zum Auto.« Simon sah Frauke eindringlich an, die mit den Augen rollte. »Ausdrückliche Anweisung von Thomas«, fügte er schmunzelnd hinzu.

Alice hielt sich an der Sofalehne fest, um nicht zu verschwinden, denn in diesem Moment löste sich der Weg vor ihr auf. Bis hierhin hatte sie an seinem Ende Hoffnung, Freiheit und Glück gesehen. Nun führte er sie zurück in die Vergangenheit.

Simon war schon halb im Flur, während Frauke ihren Hefter vom Wohnzimmertisch holte, als sie wütendes Hundegebell aus dem Zwinger nebenan hörten.

Frauke drehte sich zur Fensterfront um, aber die Plissees verhinderten den Blick nach draußen. Nur das erleuchtete Gewächshaus des Nachbarn schien durch.

»Die Katze«, sagte Frauke.

Alice bekam Gänsehaut.

Simon schloss die Haustür auf, die ihm daraufhin mit Gewalt entgegenschlug. Er taumelte zurück. Die Schlüssel fielen klirrend auf die Fliesen. Eine dunkle Gestalt drängte sich durch die Tür und versetzte Simon einen Faustschlag, bevor er zum Schutz die Hände heben konnte. Alice wollte ihm helfen, ihn auffangen, irgendetwas. Aber als sie die stahlgrauen Augen sah, machte sie auf dem Absatz kehrt.

Frauke kam ihr entgegen, sah, was los war. Ihre Augen weiteten sich vor Schreck.

Alice wollte etwas rufen, brachte jedoch keinen Ton heraus.

Sie hörte Simon zu Boden gehen.

Frauke schubste sie zur Terrassentür, bevor Viktor auch sie erreichte. Alice konnte hören, wie Frauke erst aufschrie, und sah dann aus dem Augenwinkel, dass Viktor sie packte und würgte. Alice stürzte zur Terrassentür und hatte den Griff schon in der Hand, als seine Finger nun ihre Kehle mit eisernem Griff umschlossen. Er zog sie zurück und drehte sie zu sich.

Sie schnappte nach Luft. *Nein! Diesmal nicht.* Alice zog das Knie an und versuchte, mit der rechten Faust seinen Kehlkopf zu erwischen. Er verstärkte seinen Griff.

Kleine Punkte blitzten vor ihren Augen auf. Ihr Angriff verebbte auf halber Strecke.

Viktor lockerte seinen Griff und drehte sie wie eine willenlose Tanzpartnerin zur Wand. Mit einer Hand packte er ihren Oberarm, mit der anderen ihren Kiefer und schob sie die Wand hoch, bis sie einander in die Augen sehen konnten.

Dann presste er seinen Körper so fest an ihren, dass sie keine Chance mehr hatte, sich zu rühren.

»Da sind wir also wieder. Vielleicht sollten wir das nächste Mal eine andere Stellung ausprobieren.«

Seine Lippen kamen ihren immer näher. Kurz vor der Berührung floh sie in die Bewusstlosigkeit.

9.

Alice erwachte mit brennender Kehle im Halbdunkel des Wohnzimmers.

Sie lag auf der Seite und tastete ihren Hals ab. Er tat weh, von innen und von außen.

Vorsichtig setzte sie sich auf. Langsam klärte sich ihr Blick. Dennoch blieb es schummrig. Nur eine Tischlampe leuchtete, die vor allem den Teil des sandfarbenen Teppichs erhellte, auf dem sie saß. Frauke war schon wach und lag außer Reichweite links von ihr mit Kabelbindern an Händen und Füßen gefesselt.

Viktor schleifte den noch bewusstlosen und ebenfalls gefesselten Simon auf die andere Seite und setzte sich ihr gegenüber auf einen Stuhl.

Sie starrte seine schwarzen, knöchelhohen Schnürschuhe an, die schwarze Cargohose und die behandschuhten Hände, die auf den Oberschenkeln ruhten. Weiter hob sie den Blick nicht.

Hat er vorhin schon Handschuhe getragen? So kalt ist es doch gar nicht.

Sie rieb sich mit beiden Händen das Gesicht. Es fühlte sich taub an.

Dann sah sie auf ihre Uhr. Wie lange war sie bewusstlos gewesen? Wann waren sie aufgebrochen?

Spielte es eine Rolle, wie viel Zeit vergangen war oder noch vergehen würde?

Simon lag auf der Seite. Das Blut an seinen geplatzten Lippen gerann allmählich, und die Haut darum verfärbte sich blau. Über seiner rechten Augenbraue war die Haut gerissen. Geronnenes Blut klebte an seiner Schläfe, den wuscheligen Haaren, auf Auge und Nasenbein. Wenn er erwachte, würde er Schmerzen haben. Alice machte sich Sorgen um ihn. Vielleicht hatte er eine Gehirnerschütterung und andere Verletzungen, die sie nicht sehen konnte. Er brauchte einen Arzt.

»All diese nutzlosen Empfindungen«, raunte Viktor.

Sie sah nicht auf.

»Er wird es überleben.« Es klang halbherzig.

Alice überlegte fieberhaft, was sie für Simon und Frauke tun könnte, während sie Viktors Blick auf sich spürte.

»Oder vielleicht auch nicht«, flüsterte er und beugte sich vor, womit er ihren Blick von Simon auf ihn und die Waffe in seiner rechten Hand lenkte.

Erschrocken sah sie von der Waffe zu Viktors Gesicht und erkannte kaum noch die schöne Maske, die er sonst trug. Der Genuss, sie alle quälen zu können, die absolute Macht über sie zu haben, glühte in seinen Augen. Doch etwas verzerrte seine Züge. Zorn? Eifersucht?

»Ein Jammer, wenn diese schönen blauen Augen niemanden mehr ansehen könnten, nicht wahr?« Er zielte lässig auf Simon, der sich zu regen begann.

Alice blieb wie versteinert sitzen.

Nach einer Weile richtete sich Viktor wieder auf, legte entspannt einen Knöchel auf den Oberschenkel und deutete mit dem Lauf der Waffe auf Alice' Arm.

»Bei dir verheilt es also schon«, stellte er fest.

Sie wollte etwas sagen, fragen oder ihn wenigstens anspucken, stattdessen konnte sie nur nutzlos auf dem Boden hocken, mühsam schlucken und ihn anstarren.

»Die anderen aus deiner Reihe hatten das auch. Ist die Reptilhaut nur am Arm aufgetaucht?« Er lachte in sich hinein.

Sie wandte den Blick ab, legte die Hand auf die schorfige Haut und sah verstohlen zu Frauke hinüber, die die Stirn runzelte.

»Seid ihr stumm?«, fragte Viktor, der von einem zum anderen sah. »Ja, ich weiß, dass es Reptilhaut ist. Und vielleicht habt ihr eine genetische Anomalie bei ihr festgestellt, die plötzlich aufgetaucht und wieder verschwunden ist. Eine Erbkrankheit, die man hat oder nicht hat, aber nicht bekommen und wieder verlieren kann?«

»Woher?«, brachte Simon mühsam heraus und verzerrte das Gesicht.

Alice wollte ihn von seinen Fesseln befreien, seine Schmerzen lindern, aber sie durfte Viktor keinen Grund liefern.

»Was für eine blöde Frage«, ätzte Viktor. »Von der Quelle natürlich! Und ich weiß noch viel mehr. Ihr dagegen seid ahnungslos, nutzlos. Habt ihr nicht mehr herausgefunden?«

Er ließ ihnen keine Zeit für eine Antwort. »Nein, natürlich nicht. Ihr könnt mich fragen.« Großzügig breitete er die Arme aus, die Waffe locker in der Hand. Dabei sah er gönnerhaft auf Simon herab, dessen Augen sich verengten.

Alice beobachtete Viktor, dessen fieses Grinsen zwischen ihr und Simon hin- und herwanderte. »Es wird nämlich noch viel schlimmer kommen.«

Alice schnappte nach Luft und umklammerte ihren Arm so fest, dass es wehtat.

Viktor lehnte sich zurück. »Übrigens habe ich in der Umgebung ein paar tödliche Überraschungen versteckt, für den Fall, dass wir gestört werden. Oder jemand abzuhauen versucht.«

»Lügner«, rutschte es Frauke heraus.

Viktor lachte leise.

»Das ist die eigentliche Frage, nicht wahr? Sage ich die Wahrheit oder nicht? Wollt ihr es ausprobieren?«

Er wippte rastlos mit dem Fuß.

»Warum bist du hier?«, fragte Simon.

Ihm fiel das Sprechen schwer.

Sieh ihn trotzdem nicht an.

»Endlich eine sinnvolle Frage.« Viktor schoss aus den Sofakissen hoch wie eine befreite Sprungfeder.

Alice robbte erschrocken ein Stück zurück, woraufhin sich ein befriedigtes Grinsen auf Viktors Gesicht ausbreitete. Er wurde nun von der Seite erhellt und wirkte dadurch noch bedrohlicher.

»Sie sollte eher lauten: Warum bist du *wieder* hier?«

Wie konnte er schon einmal in diesem Haus gewesen sein?

»Diesmal habe ich mich selbst reingebeten, weil ihr es wieder nicht getan habt«, sagte er und legte die linke Hand auf seine Brust.

»Was soll das heißen?«, fragte Simon.

»Wohnst in 'ner netten Gegend, Schlappschwanz«, zischte Viktor. »Vor dieser Hütte habe ich auch schon mehr als einmal gewartet.«

War ihr Gefühl also doch richtig gewesen! Er hatte vor Simons Haus gestanden.

»Sind Sie wegen der Explosion hier?«, fragte Frauke und blinzelte verstört, während er sie sekundenlang stumm mit seinem häutenden Blick bedachte.

»Ah, der Buschfunk«, sagte Viktor und setzte sich wieder.

Diesmal jedoch legte er den Zeigefinger über den Abzug, während die Waffe auf seinem Bein ruhte.

»Anscheinend hat da jemand seine Macht demonstriert. Oder vielleicht war es auch nur eine Ablenkung?« Er machte ein scheinheiliges Gesicht, stützte das Kinn auf die linke Hand und strich mit dem Zeigefinger über den Abzug.

Alice starrte seine rechte Hand an, als sei sie eine Schlange, die er beschwor. Und sie wusste, dass er sie dabei beobachtete und ihre Reaktion genoss. Dazu brauchte sie nicht aufzusehen. Stattdessen senkte sie den Blick auf den Boden, atmete leise und tief. Was könnte sie tun oder sagen, um aus dieser Misere herauszukommen?

Doch Viktor stand schon wieder auf.

»Das ist ja ganz spaßig hier mit euch, aber Zeit ist Geld.«

Er ging zu Simon hinüber und stieß ihn roh mit dem Fuß auf den Rücken, während er die Waffe auf ihn richtete, den Finger am Abzug.

Simon gab einen erstickten Laut von sich. Starrte Viktor wütend an, dessen Kiefer- und Halsmuskeln hervortraten, als müsste er Steine kauen.

Langsam krümmte er den Finger um den Abzug. Alice hob die Hand, senkte sie jedoch schnell wieder. Viktor drückte nicht ab.

»Bevor wir weitermachen, habe ich ein kleines Rätsel für dich, Alice.« Viktor ließ zwei gefaltete DIN-A4-Blätter vor ihr auf den Boden fallen.

Mutters teures Briefpapier. Das andere Blatt sah nach einfachem Kopierpapier aus.

Sie traute sich nicht, die Seiten zu berühren.

»Wir haben nicht den ganzen Tag Zeit«, fuhr er sie so laut an, dass sie zusammenzuckte.

Sie hasste sich dafür, dass ihr die Tränen kamen. Ein weiterer Triumph für ihn. Sie nahm Mutters Briefpapier, faltete es mit zitternden Fingern auseinander und erkannte deren Schrift.

Es war eine Art Auflistung, wie eine Personenbeschreibung, die Alice sehr ähnelte, aber in genau den Punkten abwich, die Mutter immer ein besonderer Dorn im Auge gewesen waren. Sie wusste nichts damit anzufangen. Ihr Kopf war vor Angst so leer gefegt, dass er nur das Wesentliche befehlen konnte: Herz, schlage, atme ein, atme aus ...

Sie sah, dass Viktor mit der Waffe auf sie zielte, und grapschte panisch nach dem anderen Zettel.

Sie erkannte das Blatt als Teil einer Akte von GP-Tech. Trotz aller Vorsicht und Geheimhaltung hatten sie gelegentlich ihre eigenen Akten zu Gesicht bekommen. Wenn auch nur über Kopf und auf der anderen Tischseite.

Auf diesem Blatt stand ebenfalls eine Personenbeschreibung, die jedoch haargenau auf sie passte. Jedenfalls bis vor wenigen Tagen gepasst hatte.

Die Überschrift: Projekt 22.

Alle warteten. Alice starrte nur die Blätter an und suchte in dem zähflüssigen Brei ihres verängstigten und vermurksten Verstandes nach dem Sinn des Ganzen.

Viktor wartete die Antwort nicht ab, sondern wandte sich an Simon: »Du hast sie alle für uns zusammengerufen, also sollten wir sie nicht warten lassen. Ich möchte noch etwas Spaß haben, bevor ich meinen Auftrag abschließe.«

Mit einem Klappmesser schnitt er Simons und Fraukes Fußfesseln auf. Schärfte ihnen ein, was sie zu tun und vor allem zu lassen hatten.

Alice strich über das glatte, kühle Glas ihrer Uhr, als lägen die Antworten auf ihre Fragen darunter, und wenn das nicht, dann wenigstens eine andere, bessere Zeit. Und mit einem Mal wichen die Stimmen und das Wohnzimmer zurück, wurde es blass und dumpf um sie, während sich die Sekunden auf Minuten dehnten und sich die Worte auf dem Papier mit den Worten ihrer Mutter mischten, mit Gesichtern, den ätzenden Kommentaren der Ärzte und Pfleger. Trotz aller Vorsicht belauschte Wortwechsel tauchten wie Blitzlichter auf, und all das setzte ein Puzzle zusammen, das tatsächlich einen furchtbaren Sinn ergab. Alice sackte schluchzend in sich zusammen, in jeder Faust ein zerknülltes Blatt.

Viktor umschloss ihren rechten Arm mit eisernem Griff und zog sie hoch.

»Sie hat nicht bekommen, was sie wollte, stimmt's?«

10.

Viktor brachte sie ohne Probleme auf das Gelände von TENEG.

Anstatt den Haupteingang zu benutzen, fuhren sie an die Seite des Gebäudes und parkten direkt an einer Tür.

Er gab Frauke einen Schlüssel und hielt Alice die Waffe an die Schläfe.

Frauke starrte ungläubig auf den Schlüssel, steckte ihn ins Schloss, drehte mit Leichtigkeit und öffnete die Tür. Viktor nahm ihr den Schlüssel wieder ab und schubste sie weiter. Es war die unbenutzt aussehende Tür in der Nische, die früher ein Nebeneingang gewesen war, dann ein Notausgang und nun versiegelt und vergessen sein sollte.

Er bohrte Alice die Waffe in die Seite und hielt mit der anderen Hand ihren Nacken, sodass sein Daumen auf einen

Halswirbel drückte und sich die restlichen Finger schmerzhaft in die Kuhle über ihrem Schlüsselbein krallten.

Sie spürte die zerknüllten Zettel in ihrer Hand.

Unwillig ließ sie sich von Viktor durch die Gänge schieben, Simon und Frauke direkt vor sich.

Frauke hatte Simon notdürftig die Kopfwunde gesäubert und mit einem Pflaster abgedeckt. Das Blut auf dem Schriftzug seines T-Shirts – Born to be free – war in den nur spärlich erhellten Fluren nicht zu erkennen.

Frauke ließ den Kopf hängen, als ginge es zum Galgen.

Woher wusste Viktor, dass sie sich mit den anderen in der Firma treffen wollten, wie war er an die Schlüssel gekommen, und wer hatte die Tür erneuert? Woher wusste Viktor, wie er unbehelligt auf das Gelände kam?

Alice roch Viktors Seife, Simons Aftershave, Fraukes und ihre eigene saure Angst.

Wegen der spärlichen Beleuchtung konnte sie den Garten sehen. Die Formen hoben sich in allen Grautönen voneinander ab, und manches wurde von Schwärze verschluckt, aber nichts dort draußen war beängstigend. Denn das Böse war hier drinnen.

Hoffentlich blieben diejenigen, deren Autos auf dem Parkplatz standen, in ihren Büros. Für Viktor wäre es nicht nur eine Notwendigkeit, sofort zu schießen, es wäre ihm auch ein Vergnügen. Er war dafür berüchtigt, mindestens einen Toten bei seinen Einsätzen zu hinterlassen. Manchmal hinterließ er sie heimlich, oft sollte er sie hinterlassen.

Die Flure, durch die sie gingen, schienen zu schrumpfen, zu welken, Risse zu bekommen. Viktor verseuchte diesen Ort mit seiner Anwesenheit, entzog ihm Licht, Farbe und Hoffnung.

»Wozu braucht ihr Sessel im Flur?«, raunte Viktor, als sie an einer der Sitzecken vorbeikamen. »Hockt ihr da und haltet Kaffeekränzchen ab?«

Niemand antwortete.

»Euch kotzt wohl keiner in die Ecken, was?«

Alice biss sich auf die Unterlippe und war froh, dass es die Sessel einen Dreck scherte, was Viktor von ihnen dachte. Sie hielten täglich Menschen mit Geist und Anstand, um ihnen die Pause zu schenken, in der Kreativität und Forschergeist neue Wege fanden.

Wenn Alice unter ganz wenigen Türen Licht durchsickern sah, fragte sie sich allerdings, was es nachts hier zu arbeiten gab.

»Stopp!«, befahl Viktor gedämpft, aber unmissverständlich.

Simon schwankte leicht, als er stehen blieb. Alice schaute zu Boden, während Viktors Blick auf ihr lastete. Sie versuchte, ihm keinen Anlass zu geben. Womit sie ihm vielleicht einen Anlass gab. Wahrscheinlich war es letztlich egal, was sie tat oder nicht tat, im Zweifel suchte er sich seinen Anlass selbst.

»Wir warten in diesem Raum.« Viktor zeigte auf Simon und sie. Danach richtete Viktor seine Waffe auf Frauke. »Du holst die anderen.«

Frauke blinzelte nervös.

Er hatte den Raum bewusst ausgewählt. Kannte das Gebäude, die Abläufe, und er hatte einen Schlüssel. Wie hatte er sich all das organisieren können? Wer hatte ihm geholfen?

»Sag ihnen, Alice geht es nicht gut und sie wartet in diesem Raum mit Simon, was sogar der Wahrheit entspricht.« Viktor grinste boshaft.

Frauke rieb die Handflächen an ihrer Hose. Simon presste die Lippen aufeinander.

Viktors Augen verengten sich zu schmalen Schlitzen. »Pass gut auf, was du sagst und tust. Rieche ich nur den leisesten Hauch von Verrat, töte ich euch alle.«

»Wir halten Alice nicht gefangen, und wenn sie ihr bei GP-Tech helfen können, bringen wir sie zurück«, redete Simon drauflos. »Das wollten wir ursprünglich auch tun.«

Alice starrte ihn stumm an.

»Wir können uns doch bestimmt irgendwie einigen«, stimmte Frauke mit ein. »Wir haben nicht geahnt, was wir damit auslösen würden.«

Viktor betrachtete sie wie ein Wissenschaftler seine Laboraffen. »Ihr schlagt euch die Nächte für sie um die Ohren, lasst euch beinahe erschießen, bringt euren und den Ruf eurer Firma in Gefahr, und jetzt wollt ihr sie einfach so hergeben?«

Alice hielt den Atem an. Es fühlte sich an, als würde sogar die Erde in ihrem unermüdlichen Drehen kurz innehalten.

Bis sich ein diabolisches Grinsen auf Viktors Gesicht ausbreitete. »Netter Versuch! Ihr geht rein und du holst die anderen«, befahl er und scheuchte sie auseinander.

Frauke warf ihr einen entschuldigenden und verzweifelten Blick zu, bevor sie ging. Und Simon flüsterte ihr im Vorbeigehen zu: »Wir mussten etwas versuchen.« Alice folgte ihm wie betäubt in den Raum, dessen Beleuchtung stark heruntergedimmt war. Die Schatten duckten sich in den Ecken und unter dem langen Konferenztisch, um den Stühle aller Arten und Formen gruppiert waren. Keiner glich dem anderen. Nur die Sitzhöhe war bei allen gleich.

Viktor forderte Simon auf, sich auf der anderen Tischseite hinzusetzen, möglichst weit von der Tür entfernt.

Alice wurde befohlen, sich gegenüber der Tür auf den Boden zu setzen, den Rücken zur Wand.

Viktor blieb neben der Tür stehen und behielt sie im Blick, die Waffe schussbereit.

Er löschte das Licht auf der Türseite und schaltete es dafür auf der Fensterseite an.

Was hatte Simon erreichen wollen? Viktor würde sie sowieso zurückbringen. Gegen ihn konnten sie nichts ausrichten. Hatten sie einen Plan? Hoffentlich! Oder sie waren es einfach nur leid, ihr Leben für eine Fremde zu riskieren. Alice legte die Stirn auf die Knie und hätte sich gerne davongeträumt – zu den Ponys, der Sommerwiese und …, aber dies war nicht die richtige Zeit, der richtige Ort und schon gar nicht die richtige Gesellschaft, um sich auszuliefern.

Und noch war sie hier und nicht mit Viktor in einem dunklen Raum, nicht in einer der Zellen der Anstalt oder in ihrem Luxusverlies. Sie saß in einem hellen und freundlich eingerichteten Gebäude, und bislang hatten die Menschen ihr geholfen.

Dass Viktor ein unbesiegbarer Feind sein würde, hatte sie gewusst.

Allerdings hatte er mehr als eine Möglichkeit gehabt, sie zu fangen und zurückzubringen. Warum also war er mit ihnen zu TENEG gefahren? Nur um seine Macht zu demonstrieren? Um seine sadistische Ader auszuleben?

Sie hob den Kopf und beschloss, Viktor nicht mehr aus den Augen zu lassen. Er hatte etwas vor.

11.

Die Tür ging auf, und Frauke trat ein. Ihr unsicherer Blick traf auf Alice, wahrscheinlich suchte sie nach Simon. Hinter ihr folgte Thomas. Frauke änderte ihre Meinung. Blieb stehen, wollte sich umdrehen, aber Viktor war schneller.

Er schlug Thomas mit seiner Waffe auf den Hinterkopf, woraufhin er zu Boden ging. Dann stieß er Clio und Ron in den Raum. Der Arzt ließ seinen Koffer fallen.

Viktor schloss und verriegelte die Tür. Trat dem sich aufrappelnden Thomas ins Gesicht, gegen die Nieren. Noch einmal von hinten gegen den Kopf, sodass er das Bewusstsein verlor.

Alice wollte das nicht. Alles nur ihretwegen. Wäre sie bloß nicht hierhergekommen.

Für einen Moment rührte sich niemand.

Leise und bedrohlich befahl Viktor den anderen, sich neben Simon zu setzen, was sie widerspruchslos taten.

Alice blieb gegenüber der Tür hocken. Viktor filzte den bewusstlosen Thomas, zerrte ihn ans andere Ende des Raumes zu einem Heizkörper, fesselte seine Hände mit Handschellen aneinander und um das Heizungsrohr. Danach verschnürte er seine Füße mit Kabelbindern und betrachtete ihn einen Moment lang. Die Waffe mit dem Schalldämpfer auf seinen Kopf gerichtet. Alice hielt den Atem an.

Viktor legte den Kopf schief und murmelte etwas Unverständliches. Wandte sich ab, ging zu ihr, zog sie hoch und mit sich an den Tisch, den anderen gegenüber.

Er drückte sie auf einen Stuhl, setzte sich neben sie und hielt ihr die Waffe an den Kopf. Alice kniff die Augen zu und wartete. Der Druck ließ nach, und sie öffnete die Augen wieder. Viktor richtete nun die Waffe gegen Simon.

»Das sieht nicht gut aus, Simon«, sagte Ron mit fester Stimme und begutachtete das blutdurchtränkte Pflaster.

»Geht schon«, murmelte Simon, ließ Viktor dabei nicht aus den Augen.

»Ich brauche meinen Koffer, um die Wunde zu versorgen.« Ron stützte die Hände auf den Tisch, richtete sich langsam auf, zögerte jedoch, da Viktor direkt zwischen seine Augen zielte.

»Was bringt es Ihnen, wenn Sie mich erschießen?«

»Spaß!«

Rons Augen verengten sich kurz, dann richtete er sich vollends auf und ging langsam zu seinem Koffer.

Viktor folgte ihm mit seiner Waffe. Ron warf im Vorbeigehen einen Blick auf Thomas, kehrte jedoch ohne zu zögern zu Simon zurück, stellte behutsam den Koffer auf den Tisch und öffnete ihn zu Viktor hin, damit dieser hineinsehen konnte. Das tat Viktor und wedelte schließlich auffordernd mit seiner Waffe.

Ron drehte den Koffer zu sich und begann, Simons Wunde zu versorgen.

»Ihr vier seid ja sowieso Pazifisten«, sagte Viktor und klang amüsiert. »Keiner von euch kann mit einer Waffe umgehen. Ihr würdet euch eher selbst damit verletzen als andere.« Er legte die Hand mit der Waffe auf den Tisch. »Ihr glaubt daran, dass man Hass, Gewalt und Gier wegquatschen kann.«

Simon und Ron wechselten einen langen Blick, während Clio ein saures Gesicht machte und Frauke die Tischplatte vor sich anstarrte.

Wie könnte sie Hilfe holen?, fragte sich Alice. Würde sich jemand über das Licht im Konferenzraum wundern? Die wenigen Fenster waren nicht bodentief, sondern eher klein und weit oben eingelassen. Viktor hatte vorhin die elektronisch verstellbaren Jalousien heruntergelassen, die vermutlich für den Projektor an der Decke das Licht von außen abschirmen sollten, jetzt aber dafür sorgten, dass Innenlicht kaum nach außen drang. Sie mussten sich anders bemerkbar machen.

»Ein Jammer, dass eure Psychologin nicht hier ist«, sagte Viktor mit öliger Stimme, und Simons Kopf ruckte herum. »Ihren Beistand könntet ihr sicher gut gebrauchen.«

»Halt still«, mahnte Ron und drehte Simons Gesicht wieder zu sich.

War das alles nur ein schlimmer Traum? Ein absurdes Schauspiel, bei dessen Finale sich alle über ihre Leichtgläubigkeit kaputtlachen würden?

Sie kniff sich selbst. Nein, es war leider kein Traum.

Ihr fielen die zerknüllten Zettel in ihrer linken Hand wieder ein. Finger, Arm und Nacken taten ihr weh, weil sie die Faust fest geschlossen hielt. Sie konnte sich nicht entscheiden, ob es gut war, dass sie es nun wusste, oder ob sie lieber unwissend geblieben wäre.

»Bist du auch verletzt?«, fragte Ron Frauke, die den Kopf schüttelte. Ron klappte seinen Koffer zu und erhob sich langsam.

Viktor richtete sofort seine Waffe auf ihn, und alle hielten den Atem an, inklusive Ron, der mit den Händen auf dem Koffer zögerte.

Aus dem Hintergrund hörte man, wie sich Thomas leise regte.

Ron sah Viktor fest in die Augen, was Alice mit einer Mischung aus Respekt und Panik beobachtete.

»Er braucht Hilfe.«

»Er hat Glück, dass er noch lebt. Mehr Hilfe braucht er nicht«, erwiderte Viktor und krümmte den Finger um den Abzug.

»Ich bin Arzt und werde ihm helfen. Erschießen Sie mich, wenn Sie es nicht lassen können.« Ron stellte langsam den Koffer hochkant und hielt den Blickkontakt.

Viktor atmete genervt durch, richtete den Lauf seiner Waffe gen Decke. »Der Koffer bleibt auf dem Tisch, und zwar so, dass ich sehen kann, was du rausnimmst.«

Rons Mundwinkel zuckte, als Viktor ihn duzte. Trotzdem legte er den Koffer wieder auf den Tisch, klappte ihn auf, drehte ihn halb herum, entnahm deutlich sichtbar ein paar Sachen und ging, ohne ein weiteres Wort zu sagen, langsam, aber entschlossen zu Thomas. Er kniete vor ihm nieder und untersuchte ihn behutsam.

Viktor folgte ihm ein Stück mit der Waffe und schien zu überlegen, ob er ihn doch erschießen sollte. Zwischendurch vergewisserte er sich, dass sich die anderen nicht rührten.

Neben dem zerzausten, halb sitzenden und halb liegenden Thomas mit seinen zerknitterten und verrutschten Klamotten sah Ron aus, als wäre er per Computer in diese Szene kopiert worden. Sein schwarzer Anzug zeigte keine Falte, keine Kniebeule, das Hemd war blütenweiß, und der Knoten seiner dunkelgrünen, matt glänzenden Krawatte saß wieder so perfekt, dass Alice sich fragte, ob er sie wenigstens zur Nacht ablegte. Vielleicht hatte man ihn von einer offiziellen Veranstaltung weggerufen.

»Warum sind wir hier?«, fragte Clio, erntete aber nur einen Zeigefinger von Viktor, der ihr bedeutete, dass seine Aufmerksamkeit den beiden Männern am anderen Ende des Raumes galt.

Clio konnte ihre Verärgerung über diese Geste kaum verbergen. Sie saß sehr gerade in ihrem gestärkten schneeweißen Kittel, und obwohl sie schon seit dem Morgen hier war, schien sie nicht erschöpft zu sein.

Alice schaute auf ihre zur Faust geballte Hand. Der Zettel – deshalb waren sie hier.

Thomas legte sich zurück auf den Boden, während Ron vorsichtig seinen Kopf stützte. Als Thomas wieder lag, erhob sich Ron und kam zum Tisch zurück. »Er muss in ein Krankenhaus.«

»Später vielleicht. Setzen!«, befahl Viktor, und Ron zögerte, begriff aber, dass er diesmal tatsächlich nur die Wahl hatte, sich zu setzen oder zu sterben.

Sobald er saß, kontrollierte er seinen Krawattenknoten.

Clio richtete ihre Aufmerksamkeit wieder auf Viktor. »Wofür haben Sie uns in diesem Raum versammelt?«

»Warum fragen Sie mich das, Frau Humangenetikerin? Fragen Sie das lieber den Herrn Biochemiker und die Frau Molekularbiologin. Die haben dieses Treffen vereinbart, oder etwa nicht?«

Clio sah zu Simon und Frauke hinüber.

Frauke räusperte sich. »Wir wollten besprechen, was wir nun tun können, tun müssen und tun wollen.«

»Wegen der Haar- und Augenfarbe?«, fragte Viktor scheinheilig. »Der Schuppen? Oder gibt es noch mehr?«

Alice' Hand wanderte unwillkürlich zu ihrem Kopf, doch sie zog sie zurück. Dem Drang, sich am Arm zu kratzen, widerstand sie.

»Ja«, antwortete Clio widerwillig. »Es gibt mehr.«

»Na so was! Wie bei den anderen.« Viktor hob in gespielter Überraschung die Augenbrauen und formte mit seinem Mund ein O.

»Welchen anderen?«, fragte Clio.

»Wie bei dem Jungen, der erschossen wurde?«, fragte Simon.

»Dann haben euch meine Notizen gefallen?«, fragte Viktor mit einem Lächeln, das nicht über seine Lippen hinausreichte. »Alice hatte also auch eine Erbkrankheit, die nicht plötzlich auftauchen und wieder verschwinden kann, es aber trotzdem tut?«

Clio nickte knapp.

»Und das hier?«, fragte Viktor, zog ein zusammengefaltetes Blatt Papier hervor und ließ es über den Tisch zu Clio schlittern, ohne dass Alice erkennen konnte, was daraufstand.

Clio faltete es auseinander und zuckte zusammen. Frauke ebenso, die neben ihr saß. Clio drehte das Bild schnell um und legte die Hand darauf. Simon und Ron sahen sie fragend an. Sie ignorierte die Männer.

»Das nicht«, antwortete sie.

»Habt ihr eine Genkartierung gemacht?«, fragte Viktor.

Clio nickte. »Ja, die ersten Ergebnisse haben wir schon.«

»Ach, deshalb. Wie also wollt ihr Alice nun helfen? Oder wollt ihr eher euch selbst helfen?«

»Wir wollen herausfinden, was wirklich gespielt wird«, antwortete Simon. »Mit welchen Methoden habt ihr Alice' Schizophrenie behandelt? Was ist schiefgegangen?«

»Ihr seid doch Wissenschaftler!«, schrie Viktor. »Habt ihr es etwa noch nicht herausgefunden?«

Alice hielt den Atem an, aber Viktor beruhigte sich schnell wieder.

Clio starrte einen Moment ins Leere und dachte nach. Dann wandte sie sich an ihre Kollegen.

»Es muss eine Gentherapie sein. Wo setzt sie an? An einem oder mehreren der verantwortlichen Gene? Oder haben sie nur in einen gestörten Stoffkreislauf eingegriffen, so wie wir es tun?«

»Wie ihr es tut?«, fragte Alice, während sie die Zettel in ihrer Faust noch fester zusammenquetschte, was ihr einen stechenden Schmerz im Nacken bescherte.

»Ja«, antwortete Frauke, offenbar froh über ein Thema, in dem sie sich zu Hause fühlte. »Eines der wirksamsten Mittel gegen die Mukoviszidose ist derzeit ein Medikament, das mithilfe der Gentechnik hergestellt wird. Man vervielfältigt ein Genprodukt, das den Erkrankten fehlt. Sie inhalieren es, um den Schleim aufzulösen. Erinnerst du dich an das Mädchen im Rollstuhl, Alice?«

»Vage.«

»Wir setzen an anderer Stelle an. Wir wollen nicht nur die Symptome behandeln, sondern die defekten Funktionen und Wege reparieren. Das ist zwar auch noch eine Symptombehandlung, aber eine, die sehr nah an der Wurzel des Übels ansetzt, sodass sich zum Beispiel der Schleim gar nicht erst bildet.«

»Man hat es bereits mit der Gentherapie versucht«, sagte nun Clio, »leider geschah, was meistens geschieht: Die Wirkung verlor sich zu schnell, sie zeigte kaum eine Wirkung, oder es gab Entzündungsprozesse im therapierten Bereich.«

Alice schwirrte der Kopf. Sie waren begeistert und überzeugt von dem, was sie taten. Waren sie genauso getrieben wie die Mitarbeiter von GP-Tech? Wie weit würden sie gehen, um ihr Ziel zu erreichen?

»Das wissen wir doch«, tat Ron mit einer beiläufigen Handbewegung ab, wobei sein Siegelring im Deckenlicht glänzte. »Es bringt uns in der Sache aber nicht weiter. Mukoviszidose ist eine Krankheit, die auf nur einem Gendefekt basiert. Schizophrenie ist multifaktoriell.«

»Wer sagt denn, dass Alice schizophren ist?«, fragte Viktor so unschuldig wie der Wolf im Schafspelz.

»Was?«, entfuhr es Frauke.

»Schluss«, rief Alice so laut, dass sie sich selbst erschrak.

Viktor grinste, während die anderen schwiegen.

»Wann werden Ivan und Gerrard hier sein?«, fragte sie mit belegter Stimme.

»Niemand wird kommen.«

»Warum nicht?«

»Ich bin doch da. Reicht das nicht?« Viktor grinste breiter und neigte sich zu ihr.

Sie wich mit dem Kopf vor ihm zurück, so weit es die Stuhllehne zuließ, und warf die zerknüllten Zettel auf den Tisch. »Das bin ich.«

Viktor grinste noch immer, zog sich aber zurück, während er einen kurzen Blick auf Thomas warf und dann in die Runde gegenüber. Die Papierknäuel waren in der Mitte vor Frauke und Simon zu liegen gekommen. Jeder faltete eines auseinander und sah es sich jeweils mit der neben ihm sitzenden Person an. Nach einem kurzen Moment tauschten sie die Blätter.

»Was soll das heißen: *Das bin ich*?«, fragte Ron und klang genervt.

Clio verdrehte die Augen gen Himmel. Simon ignorierte ihn und konzentrierte sich stattdessen auf die Listen. Er schaute von einer zur anderen.

Frauke starrte vor allem die maschinengeschriebene Seite an. »Das bist du«, sagte sie und tippte mit dem Finger auf das knittrige Blatt.

Alice nickte schwach und ließ den Kopf hängen. Sie nahm eine Strähne ihres roten Haares, das braun nachwuchs, schaute sie lange an und ließ sie wieder fallen.

»Wen beschreibt die andere, handgeschriebene Liste?«, fragte Simon.

»Muss ich euch alles vorbeten, auf Bildern zeigen und auf Zeitungsartikel schreiben, damit ihr endlich draufkommt?«, motzte Viktor und wedelte mit seiner Waffe, als sei sie ein zugeklappter Fächer, mit dem Schauspieler ihre Worte unterstreichen.

Simon biss die Zähne zusammen, doch Frauke legte eine Hand auf seinen Arm.

»Ist das so schwer zu begreifen?«, stichelte Viktor weiter. »Sie haben Alice nicht therapiert, sie haben sie genau so erschaffen, wie sie es wollten. Der ganze Therapie-Quatsch war nur Fassade.«

»Moment … die andere Liste«, murmelte Frauke und zog beide Zettel kopfschüttelnd zu sich.

»So hat sich meine Mutter ihre Tochter gewünscht«, flüsterte Alice. »Sie hat es oft genug erwähnt.«

»Ein kleines Püppchen für Mami, nicht wahr?«, sagte Viktor. »Sie hatten nur die Wahl zwischen einigen Mädchen, was Papi die Freude an der Sache gründlich verdarb. Aber Mutti wollte unbedingt ein Kind, auch wenn es nur ein Mädchen sein würde. Hübsch sollte es sein, zierlich, mit kastanienbraunem Haar. Stattdessen bekam sie eine rothaarige, schwierige Göre.«

Er hat recht.

»Sie wussten, dass es keine Garantien gab, dass sie möglicherweise nicht bekommen würden, wofür sie ihr kostbares Geld ausgaben«, fachsimpelte Viktor. »Zuerst schien es, als würden sie sich einfach mit dir abfinden. Und dann geschah das Wunder, mit dem keiner, nicht einmal GP-Tech gerechnet hatte: Sie bekamen auf natürliche Weise einen Sohn. Hast du ihm vielleicht doch ein wenig dabei geholfen, über die Klinge zu springen, damit du wieder alles für dich alleine haben konntest?«

Alice presste die Lippen aufeinander, und Tränen liefen ihr über das Gesicht. »Es war nicht meine Schuld. Er ist in seinem Bettchen gestorben, einfach so. Ich habe ihn dort gefunden. Meinen armen kleinen Bruder; ganz blass und kalt.«

»Danach war es vorbei mit dem trauten Familienleben in der Luxushütte, nicht wahr?«, triezte Viktor sie. »Danach hast du GP-Tech sehr gut kennengelernt, hast unser Leben kennengelernt, gesehen, woher du wirklich kommst und wohin du gehörst. Du liebst deine Eltern doch nicht etwa?«

»Was hat das mit den Listen zu tun?«, fragte Clio eisig. »Und was meinen Sie mit: *so erschaffen, wie sie es wollten*?«

»Ah, dieses lästige Mitleid und diese gefährliche Neugier«, sagte Viktor. »Ersteres überrascht mich. Ich dachte, für das Helfersyndrom sind die beiden hier zuständig.« Er wedelte mit der Waffe in Richtung Frauke und Simon. »Aber neugierig muss man sein, wenn man überall die Beste sein will, nicht wahr?«

Clio behielt ihre eiserne Miene bei. Alice bewunderte sie für ihr Pokerface.

»Die handgeschriebene Liste beschreibt, was Frau von Hauenstein sich gewünscht hat«, klärte sie Viktor auf. »Die gedruckte Liste zeigt, was sie bekommen hat.«

Eine Pause entstand, in der niemand etwas sagte, bis Viktor genervt fortfuhr. »GP-Tech bietet Kinder nach Maß. Sie suchen einen Embryo, der den Wünschen der Auftraggeber am nächsten kommt, deren Vorstellungen sich übrigens beängstigend ähneln. Die meisten Merkmale passen sie an, einige verändern sie jedoch ganz bewusst so, wie sie es haben wollen, ohne das mit den Kunden abzusprechen. Sie verkaufen es ihnen später als das Risiko, mit dem sie rechnen mussten.«

»Warum?«, fragte Clio.

Viktor neigte den Kopf zur Seite.

»Um zu üben. Jeder braucht Praxis, um besser zu werden.«

Die darauf folgende Stille war unheimlich. Für Viktor eine willkommene Bühne.

»Es ist noch nicht alles möglich, aber sie sind schon sehr weit.«

»Unsinn!« Ron stieß abschätzig die Luft durch die Nase aus. »Es ist nicht möglich, einen Menschen nach Maß zu produzieren. Im Embryonalstadium kann man gerade mal das Geschlecht und wenige genetische Erkrankungen feststellen, jedoch nicht das Aussehen oder gar andere Eigenschaften, geschweige denn, dass man sie verändern könnte. Unmöglich! Außerdem hätte die Welt längst davon erfahren.«

Alice hörte zum ersten Mal jemanden so mit Viktor sprechen. Mit eingezogenem Kopf machte sie sich auf das Schlimmste gefasst.

Doch er blieb merkwürdig gelassen, bis auf seine rechte Hand, die sich kurz um die auf dem Tisch liegende Pistole krümmte.

»Natürlich ist es möglich. Nur weil ihr es nicht könnt, heißt das nicht, dass es keiner kann«, erwiderte er gehässig. »Und von Geheimhaltung versteht ihr nichts. Wenn ihr wüsstet, was ihr alles nicht wisst. Ihr würdet vor lauter Angst das Haus nicht mehr verlassen.«

»Nun ja, das hört sich grandios an, aber falls diese Listen Ihre einzigen Beweise sind, könnte man auch annehmen, sie wären nachträglich geschrieben worden.« Ron schien sich für unbesiegbar zu halten. Wie lange ließ sich Viktor das gefallen?

Viktor lehnte sich zurück, zog die Waffe dabei über den Tisch und legte sie sich griffbereit auf den Oberschenkel.

»Ein echter Wissenschaftlicher traut nur Fakten, nicht wahr?«

»Haben sich die Eltern nicht über die Abweichungen beschwert?«, fragte Clio.

»Sie wussten, dass sie Neuland betraten. Wo hätten sie sich beklagen sollen? Es war illegal, was sie taten. Mit den Änderungen mussten sie sich eben abfinden.«

»Was ist den Eltern noch alles verschwiegen worden?«, fragte Simon.

»Oh nein«, murmelte Clio und starrte auf die Rückseite des bedruckten Zettels.

»Na los«, forderte Viktor sie auf wie einen Hund, der ein Kunststück aufführen soll.

»Von Alice' Eltern konnten keine geeigneten, lebensfähigen Föten gewonnen werden.«

Frauke schlug die Hand vor den Mund.

Alice verschränkte fest ihre zitternden Hände, um sich selbst zu beruhigen. Nicht wieder heulen, nicht zusammenbrechen. *Das hat dir noch nie geholfen.*

»Wir beide haben mehr gemeinsam, als du denkst«, raunte Viktor ihr so laut zu, dass auch alle anderen es verstehen konnten.

Trotzdem liebte sie ihre Eltern. Mutter hatte sie geboren und großgezogen, und neben vielen dunklen Momenten hatten sie auch helle und schöne Zeiten miteinander erlebt. Das war es doch, was zählte, oder? Und vielleicht hatten ihre Eltern das Recht, mit all den Rückschlägen und Lügen zu hadern.

»Seit Jahren experimentieren Mediziner mit Gentherapien bei Erbkrankheiten – ohne großen Erfolg«, sagte Ron. »Und nun soll GP-Tech bereits vor zwanzig Jahren Gene erfolgreich manipuliert haben? Wer soll Ihnen das glauben?« Er verschränkte die Arme vor der Brust und warf dabei einen Blick auf seine teure Armbanduhr.

Alice beobachtete Viktor aus dem Augenwinkel, aber der lächelte selbstzufrieden und genoss die Aufmerksamkeit. Er musste noch mehr haben.

Und tatsächlich öffnete er den Reißverschluss seiner schwarzen Jacke und zog aus seinem Hosenbund einen gut gefüllten Schnellhefter. Den legte er vor sich auf den Tisch, drückte den Knick etwas heraus, zögerte und genoss die Spannung, die sich ihm gegenüber ausbreitete. Schließlich gab er dem Pamphlet einen Schubser und ließ es zu Simon rüberrutschen.

»GP-Tech hat einen Weg gefunden.« Viktor lehnte sich selbstgefällig zurück. Ihr fiel auf, dass er nie »wir« sagte. Was wollte Viktor? Wozu der ganze Zirkus? Waren die Antworten auf all ihre Fragen in dieser Mappe zu finden?

Simon zog den Schnellhefter zu sich heran, schlug ihn auf und begann zu lesen.

Ron sah neugierig hinüber.

Frauke beugte sich so weit über die Unterlagen, dass sich die Schultern der Geschwister berührten. Simon überflog die Seiten nur grob. Als Frauke ein leises »Oh, Gott!« entfuhr und sie die Hand auf die Seiten legte, um ihren Bruder am Weiterblättern zu hindern, schob er ihr die Unterlagen zu.

Clio hatte zu weit weg gesessen und ihr Stolz sie daran gehindert, aufzustehen und über die Köpfe der anderen hinwegzulesen. Jetzt jedoch lehnte sie sich zu Frauke hinüber und tauschte sich murmelnd mit ihr aus.

Je weiter die beiden blätterten, desto stiller und blasser wurden sie. Sogar Simon schien erschüttert von dem, was er auf den weiteren Seiten hatte erkennen können.

Alice spürte Viktors Anspannung und Häme neben sich, aber sie zwang sich, ihn nicht anzusehen.

Sie wollte erfahren, was auf diesen Seiten stand, wollte ein für alle Mal wissen, wer sie war, was sie war, wohin ihr Weg gehen würde und wozu sie diese ganzen Qualen hatte erleiden müssen.

»Das haben sie tatsächlich getan?« Clio schüttelte ungläubig den Kopf.

Frauke schaute sie besorgt an. Worum sorgte sie sich? Darum, dass sie diese Situation nicht ertragen konnte? Was blieb ihr schon anderes übrig. Oder kündigten die Unterlagen etwas noch Schlimmeres an?

Clio blätterte an einer Stelle hin und her, dann blätterte sie zum Ende durch und wieder zurück.

»Die Daten sind nicht vollständig«, stellte sie fest und drehte die Handflächen nach oben, als hielte sie eine große Schale.

»Natürlich nicht«, antwortete Viktor mit falscher Freundlichkeit.

»Natürlich«, murmelte Ron abschätzig.

»Ich bin ja nicht blöd!«, brüllte Viktor.

Alice hielt die Arme schützend vor sich, als er von seinem Stuhl hochschoss, mit der linken Faust auf den Tisch schlug und die Waffe auf Ron richtete.

»Ich habe sehr viel mehr, aber alles hat seinen Preis, nicht wahr, Herr von und zu Holstenberg? Du solltest das von allen am besten wissen.«

Dass Ron seine Haltung bewahrte, imponierte Alice und

wohl auch Viktor, denn er beruhigte sich und setzte sich wieder.

»Woher haben Sie das?«, fragte Simon.

»Sie wurden mir nicht mitgegeben, falls du das denkst.«

»Warum haben Sie sie mitgebracht und warum nur einen Teil davon?«

Viktor lehnte sich zurück und atmete tief durch, bevor er antwortete: »Ich gebe euch etwas, ihr gebt mir etwas.«

12.

Alice beobachtete Viktor aus dem Augenwinkel. Er wirkte unruhig. Frauke sah zu Thomas hinüber, und Clio blickte mit tiefer Sorgenfalte einen Moment von ihrer Lektüre auf. Alle schienen dasselbe zu denken: Was könnten sie ihm geben, was er nicht schon hatte oder sich mit Leichtigkeit holen konnte?

»Wie haben sie es geschafft, komplexe Eigenschaften präzise festzustellen, obwohl die meisten Eigenschaften multifaktoriell sind?«, fragte Clio.

Viktor grinste, bevor er antwortete. »Sie haben viel geübt.«

»Ich dachte, das menschliche Genom ist entschlüsselt worden«, warf Alice ein. Das Human-Genom-Projekt erinnerte sie aus dem Biounterricht.

»Ja«, murmelte Clio. »Das bedeutet aber nur, dass wir die Buchstaben kennen, mit denen das Erbgut geschrieben ist. Die Sprache verstehen wir noch nicht richtig. Es ist so ähnlich wie mit einer ausgestorbenen Schrift. Verstehen kann man sie erst, wenn man zum Beispiel eine Übersetzung in einer bekannten Sprache dazu findet. Sonst hat man nur eine Ansammlung von Zeichen.«

»Wie oft haben sie es versucht?«, fragte Frauke.

»Sehr oft. Manche lebten, manche überlebten, manche starben, viele befanden sich irgendwo dazwischen. Befinden sich noch dort.«

»Oh Gott«, entfuhr es Clio, als sie auf einer der Seiten innehielt. »Das waren also die kranken Kinder, von denen du erzählt hast, Alice.«

Frauke rückte näher an Clio heran und beugte sich mit ihr über die Mappe.

»Sie haben Versuche an Stammzellen und mit Föten durchgeführt«, flüsterte sie.

»Natürlich«, sagte Viktor.

»Das ist in Deutschland verboten«, kommentierte Ron.

»Ja, und?«, fragte Viktor zurück. »Die meisten Versuche liefen in Ländern, in denen diese Art von Forschung entweder nicht verboten ist oder nicht überwacht wird. Man darf sich eben nicht erwischen lassen, wenn man Material aus Fortpflanzungskliniken abzweigt, hinausschmuggelt, nach der Manipulation wieder reinschmuggelt und so tut, als wäre es nie weg gewesen. Oder man bezahlt in armen Ländern arme Menschen, damit sie Genmaterial spenden, Kinder austragen und schweigen.«

»Und wenn sie doch reden?«, fragte Simon.

»Bringe ich sie zum Schweigen«, antwortete Viktor hämisch.

»Alice ist hier in Deutschland geboren, oder nicht?«, fragte Clio.

»Ja, geboren ist sie hier. GP-Tech ist bekannt für seine legalen Geschäfte im Bereich der künstlichen Befruchtung und der Entwicklung neuer Medikamente. Über ihre illegalen Machenschaften gibt es nur Gerüchte, die man auch als Neid interpretieren kann. Eingeweiht wird nur, wer fest in die Geschäfte verstrickt ist und wer viel zu verlieren hat. Alice' Eltern waren verzweifelt und geblendet. Deshalb haben sie sich darauf eingelassen. Sie haben ihren guten Ruf und viel Geld zu verlieren, also schweigen sie. Wahrscheinlich so sehr, dass sie nicht nur verdrängen, sondern tatsächlich vergessen werden.«

Vielleicht tun sie das bald. Ich werde sie niemals vergessen.

»Sie haben mit Kulturen in Petrischalen angefangen, sich über kleinste, kleine und große Tiere bis zum Menschen gesteigert. Genauso haben sie mit der Manipulation eines Gens angefangen und sich bis zu mehreren in einem Organismus hochgearbeitet. Mit CRISPR/Cas haben sie schon gearbeitet, bevor es seinen offiziellen Durchbruch hatte. Damit und der Polymerase theta ging es wirklich rasant voran.«

»Moment! Daran forscht ein Team an der Thomas Jefferson University in Philadelphia«, warf Ron ein.

»Ach, tun sie das?«, fragte Viktor scheinheilig.

»Ich kann immer noch nicht glauben, dass sie es geschafft haben, die jeweiligen Gene für die einzelnen äußerlichen Merkmale und sogar Wesenszüge zu lokalisieren«, murmelte Clio vor sich hin. »Es ist doch noch gar nicht geklärt, zu welchen Anteilen diese Merkmale genetisch und zu welchen Anteilen sie umweltbedingt sind. Und in welcher Weise mehrere beteiligte Gene aufeinander wirken.«

Viktor lehnte sich lächelnd zurück.

»Sie experimentieren auch mit Psychotherapien, Erziehung und Konditionierung. Über die Jahre sammelten sie all ihre Beobachtungen und Ergebnisse und alles andere, an das sie legal oder illegal herankamen, in ihren eigenen, geheimen Datenbanken. Sie entwickelten Technologien und Ideen oder stahlen sie. Und mit jedem Projekt, mit jeder Manipulation entdeckten sie neue Zusammenhänge.«

»Sie haben ab dem 8-Zell-Stadium eingegriffen«, sagte Clio über die Unterlagen gebeugt.

»So früh?«, fragte Ron skeptisch.

»Das ist logisch.« Clio blätterte wieder in dem Schnellhefter. »Ungefähr ab diesem Stadium werden die Zellen nach und nach zu Spezialisten, die einzelnen Eigenschaften des Menschen kristallisieren sich allmählich aus. Wenn man also fundamental und nicht nur auf Genproduktebene eingreifen will, sollte man das tun, bevor die Zellen sich festgelegt haben. Aber hier steht nicht, wie sie es genau gemacht haben.«

»Sie fanden einen Weg nach dem Schlüssel-Schloss-Prinzip«, sagte Viktor. »Sie transportierten die gewünschten DNA-Abschnitte mit der Transfer-RNS und HAC-Vektoren bis in den Zellkern und tauschten die vorhandenen und bereits markierten Abschnitte damit aus. Später nutzten sie CRISPR/Cas und die Polymerase theta, um die RNA in DNA umzuschreiben und in die Zellkerne einzuschleusen. Das funktioniert viel besser, weil es eine körpereigene Polymerase ist statt der Reversen Transkriptase des HI-Virus.« Viktor wedelte ungeduldig mit seiner Waffe, als wollte er das Thema verscheuchen. Danach saß er etwas aufrechter und wippte ungeduldig mit dem Fuß.

Alice kam schon längst nicht mehr mit. Von CRISPR/Cas, der Genschere, hatte sie gehört, aber was waren HAC-Vektoren? Und Polymerase theta? Reverse Transkriptase? Verstand Viktor überhaupt, wovon er sprach, oder hatte er es auswendig gelernt?

»Mit der Transfer-RNS?«, fragte Ron ungläubig und auch Clio schaute verwirrt drein.

Alice beobachtete Viktor. Das Thema passte ihm nicht.

»Vielleicht bekommt ihr diese Unterlagen irgendwann zu Gesicht.«

Plötzlich hatte sie Viktors Waffe vor der Nase. Allerdings war der Lauf nicht auf sie gerichtet, sondern auf Thomas, der sich in seiner Ecke rührte.

Alle hielten den Atem an.

Thomas änderte seine Position und lag dann wieder still. Viktor ließ die Waffe langsam sinken, blieb jedoch angespannt.

»GP-Tech soll also vor neunzehn Jahren geschafft haben, woran wir heute erst forschen?«, fragte Ron.

Alice konnte das ›Oh!‹ förmlich hören, das in Clios und den Köpfen der Geschwister auftauchte. Über ihrer ganzen Grübelei hatten sie vergessen, dass ein Mensch lange brauchte, um zu wachsen.

»So lange ist es noch nicht her«, begann Viktor, wurde jedoch von Frauke unterbrochen. »Aber Alice ist neunzehn Jahre alt …«

Viktor schlug mit der freien Hand auf den Tisch, um sie zum Schweigen zu bringen. »Ihr steht also wirklich ganz am Anfang eurer Tests. Wie könnt ihr bei dem Schneckentempo überhaupt konkurrenzfähig sein?«

Simon starrte böse die Tischplatte an, hielt sich aber zurück.

»Es ist eine Art Nebenwirkung«, erklärte Viktor. »Wie beim Klonen, wenn Zellen erwachsener Tiere benutzt werden. Der Organismus altert schneller. In unserem Fall wächst er auch schneller, besonders in den ersten paar Lebensjahren. Später fällt das nicht mehr so auf, und noch später werden wir erleben.«

Während die anderen zweifelnde Gesichter machten, wurde Alice vieles klarer. Deshalb waren ihre Geburtstage nicht gefeiert worden, und man hatte sie von der restlichen Familie ferngehalten, genauso wie von anderen Kindern. Nicht, dass ihre Eltern viel privaten Kontakt zu ihrer Familie pflegten oder gar zu anderen Paaren und deren Kindern, aber gelegentlich ließ es sich nicht vermeiden.

Außerdem läuft die Zeit anders, wenn man ein Kind ist.

Erst als Teenager wunderte sie sich, fragte nach und widersprach. Dagegen hatte GP-Tech wirkungsvolle Methoden in petto gehabt, sodass ihr Alter für sie selbst bald an Bedeutung verlor, weil es nichts gab, was die Zeit für sie bereitgehalten hätte: keinen Führerschein, kein Studium, keinen Auszug, keine Zukunft. Irgendwann addierte sie einfach, jedes Jahr eines hinzu.

Wie alt war sie also? Sie traute sich nicht, Viktor zu fragen. Sie sah die schon tiefen Falten in seinem Gesicht und die grauen Haare, die sich in die schwarzen mischten.

»Schneller altern heißt nicht auch schneller wachsen«, belehrte Ron Viktor.

»Ihr könnt es mir glauben oder es lassen.«

Er hob das Kinn und breitete die Arme aus, sodass Alice wieder die Waffe vor sich sah. Mattschwarz, schlicht und kantig. Viktor genoss ihre Panik, sobald er ihr das schwarze, todbringende Metall vor die Nase hielt.

Er ließ die Arme sinken. Wippte mit dem Fuß.

»Wozu brauchen die Alice, wenn es Sie gibt?«, fragte Ron.

Viktor deutete mit der Waffe auf den Arzt, und ein echtes Lächeln streifte sein Gesicht. »Das ist zur Abwechslung mal eine gute Frage. Weil sie innerhalb ihrer Projektreihe am besten gelungen und die längste Zeit von allen ohne Medikamente stabil geblieben ist. Ihr Körper scheint sich sogar zu regenerieren.« Viktors Blick suchte die verheilende Stelle auf ihrem Arm. Automatisch legte sie die Hand darauf. »Deshalb brauchen sie mehr Ergebnisse von ihr. Um herauszufinden, was bei ihr richtig und bei den anderen schiefgelaufen ist.«

»Sie wissen also nicht, was diese …«, Clio warf einen Blick auf das noch immer umgedrehte Bild am Tischrand, »… Veränderungen auslöst?«

Viktor machte eine diffuse Geste aus Kopfschütteln und Schulterzucken. Er rutschte auf der Sitzfläche herum und wippte wieder mit dem Fuß. Schneller diesmal.

»Irgendeine Idee müssen sie doch haben«, sagte Frauke. »Hat man Alice das Kortison und die Opioide gegeben, um ihr Immunsystem zu unterdrücken?«

»Darüber steht hier nichts.« Clio blätterte bis zum Ende. »Wieso Opioide?«

Frauke winkte mit einem Erkläre-ich-dir-später-Blick ab.

»Warum bekommen wir nur ein paar Einblicke und nicht alles, was Sie haben?«, fragte Ron.

»Weil ich einen Auftrag erledige, und der Preis bestimmt, wie ich ihn erledige.«

»Wir reden also über Geld?«, fragte Ron.

»Vielleicht. Oder über Wissen, oder über Möglichkeiten. Bislang habe nur ich euch etwas geboten. Ihr dagegen habt mit Unwissenheit und Untätigkeit geglänzt.«

Was wollte er genau? Wissen, das ihm GP-Tech verweigerte? Weil es sie erpressbar machte? Oder Viktor frei?

Oder gab es doch etwas, das TENEG ihm bieten konnte? Etwas, das sie ihr verschwiegen?

»Sie sagen, ihre Trefferquote sei hoch«, warf Clio ein. »Klingt für mich nur nach gutem Gespür. Vielleicht haben sie eine Wechselwirkung oder ein defektes Gen übersehen. Oder die Reparatursysteme der Zellen. Wenn die Manipulationen nicht umfassend genug waren, versucht das System vielleicht, den Sollzustand wiederherzustellen.«

»Oder sie haben die Introns und Pseudogene vernachlässigt«, stieg Frauke mit ein, und Alice spürte, wie sich Viktors Energie neben ihr vergrößerte und verdunkelte. »Vielleicht haben sie nicht beachtet, dass zwar nur die Exon-Abschnitte eines Gens für ein Protein kodieren, dass aber in den herausgeschnittenen Introns komplette kleine Gene enthalten sind. Mit unbekannter Funktion. Und auch stillgelegte Pseudogene gelten nicht mehr nur als DNA-Müll, sondern als eine Art zweite Sprache im genetischen Code. Möglicherweise der

Kontext, in dem die codierenden Gene erst ihren Sinn erhalten. Eine einzige Störung könnte einen Dominoeffekt auslösen.«

Viktor schien ihnen nur teilweise folgen zu können. Seine Miene zeigte Ungeduld und Missmut.

»Sie vermuten, dass es irgendwas mit den Hox-Genen zu tun hat.« Er klang weniger selbstsicher und forsch als bisher. Wie viele Informationen hatte er tatsächlich?

»Hox-Gene?«, fragte Alice und erinnerte sich an den Begriff, an mehr jedoch nicht.

»Diese speziellen Gene kodieren für ein Protein, das die entscheidenden Entwicklungsschritte eines jeden Organismus anschiebt, egal ob Tier oder Pflanze«, erklärte Frauke. »Sobald sie die ersten wichtigsten Schritte in der Entwicklung des jeweiligen Organismus gesteuert haben, gehen sie in Ruhestellung. Man weiß aber mittlerweile, dass sie eine gewisse Kontrollfunktion behalten. Vielleicht greift genau dieser Mechanismus ein. Der Organismus versucht, die Manipulationen zurückzubauen, und löst so die Veränderungen aus.«

»Die erwachsenen Zellen in Alice' Körper sind doch längst spezialisiert«, wandte Ron ein.

»Na ja, grundsätzlich sind unsere Zellen immer noch totipotent. Ihre Trimmung auf eine bestimmte Funktion ist also nicht endgültig. Sie können dazu veranlasst werden, sich umzubilden«, sagte Clio und löste damit betretenes Schweigen aus.

Alice brauchte einen Moment, bis ihr klar wurde, was Clios Worte bedeuteten. Nicht nur ihre Haut konnte sich in Schuppen verwandeln und umgekehrt, auch ihre Organe könnten sich verändern. Oder hatten es bereits getan.

War das auf dem Foto zu sehen, das Clio mit dem Bild nach unten auf dem Tisch liegen gelassen hatte? War der Junge daran gestorben? Und würde sie selbst eines Tages daran sterben? Oder an früher Altersschwäche?

Oder durch einen Schuss aus Viktors Waffe?

Was bezweckte er mit dieser schrägen Konferenz? War es ein makabres Spiel, mit dem er seine Opfer quälte, bevor er sie tötete? Oder wollte er besser verstehen, was er gefunden hatte? Suchte er etwa Hilfe?

»Die Veränderungen überraschen mich nicht«, sagte Ron.

»Was?«, fragte Viktor bedrohlich, wippte mit dem Fuß und schaltete mit dem Daumen einen Hebel an der Pistole hin und her. Weißes S, rotes F.

Alice erinnerte sich an einen ihrer wenigen Krimis. Sicher und Feuer. Kalte Schauer jagten ihr über den Rücken.

Clio starrte Ron mit offenem Mund an.

»Seht euch doch die Rückschläge bei den manipulierten Nutzpflanzen an. Unsere Gentherapieversuche. Wir fischen alle im Trüben.« Ron klang bitter.

Erinnerte er sich auch an das todkranke Mädchen?

Frauke wiegte den Kopf hin und her. »Trotzdem liegen in der Genmanipulation die größten Chancen, die ständig wachsende Menschheit zu ernähren und für Erbkrankheiten eine Heilung oder zumindest eine wirksame Therapie zu finden.«

»Vererbe ich es?«, fragte Alice.

Viktor beließ die Schusswaffensicherung auf Feuer und lächelte sie boshaft von der Seite an. »Wir sind alle steril.«

Jeder neue Schlag traf. Aber er traf nicht mehr so hart wie der erste. Oder der zweite.

Sie hatte sich so sehr ein normales Leben erhofft, einen Ehemann, ein kleines Haus mit Garten, einen Beruf, Kinder, Freunde, Hund und Katze. Eine kleine heile Welt. Wenn sie das nicht haben konnte, so wollte sie wenigstens ein friedliches und freies Leben.

»Was will GP-Tech erreichen?«, fragte Simon. »Sicher nicht den Hunger der Weltbevölkerung stillen.«

»Optimierung«, sagte Viktor. »Der Mensch kann schneller, stärker, besser werden. Wem reicht schon, was er hat? Jeder will immer noch mehr von dem, was ihm gefällt. Das Militär ist interessiert an dieser Art Forschung. Es geht um Geld und Macht.« Seine Aufmerksamkeit sprang durch den Raum, als erwarte er die Ankunft von etwas oder jemandem.

»Was haben sie an Ihnen optimiert?«, fragte Simon.

Alice sah die Spannung in Viktors Körper aufsteigen und wünschte, Simon hätte die Klappe gehalten.

»Alles«, antwortete Viktor. »Alles, was wichtig ist.«

Ich muss ihn ablenken, wie kann ich ihn beruhigen? Irgendetwas aus seinem gewohnten Umfeld.

Zerstreut sah sie auf ihre Armbanduhr. Sie war stehen geblieben. Seit sie das sichere Haus verlassen hatten, war die Zeit nicht mehr vergangen.

»Und welche Veränderungen sind bei Ihnen aufgetreten?«, hörte sie Clio fragen.

Wenn die Zeit nicht vergangen ist, muss das alles ein böser Traum sein. Ich werde gleich in dem sicheren, ruhigen Haus aufwachen. Viktor weiß nicht, wo ich bin, und niemand kann ihm Fragen stellen, die man ihm nicht stellen darf.

Und für einen Moment war Alice unkonzentriert. Nur einen Moment. »Warum holen sie sich ihre Ergebnisse nicht von René und dir?«

13.

Viktor drückte ihr den Pistolenlauf gegen die Schläfe und zog sie vom Stuhl. Die anderen standen mit auf.

»Setzen!«, befahl Viktor, und schob Alice zur Tür.

Sie gehorchten widerwillig.

»Aufmachen«, raunte er ihr ins Ohr, und das tat sie.

Viktor warf einen Blick auf Thomas, der blass in unbequemer Haltung gefesselt dalag. Thomas funkelte Viktor böse an, der Alice mit sich durch die Tür zerrte, von außen abschloss und den Schlüssel einsteckte.

Auf Tuchfühlung schob er sie vor sich her. Eine Hand umfasste schmerzhaft ihren linken Unterarm. Die andere bohrte die Waffe in ihre rechte Seite.

Was sollte sie tun? Mitgehen oder sich wehren? Konnte sie eines davon retten? Oder würde er sie sowieso erschießen?

Diesen Flur kannte sie nicht. Es gab weniger Fenster. Die Umgebung wirkte spartanischer, funktioneller, die Türen schwerer.

Gab es hier auch so einen Keller wie in der Anstalt?

Sie bogen um die nächste Ecke, und da stand Thomas vor ihnen. Hatte er Viktor ausgetrickst, nur den Schwerverletzten gespielt? Hatten die anderen ihn losgeschnitten?

Die Männer zögerten nur einen kurzen Moment. Thomas hob seine Waffe. Doch bevor er abdrücken konnte, ließ Viktor Alice los und schlug Thomas die Pistole aus der Hand. Thomas' linken Haken steckte Viktor unbekümmert weg und schlug ihm mit voller Wucht in das verschwollene Gesicht. Blutspritzer flogen von der schon gebrochenen Nase und der geplatzten Lippe weg. Thomas landete auf Händen und Knien. *Nein! Ich will das nicht.* Alice drehte sich um. In der Bewegung sah sie, dass Viktor Thomas die Waffe an den Kopf hielt. Trotz des Schalldämpfers war der Knall so laut, dass sie zusammenzuckte.

Sie rannte. Den Flur entlang. Sie spürte, dass sie zu langsam war. Nach wenigen Schritten griff er eisern ihren rechten Oberarm und wirbelte sie zu sich herum. Ein stechender Schmerz fuhr ihr in die Schulter.

»Mitkommen«, befahl Viktor und zerrte sie mit sich, die Waffe in der rechten Hand. »Die Geschichte deines Lebens, nicht wahr? Du rennst und rennst, aber kommst nicht weg.«

Sie gingen an Thomas vorbei, der mit offenen Augen in einer größer werdenden Blutlache lag.

»Aufsammeln«, bellte Viktor. »Die Patronenhülse.«

Alice bückte sich. Ihre Hand zitterte so sehr, dass sie zwei Anläufe brauchte. Sie versuchte, das Blut zu ignorieren. Thomas nicht noch einmal ins Gesicht zu sehen.

Waren das Sirenen in der Ferne?

Viktor griff ihren Arm und zerrte sie den Flur entlang. Die Patronenhülse nahm er ihr ab und verstaute sie in seiner Hosentasche.

Nein, nein, nein. Wie ein Stein ließ sie sich fallen. Bremste Viktor. Bescherte sich damit selbst einen stechenden Schmerz in der Schulter.

»Du kommst jetzt mit, oder ich knalle dich auf der Stelle ab«, fauchte er und drückte ihr den Lauf gegen die Stirn. »Und mit dir alle anderen, die ich finden kann. Ohne dich habe ich jede Menge Zeit, bevor ich mich verpissen muss.«

Alice wollte nicht weinen, und sie tat es nicht.

Stattdessen stand sie auf und ließ sich von ihm weiterzerren.

Diesmal war sie sich sicher: Sirenen in der Ferne! Was würde er jetzt tun?

Er schubste sie in den Fahrstuhl und drückte den untersten Knopf.

Das Déjà-vu begann. Viktor drehte sich um und schlug ihr mit der flachen Hand ins Gesicht. Sie taumelte gegen die Rückwand. Ihre Lippe platzte wieder auf, sie schmeckte Blut. Er klemmte sie zwischen sich und der Rückwand ein, drehte ihr Gesicht zum Spiegel. Sie sahen einander kurz darin an, doch sie konnte seinem gierigen Blick nicht standhalten. Wollte sich herauswinden. Er ließ ihr keinen Raum. Schweiß und Aftershave. Stickige Luft.

»Genieß es einfach«, flüsterte er ihr ins Ohr, machte ein wenig Platz, öffnete ihren Hosengürtel und zog ihn mit einem Ruck aus den Schlaufen.

Sie nutzte die Chance, zog das Knie mit der Kraft der Verzweiflung an.

Mit einem dumpfen Laut zog er das Becken zurück, schlug ihr dafür jedoch so kräftig ins Gesicht, dass sie zu Boden ging.

Eine Sekunde später griff er in ihre Haare, zog ihren Kopf nach hinten, während er ihr ein Knie ins Kreuz drückte. »So mag ich euch am liebsten. Wenn ihr euch wehrt. Bringt viel mehr Spaß. Schnell kann jeder.«

Tränen schossen ihr in die Augen. Verzweifelt schnappte sie nach Luft.

»Ich soll dich zurückbringen, aber über deinen Zustand bei der Ablieferung haben sie nichts gesagt.«

Sie versuchte, sich zu drehen. Er verstärkte den Druck seines Knies. Ihre Rippen waren kurz davor zu brechen.

Der Fahrstuhl stoppte. Die Türen öffneten sich.

Bitte ein Polizist. Mit gezogener Waffe. Ein GSG9-Team. Irgendjemand.

Niemand war da. Nur eine leere Ladezone.

Er zog sie an den Haaren auf die Beine und aus dem Fahrstuhl, während sie schrie.

Die Sirenen waren lauter geworden. Sie würde sich nicht von ihm verschleppen und sich halb tot oder tot bei GP-Tech abliefern lassen. Sie hatte genug Geschichten über die gekauften Frauen gehört, die aus seinem Zimmer gebracht wurden, nachdem er mit ihnen fertig war. Sie selbst hatte ihn vor langer Zeit erlebt. Wenn er sie wegbrächte, wäre er ungestört, unkontrolliert, maßlos. Sie würde sich lieber hier von ihm erschießen lassen. Wenn sie Glück hatte, gönnte er ihr einen schnellen Tod.

Sie tobte. Riss sich dabei Haare aus, stieß und schürfte sich Knie und Handflächen auf, knallte auf die Hüfte, verrenkte sich den Nacken bei dem Versuch, sich loszureißen, während Viktor sie mit eisernem Griff bis zur Laderampe weiterzog.

Dort stieß er ihren Kopf auf den Beton. Schmerz. Die Welt drehte sich für einen Moment. Dann übergab sie sich.

Die Sirenen waren nun viel näher. Oder war das nur ihr gequälter Geist? Sie hob den Blick und sah direkt in den Lauf seiner Waffe.

»Ts, ts, ts … du bist ein böses Mädchen. Kommst du nun freiwillig mit, oder soll ich dich erschießen?«

»Erschießen«, zischte sie. *Keine Sekunde mehr mit dir. Lieber sterbe ich.*

»Bist du nun mutig oder dumm?«, fragte er und drückte ab.

14.

Drei waren tot, zwei davon erschossen.

Drei zu viel, dachte Gerrard und sah sich um.

Wie ein Schiffsgerippe erhob sich der große Tisch mit den Stühlen im Halbdunkeln aus dem polierten Parkett. Die Onyx-Statue stand fremd und deplatziert auf dem Schrank neben der Calla.

Das Licht der kleinen Leselampe auf Ivans Schreibtisch erhellte den schwarzen Laptop.

Gerrard lehnte seitlich am Tisch, und der Scotch in seiner Hand wollte weder gut duften noch so schmecken wie sonst.

Ivan stand vor ihm am Fenster, trank einen Schluck aus seinem Glas und sah dem hell beleuchteten Treiben unter ihm zu. In diesem Licht- und Schattenspiel sah Ivan größer und kräftiger aus, aber auch älter. Es wirkte, als stünde er über der Szenerie am Abgrund und könnte mit einem Schritt in die Tiefe stürzen.

Für Dunkelheit und Schwere war dieser Raum nicht geschaffen. Er brauchte Licht und Weite.

Während sie hier oben eine Pause machten, räumten ihre Leute mit Hochdruck auf und um.

Sie hatten die Suche nach Viktor unterbrochen, was Cameron zur Weißglut getrieben hatte, nachdem er schon fast mit dem Auto auf dem Weg zu TENEG gewesen war. Als würde Viktor ausgerechnet dort auftauchen.

Nebenan saßen zwei IT-Spezialisten und ordneten die digitalen Trümmerhaufen. Sie mussten das System so schnell wie möglich sichern, noch bevor Viktor die Chance bekam, wieder darauf zuzugreifen. Überhaupt mussten sie so schnell wie möglich die Lage klären. Was wusste Viktor? Was wollte er? Wie viel hatte er mitgenommen oder bereits verbreitet? Was wollte er damit anfangen? Nicht nur für sich selbst brauchten sie Klarheit. Auch ihre Auftraggeber würden bald Wind davon bekommen, dass etwas schiefgelaufen war. Darauf mussten sie sich vorbereiten.

»Du bist mir eine Erklärung schuldig«, sagte Gerrard.

Ivan drehte kurz den Kopf zur Seite, sah dann aber wieder hinaus.

»Wir brauchten Erbgut mit geeigneten Anlagen: Stärke, Furchtlosigkeit, Kaltblütigkeit, Intelligenz, körperliche Fitness. Wessen Erbgut hätte besser gepasst?«

»Wir hatten geeignetes Material.«

»Und damit oft nur mäßigen Erfolg. Diesmal wollte ich die besten Voraussetzungen schaffen.« Nun drehte sich Ivan um. »Und es hat funktioniert.« Seine Stimme klang rau und gepresst.

»War das der einzige Grund?«

Ivan drehte sich wieder von ihm weg. Gerrard stellte sein Glas auf den Tisch und betrachtete Ivans Rücken. Er kannte ihn gut genug, um zu wissen, wie er tickte. Sein Ego hatte ein Problem mit Anonymität. Gerrards Credo war es, so wenig wie möglich persönlich involviert, also möglichst unangreifbar zu sein. Er hatte im Internat gelernt, dass man sich den Rücken freihalten musste, wenn man es zu etwas bringen und dort oben bleiben wollte.

Ivan nahm sich die Freiheit, zu tun, was er für richtig hielt. Er wusste, wie weit er gehen konnte, aber er wusste auch immer jemanden hinter sich, der im Zweifel aufräumte. Viktor war ihm darin gefolgt. Ihre Impulsivität machte sie angreifbar, erpressbar und somit schwach. Und Schwächen waren unverzeihlich.

»Von Aufsässigkeit bis zum Verrat war es ein großer Schritt für Viktor«, sagte Ivan.

»Wir haben ihm zu viele Freiheiten gelassen.«

»Nein«, meinte Ivan und schüttelte langsam den Kopf. »Dann hätte er sie sich bald genommen. Wir hätten ihn besser an uns binden müssen.«

Gerrard nahm einen großen Schluck von seinem Scotch. Binden? Was war los mit Ivan? Wurde er etwa alt und nachdenklich? Fürchtete er sich vor dem Weg, der vor ihm lag, und dem Ende, das ihn erwartete? Gaukelte er sich vor, ein Teil von ihm würde in Viktor weiterexistieren, wenn er starb? Hatte er Dankbarkeit erwartet für das Leben, das er ihm geschenkt hatte?

»Jeder hat seinen Preis«, sagte Ivan.

Gerrard atmete innerlich auf und stellte sein Glas ab.

Ivan war also noch der Alte. Er dachte nicht an die väterliche Bindung, sondern an die finanzielle. Gerrards Blick wanderte zu den Fenstern.

Das Außengelände war schon für die Ermittler der Polizei

präpariert worden, und nun begannen die Arbeiten im Inneren. Es musste laut sein dort draußen. Er sah, wie die Männer einander Anweisungen zuriefen, wie schwere Wagen und Geräte heran- und weggeschafft wurden, wie Schutt weggeräumt, drapiert und verändert wurde. Doch bis hier oben drang kein Laut vor. Es war, als würde er sich einen 3-D-Film ohne Ton ansehen. Als könnte er ihn anhalten, zurückspulen und neu schneiden – um den Teil zu löschen, der den ersten Zweifel in ihm gesät hatte.

Gerrard rieb die Fingerspitzen aneinander, während er darüber nachdachte, was sie schon erledigt hatten und was noch zu tun war, denn es hatte diesen dritten Todesfall gegeben. Eines der Projekte aus der Zwanziger-Testreihe war in dem Trubel irgendwie aus seinem Zimmer entkommen. Man hatte ihn für Viktor gehalten und erschossen. Eine ärgerliche Angelegenheit, denn er hätte ihnen unter Umständen weitere wertvolle Testergebnisse liefern können.

Nun musste er drei Leichen verschwinden lassen oder den Tod dieser Menschen plausibel erklären.

Bei dem getöteten Projekt war das einfach. Für die Außenwelt existierte er nicht. Niemand vermisste ihn. Sein Körper war schon in einem Kofferraum unterwegs, um weit weg in einem Wald verscharrt zu werden.

Der Tod des IT-Ermittlers, der sowohl den USB-Stick als auch sein Leben an Viktor verloren hatte, war schwieriger zu erklären. Seinen Körper ließ er gerade von einer Brücke vor einen ICE werfen. Ein Abschiedsbrief lag in seiner Wohnung. Und wenn das nicht reichte, würde er den glücklich und reich verheirateten diensthabenden Rechtsmediziner mit einer kleinen, aber wohlplatzierten Andeutung zu seinem Geliebten auf die richtige Spur bringen.

Der von der Explosion halb zerfetzte Körper dagegen schrie nach einer Ermittlung. Sie hatten nicht genug Zeit, um ihn zu beseitigen, ohne dass man die Überreste vielleicht doch fand, ihn identifizierte und eine Verbindung zu ihnen herstellte.

Allerdings ließ sich auch die Explosion nicht vertuschen. Deshalb mussten sie es aussehen lassen wie einen Unfall bei den Bauarbeiten.

Daran arbeiteten alle noch verfügbaren Leute gerade, bevor unweigerlich die Polizei antanzen würde.

Manchmal sehnte sich Gerrard nach den Teilen der Welt, in denen eine anständige Bestechung reichte, um ungehindert seinen Geschäften nachgehen zu können.

»Die Leute, die mit den Ermittlern sprechen dürfen, habe ich instruiert«, sagte er. »Wir werden die Beamten von allem fernhalten, was sie nicht sehen sollen. Die ersten werden in ein paar Stunden hier sein. So viel Zeit konnte ich uns immerhin verschaffen.«

Ivan nickte. »Was machen wir mit den Insassen? Ruhigstellen?«

»Sicherheitshalber.« Gerrard spürte allmählich den Schlafmangel und die Anstrengung. Sein stetig hoher Adrenalinspiegel in den letzten paar Stunden zerrte an seinen Nerven. Diesmal gab es so viele zu lösende Probleme auf einmal, dass er seine Fähigkeiten ausreizen musste, um alles wieder ins Lot zu bringen.

»Wie konnten sie es wagen?«, fragte Ivan.

»Hm?«, machte Gerrard und wollte es eigentlich gar nicht wissen.

»Diese verdammte Idealistentruppe. Wofür halten die sich eigentlich, mir in den Arsch zu treten?«, motzte Ivan und drehte sich zu Gerrard um. »Klauen unser Projekt, unsere Forschungsergebnisse und führen uns an der Nase herum. Das werden sie noch bitter bereuen. Wir werden das Projekt zurückholen, und dann bekommen sie die Strafe, die sie verdienen: Ruin vielleicht, oder Versklavung. Wir könnten ihren Laden übernehmen.«

Gerrard betrachtete seinen Scotch. Er hatte sein Netzwerk in letzter Zeit stark strapaziert. Um die Löcher zu stopfen, die in den letzten vierundzwanzig Stunden entstanden waren, würde er Monate brauchen. Sein Sicherheitsnetz bedeutete ihm alles. Es war sein Rückhalt, sein Erfolg und seine Zukunft. Und er wollte es nicht sinnlos von Ivan belasten lassen, nur damit der seine Rachegelüste befriedigen oder seinen verletzten Stolz restaurieren konnte. Es war für ernstere Dinge gedacht.

»Wir müssen in nächster Zeit die Füße stillhalten, brav unseren legalen Geschäften nachgehen, gut, sauber und wahrhaftig erscheinen und den Sturm zur Ruhe kommen lassen«, sagte er. »Und wenn ich die Gelegenheit hatte, aufzuräumen und neue Möglichkeiten zu schaffen, wenn wir Viktor wieder unter Kontrolle haben und das Projekt zurück ist, dann können wir uns Gedanken über Rache und Strafe machen. Bis dahin liegen unsere Prioritäten woanders.«

Ivan drehte sich wieder zum Fenster und sah hinaus – oder weiter voraus. »Sollen wir die Projekte doch wegschaffen?«

»Dafür bleibt nicht mehr genug Zeit. Wir müssten es sehr gut planen und genau timen, um kein Aufsehen zu erregen.« Gerrard schüttelte den Kopf. »Nein, wir werden den Keller abriegeln und die Räume tarnen, falls sie überhaupt die Befugnis mitbringen, so weit gehen zu dürfen. Die Kliniken habe ich gewarnt, sie stellen die Transporte vorübergehend ein. Wir sollten außerdem unsere Kontakte ins Ausland auf ein Minimum reduzieren.«

»Ich will die Trainer hierhaben, um sie auf Viktor anzusetzen«, sagte Ivan und verschränkte die Arme hinter dem Rücken.

»Das wird ein bis zwei Tage dauern. Die von Viktor angebaute Hardware konnten sie übrigens vom Netz nehmen, ohne einen Systemabsturz auszulösen. Wie auch immer er es geschafft hat, sie trotz Überwachungskamera in dem Büro zu installieren.«

Ivan schwieg.

»Das Smartphone hat er zu hastig entsorgt«, fuhr Gerrard fort. »Wir sollten also die Daten darauf und auf dem Chip retten können, sobald alles getrocknet ist. Mit Glück erfahren wir mehr über die Wege, die er durch das Netz genommen, und die Daten, die er sich beschafft hat. Ab morgen setzen wir jemanden auf die üblichen Medien an, um sofort eingreifen zu können, sobald Interna durchsickern und Viktor irgendwelche Spuren hinterlässt.«

»Was ist mit dem Pfleger?«

»Sitzt im Keller, bereit für die Befragung.«

»Dort, wo wir das tote Projekt untersucht haben?«

»Ja.«

»Meinst du, er steckt mit drin?«, fragte Ivan.

»Ich halte es für unwahrscheinlich, aber es schadet nicht, genau nachzuprüfen, ob ihm sein Smartphone tatsächlich gestohlen wurde.«

»Verdammt!«, zischte Ivan. »Die einzigen wirklich erfolgreichen Projekte, die nicht tot umgefallen sind oder versehentlich erschossen wurden, sind uns entwischt. Wer weiß, wie viel Zeit wir noch haben. Wie viel Zeit sie noch haben.«

»Tot wären sie für uns leichter zu finden«, konnte sich Gerrard nicht verkneifen.

Ivan stand wie ein Denkmal da, zuckte nicht einmal, starrte hinaus oder vielleicht in sich hinein.

»Ich habe die ersten Laborergebnisse des durchgedrehten Zwanziger-Projekts gesichtet. Er litt an einer Erbkrankheit, die entgegen jeder medizinischen Logik plötzlich in seiner DNA auftauchte.«

»Und das … andere?«, fragte Ivan.

Gerrard hörte den Ekel in seiner Stimme.

»Darüber sind sie sich bisher nicht einig.« Gerrard erinnerte sich ungern an die Fotos.

»Die Wache vor dem Haus seiner Eltern habe ich abgezogen, die Kameras wurden abgebaut, jede Erinnerung an ihn und uns ausgelöscht. Seine Eltern haben sich einem privaten Sicherheitsdienst anvertraut, und … sie möchten nicht gestört werden.« Gerrard nahm sein Glas und betrachtete die bernsteinfarbene Flüssigkeit darin. Sie duftete würzig, scharf und leicht rauchig. »Wir bekommen einen wöchentlichen Bericht.«

»Wie bei Projekt 22«, sagte Ivan. »Sie wollen alles vergessen, was war.«

»Hoffen wir, dass sie es auch tun. Ich glaube zwar nicht, das Viktor versucht, ausgerechnet über diese Leute Geld und weitere Informationen zu erpressen, aber sicher können wir uns bei keinem von Viktors Schritten mehr sein.«

In seinem Kopf tauchten etliche andere Möglichkeiten auf, wie Viktor sich Geld und eventuell sogar Informationen beschaffen könnte. Das musste er von René gelernt haben, denn finanziell hatten sie ihn bewusst kurz gehalten und ihm zwar alles Nötige zur Verfügung gestellt, jedoch nicht beigebracht, es sich auf dem freien Markt zu besorgen.

Sobald die Ermittler mit ihrer ersten Runde durch waren, würde er ein paar wenige Stunden schlafen und dann einen Plan ausarbeiten, welche Geldquellen Viktor sich wie und wo erschließen könnte oder bereits erschlossen hatte. Je nachdem, an welche Informationen er tatsächlich gelangt war, konnten sich reichlich Möglichkeiten ergeben.

Leider hatten sie den USB-Stick nicht gefunden. Viktor musste ihn mitgenommen haben. Trotzdem hoffte die IT-Abteilung, aus dem Computer ihres erschossenen Kollegen noch Daten retten zu können. Viktor hatte über den PC Malware in das Firmennetz geschleust, die sie zuerst bekämpfen mussten. Die Codes zum Ausspionieren der Passwörter hatten sie gefunden und entfernt. Nun suchten sie nach Trojanern, die Viktor wahrscheinlich versteckt hatte, um später wieder auf das Intranet von GP-Tech zugreifen zu können.

Und einer weiteren Spur wollte er nachgehen, nämlich dem Verbleib des krankgeschriebenen Mitarbeiters, vor dessen Büro Viktors Signal kurz aufgetaucht war. Dennis Scheffler. Telefonisch war er seit Tagen nicht zu erreichen, und er befand sich nicht im Krankenhaus. Am Morgen würde er jemanden zu seinem Haus und den Nachbarn schicken. Einen Kollegen, der schon lange nichts mehr von seinem – vermeintlichen – Freund gehört hatte und nun sehr besorgt war, dass dem armen Mann etwas passiert sein könnte.

Möglicherweise war er der Verräter, und vielleicht hatte Viktor etwas mit seinem Verschwinden zu tun. Jedenfalls war er so viel auf Reisen zu diversen Tagungen gewesen, dass es ein Leichtes für ihn gewesen wäre, ohne ihr Wissen Kontakte zur TENEG zu knüpfen.

Wenn Viktor ihn allerdings gefunden hatte, konnte er auch tot sein. Vielleicht war er eine von Viktors Quellen gewesen.

»Sind die Waffen und der Sprengstoff von uns gewesen?«, fragte Ivan.

»Er hat sich die Sachen woanders besorgt«, sagte Gerrard. »Unser Equipment ist vollständig.«

Ivan drehte sich halb um und sagte: »Dann müssen wir das Personal überprüfen. Das Kaliber, mit dem unser Mann aus der IT erschossen wurde, scheint ein 357er Colt Magnum gewesen zu sein. So ein großer Revolver ist nicht jedermanns Sache. Das sollte uns bei der Suche helfen. Ich habe da einige Favoriten.« Mit einer wegwerfenden Handbewegung fügte er hinzu: »Das kleinere Kaliber kann er sich auf der Straße besorgt haben.«

»Ich kann mich nicht erinnern, dass wir ihn häufig auf die Straße gelassen hätten«, warf Gerrard bissig ein, musste sich jedoch eingestehen, dass er nicht wusste, was Viktor tatsächlich in den letzten Tagen, Wochen, vielleicht Monaten oder Jahren getrieben hatte, wenn sie dachten, sie wüssten, wo er sich aufhielt oder, eher, wo sein Signal sich aufhielt.

Und genau das war der wunde Punkt: der Sender. Wie hatte Viktor ihn gefunden, entfernt und umprogrammiert? Das Know-how hatte er nicht selbst gehabt oder es sich anlesen können. Könnte ihm auch dabei René geholfen haben? Hatte dieses misslungene Projekt wirklich so einen hellen Verstand gehabt? Er hatte sich damals von weiteren Nachforschungen abhalten lassen, als Viktor bei Renés Festnahme ausgerastet war.

Viktor musste raffiniert und geduldig vorgegangen sein, um sie nicht merken zu lassen, dass er den Sender gefunden und entfernt hatte. Oder war René nicht sein einziger Helfer gewesen? Hoffentlich erfuhr er etwas von dem Sender, den Viktor zurückgelassen hatte. Noch wussten sie nicht, ob es sich um das Original handelte.

»Vielleicht sollten wir Renés Spuren zurückverfolgen«, sagte Gerrard eher zu sich selbst als zu Ivan und betrachtete die Statue neben der Calla. Beide waren von eleganter Schönheit.

»Zeitverschwendung«, kommentierte Ivan. »Die Spur ist längst kalt. Ich denke, Viktor hatte andere Helfer.«

»Wir haben uns selbst um die Chance gebracht, René zu fragen. Er wird wohl niemandem mehr etwas mitteilen können.«

»Vergiss es! Wir sollten uns lieber fragen, woher Viktor all die Informationen hatte, mit denen er uns so vorführen konnte. Den größten Teil muss er sich aus dem Firmennetz gezogen haben, und dort hinterlässt jeder Spuren. Wenn wir die zurückverfolgen, bekommen wir ein Bild davon, wie er vorgeht, und dann können wir ihm auch einen Schritt voraus sein.«

Bei Ivan klang es, als sei das ganz einfach. Tatsache war jedoch, dass sie längst nicht mehr wussten, was Viktor alles konnte, was er wusste und wer er geworden war.

Ihr Plan für ihn war gewesen, bestimmte Eigenschaften in ihm zu vereinen und so zu kombinieren, dass er mit dem richtigen Training in kürzester Zeit allen anderen Kämpfern überlegen war. Viktor sollte der Prototyp werden, in Ivans Fantasie ein Grundstein für eine ganze Armee aus perfekten Soldaten.

Wozu Zeit damit verschwenden, menschenähnliche Maschinen zu bauen, wenn man einen menschlichen Körper nur optimieren musste? Warum künstliche Intelligenz entwickeln, wenn man die Menschen selbst programmieren und manipulieren konnte? Es gab schließlich genug davon.

Der Mensch optimierte und beschleunigte schon jetzt seine eigene Evolution. Wenige privilegierte Menschen wie er und Ivan würden in Zukunft den Rest der Menschheit von innen heraus diktieren. Denn noch bevor das Fußvolk bewusst denken konnte, waren sie bereits für den Rest ihres Lebens entschieden worden.

»Was machen wir mit Projekt 22?«, fragte Ivan und betrachtete Gerrard nun ruhig, aber ernst.

»Nichts. Erst mal. Ich arbeite weiter an meinem Kontakt bei TENEG. Sie werden bald das Interesse an dem Projekt verlieren. Die Geschwister werden ihre Zukunft nicht einfach wegwerfen. Sie haben Ziele und Hoffnungen, ein erfülltes Leben, eine große Familie, einen engen Zusammenhalt und viele Freunde. Ein solches Leben gibt man nicht leichtfertig für eine Fremde auf. Bald werden sie der Flucht überdrüssig sein und haltmachen, dann die Sicherheitsvorkehrungen lockern. Wir müssen nur Geduld haben.«

»Du meinst, die Projekte überleben deine Geduld?«, fragte Ivan halb im Scherz und halb unwirsch.

»Das ist das Risiko, das bleibt. Keiner weiß genau, was in diesem Entwicklungsstadium mit ihnen passiert, vor allem, wenn sie ihre Medikamente nicht bekommen. Umso seltsamer kommt mir Viktors Verhalten vor. Er weiß mehr darüber als Projekt 22.«

Ivan kniff kurz die Augen zusammen. »Weiß er, welche Medikamente er bekommen hat?«

Gerrard rieb sich mit den Fingerrücken unterm Kinn, bevor er antwortete: »Vielleicht weiß er von dem einen oder anderen, aber ich denke, er kennt nicht alle, und manche sind sehr schwer zu beschaffen. Eines haben wir extra hergestellt, wie du weißt.«

Ivan nickte. »In dieser Richtung zu suchen könnte eine weitere Möglichkeit sein, um ihm auf die Spur zu kommen, falls er nach bestimmten Wirkstoffen sucht. Wir werden ihn bald erwischen. Viktor ist niemand ohne uns. Er hat keine Eltern, keine Familie, keine Freunde, kein Bankkonto, keine Kreditkarte, keine Krankenversicherung. Niemand weiß, wer er ist, und selbst wenn er etwas preisgibt, wird ihm niemand glauben. Das Leben draußen ist viel unbequemer als sein Leben hier.«

Gerrard war sich dessen nicht so sicher wie Ivan. Weder in Bezug auf die Zeit, die Viktor blieb, noch auf dessen Abhängigkeit von ihnen. Sie würden erst in den nächsten Tagen herausfinden, wie viel Viktor tatsächlich wusste, was er ohne ihr Wissen gelernt und getan hatte, und hoffentlich, was er vorhatte. Sie konnten nur hoffen, dass er nicht zu einem sadistischen Mörder mutierte, was durchaus in ihm angelegt war. Denn dann wären sie nicht nur für die Erschaffung eines Monsters verantwortlich, sondern auch dafür, dass es frei herumlief.

Ivan knöpfte entschlossen sein dunkelgrünes Sakko zu. »Sobald diese lästigen Politessen wieder weg sind, werden wir das Tempo anziehen, die Projekte einfangen und das Labor fertigstellen.« Er warf einen Blick auf seine Rolex. »Ich werde jetzt ein paar Stunden schlafen, und danach sehen wir uns wieder hier.«

Mit langen Schritten ging er hinaus und klatschte ihm im Vorbeigehen die Hand auf die Schulter. Gerrard hasste diese Geste genauso wie Viktor, aber er bewahrte Haltung. Er bewahrte immer Haltung.

Die Bürotür schloss sich hinter Ivan, und Gerrard betrachtete das halb volle Glas Scotch auf dem Schreibtisch.

Solange er Ivan kannte, hatte er noch keinen Tropfen stehen lassen.

Gerrard ging zur Fensterfront und schaute hinaus. Die Hektik hatte sich gelegt. Sie waren fast fertig, und er überlegte, ob er auch fertig war, mit den Projekten, der Firma, mit Ivan.

Ivan trieb die Geschäfte voran, aber er war derjenige, der den Laden zusammenhielt. Fiele Ivan, fiele er ein Stück weit mit, allerdings käme er schneller wieder auf die Beine.

Jeder war seines Glückes Schmied, er könnte auf Nimmerwiedersehen verschwinden, sein Geld sicher verteilt auf Konten im Ausland. Hätte er dann Mitleid mit Ivan? Nein. Es hatte auch mit ihm nie jemand Mitleid gehabt.

Sein Smartphone vibrierte. Er zog es aus der Hosentasche und las die Nachricht: »Großeinsatz in der City-Nord. Melde mich wieder, sobald ich mehr weiß.«

Er kippte seinen Scotch auf ex und sah Ivans weißen Maserati vom Gelände rasen.

EIN HALBES JAHR SPÄTER

1.

Sie hatten Glück. Simon fand einen Parkplatz direkt vor dem Flügelbau aus grau-beigem Stein. Die Fassade des Prachtbaus war mit zahlreichen Säulen geschmückt und über dem Gebäude erhob sich eine imposante Kuppel. In dem Fries über dem Hauptportal war eine Inschrift eingelassen.

»Ius est ars boni et aequi«, murmelte Frauke. »Der Leitsatz für eine gute und gleiche Rechtsprechung.«

Ein schöner Vorsatz.

Nur ungern verließen sie die wohlige Wärme des Autos, um Eiswölkchen in die Hamburger Innenstadtluft zu atmen.

Die Bäume auf dem angrenzenden Platz ragten kahl auf, und Raureif überzog den kurz geschorenen Rasen. Der Winter gab ein letztes Intermezzo.

Links und rechts des Platzes standen weitere palastartige Flügelbauten, die einander ähnelten.

Sie wandten sich von dem Kuppelbau ab nach links.

Ein kleines Fernsehteam stand auf dem Bürgersteig an einem U-Bahn-Eingang, die breite Straße und den linken Flügelbau im Rücken. Der Mann mit dem Mikrofon in der Hand drehte sich beim Sprechen leicht zur Seite und deutete mit der Hand hinter sich.

»… wurde aus internen Kreisen bekannt, dass sich heute hier in Hamburg die zuständigen Staatsanwälte und Beamten der Landeskriminalämter treffen, um die Ermittlungen zu koordinieren. Wegen der ausländischen Tochterfirmen von GP-

Tech und der Hackerangriffe auf verschiedene örtliche Kriminalämter hat sich nun sogar das Bundeskriminalamt eingeschaltet. Es gilt als sicher, dass der Hacker auch der Whistleblower ist, der Firmengeheimnisse von GP-Tech auf verschiedenen Internetplattformen wie WikiLeaks veröffentlichte. Seine Identität ist weiterhin unbekannt. Bislang gibt es keine offizielle Stellungnahme dazu, warum gegen Ivan Sendhausen wegen einer unbekannten männlichen Leiche ermittelt wird, die im Kofferraum einer Limousine in Mecklenburg-Vorpommern gefunden wurde. Die beiden Angestellten einer Casinokette, die den Leichnam über eine einsame Landstraße kutschierten, schweigen. Ivan Sendhausens Rechtsanwälte gaben keinen Kommentar dazu ab. Wo sich der zweite Geschäftsführer derzeit aufhält, ist nicht bekannt. Er soll …«

Sie zogen ihre Mützen tiefer in die Stirn, vergruben sich in ihre Schals und eilten unerkannt vorbei. An einer Ampel überquerten sie die mehrspurige Straße und stiegen die Stufen zu dem massigen Gebäude empor, das sich mit jedem Schritt weiter auszustrecken und aufzutürmen schien, als wollte es sie sowohl warnen als auch einnehmen.

Hier gab es nur am Eingang vier Säulen an drei hohen Portalen mit dunklen, stabilen Flügeltüren. Über dem mittleren stand in nüchternen Buchstaben in Stein gemeißelt: Strafjustizgebäude.

Sie betraten durch das linke Portal einen hell erleuchteten Vorraum. Alice fühlte sofort aller Augen auf sich gerichtet, obwohl sie wusste, dass es nicht so war.

Frauke schlug die Kapuze mit dem Fellbesatz zurück und wickelte sich aus ihrem roten Schal. Die grünen Wollhandschuhe stopfte sie in die Jackentaschen.

Simon zog seinen marineblauen Mantel aus und legte ihn sich über den Arm. Er trug ausnahmsweise Anzug, Hemd und Krawatte.

In der Mitte saß der Pförtner etwas erhöht in einem Kasten aus Holz und Glas. Dahinter erstreckten sich rechts und links dicke Glaswände mit Schleusen an den jeweiligen Enden.

Ein Mann mit einer schwarzen Robe über dem Arm eilte an ihnen vorbei und wurde von zwei kräftigen Männern in Uniform nach Vorzeigen seines Ausweises und dem Abnicken des Pförtners durch eine Schranke, die Stufen hinauf und durch die linke Schleuse gelassen.

Gleichzeitig stellte sich ein Besucher in den rechten Glaskasten und drückte seine Aktentasche an sich, damit sich die Tür schließen konnte.

Einen Moment später öffnete sich der Kasten auf ihrer Seite in den Vorraum, und der Besucher eilte die Treppen hinunter und an ihnen vorbei aus dem Gebäude.

Alice wäre ihm am liebsten gefolgt.

Ihr brach der Schweiß aus. Unter den aufmerksamen Blicken des Pförtners und der Uniformierten gingen sie ganz nach links auf einen Durchgang zu.

Dort saß eine mürrische Frau in einem weiteren Glaskasten, an den sich ein Gepäckscanner und ein Metalldetektor anschlossen. Ein Mann wartete hinter dem Detektor.

Simon zog ein Schreiben hervor und zeigte es der Frau, die es kurz las und sie dann harsch weiterschickte. Alice schälte sich nun auch aus ihren Winterschichten, legte die Sachen in einen Plastikkorb, als sie dran war, und passierte den Detektor. Sie war froh, dass sie schnell durchkamen und unbehelligt zu dem Raum gelangten, der in Simons Schreiben angegeben war. Zum ersten Mal fand hier eine Befragung statt, und noch kannte niemand ihre Gesichter.

Vor dem besagten Raum unterhielten sich eine Frau im hellen Hosenanzug und ein ebenfalls förmlich gekleideter Mann miteinander. Wahrscheinlich die Richterin und der Mann vom Bundeskriminalamt, die zum ersten Mal dabei waren. Sie blickten interessiert auf, als Simon freundlich nachfragte, ob sie hier richtig seien.

Alice hatte keine Lust auf eine weitere Vernehmung. Seit sie sich von ihrem Versteck aus – einem Ferienhaus von Simons und Fraukes Onkel in Mecklenburg-Vorpommern – an einen Journalistenfreund von Ron gewandt hatten, waren sie von einer Fragerunde zur nächsten getingelt. Sie unterzog sich allen Tests, weil sie hoffte, dass man ihre Gesundheit weiter stabilisieren konnte, wenn nicht nur TENEG ihren Fall erforschte.

Anfangs hatte sich Alice davor gefürchtet, ein Experiment zu sein, ein Freak, den man zur Besichtigung in den Medien ausstellt. Aber sie trat gar nicht in Erscheinung. Der größte Teil ihrer Odyssee blieb wegen der schnell anlaufenden polizeilichen Ermittlungen unter Verschluss.

Zusammen wollten sie nun die Staatsanwaltschaft davon überzeugen, dass weder Alice noch TENEG schuld an Thomas' Tod waren, und sie mussten Alice' Geschichte offenbaren, damit sie frei sein konnte.

Also hob sie das Kinn, sah diese fremden Menschen so offen an, wie sie konnte, und folgte ihnen in einen unscheinbaren Raum. Das einzig Besondere waren die Sprossenfenster. Ansonsten gab es PVC-Belag, einfache Tische mit Holzplatten, unbequeme Stühle, Tischmikrofone und ein schwarzes Aufnahmegerät. Es roch staubig und schwach nach kaltem Zigarettenrauch.

An den drei zusammengeschobenen Tischen in der Mitte des Raums saßen bekannte Gesichter: der Mann und die Frau von den Landeskriminalämtern Hamburg und Niedersachsen und die Staatsanwälte.

Die beiden Neuen hatte man ihnen vorher angekündigt. Die Richterin hatte etwas mit einem Durchsuchungsbefehl zu tun, und das Bundeskriminalamt war mit im Boot, weil

GP-Tech jede Menge offizielle und inoffizielle Verbindungen ins Ausland unterhielt und weil Viktor nach wie vor sein Unwesen im World Wide Web trieb. Soweit sie wussten, war er abgetaucht, bot seine Diente aber meistbietend und erfolgreich auf einschlägigen Seiten im Darknet an.

Alice rieb sachte mit dem Zeigefinger über den Knochen hinter ihrem rechten Ohr. Es war noch immer sehr empfindlich, nachdem Viktor damals bei TENEG haarscharf daran vorbeigeschossen hatte und dann vom Gelände verschwunden war.

Ron hatte bei seinem Notruf eine Personenbeschreibung abgegeben, sodass sie ihn verfolgten. Das gab den Geschwistern die Chance, sie einzusammeln und unentdeckt mit ihr zu verschwinden.

Seitdem lag Alice jede Nacht wach und fragte sich, wann Viktor wieder auftauchen würde. Stand sie in einem Laden, drehte sie sich ständig um, weil sie das Gefühl hatte, von ihm beobachtet zu werden, seinen warmen Atem im Nacken zu spüren. Wofür hatte er sie laufen lassen, wenn nicht dafür, sie wie eine Maus ein Stück rennen zu lassen, um sie am Ende doch zu töten.

Sie setzten sich den Ermittlern gegenüber. Zuerst waren sie misstrauisch gewesen, hatten Alice und die Geschwister verdächtigt, weil sie weggelaufen waren, aber allmählich ließen sie sich überzeugen. Seitdem zogen sie das Netz um Ivan und Gerrard immer enger und waren Viktor auf den Fersen.

»Dürfen wir das Gespräch wieder aufnehmen?«, fragte der Kriminalbeamte aus Hamburg. »Dann sparen wir uns für heute den Protokollführer.«

Sie stimmten alle zu.

Frauke stellte ihr Handy auf stumm, damit sie nicht mitten in der Befragung von einem wiehernden Esel unterbrochen wurden.

Alice merkte, dass sie an ihren Fingernägeln kaute, und klemmte ihre Hände zwischen Oberschenkel und Sitzfläche.

Die großgewachsene schwarzhaarige Staatsanwältin aus Niedersachsen übernahm auch diesmal wieder die Führung. Sie schlug einen dicken Aktenordner auf, entnahm ihm einen braunen DIN-A4-Umschlag und zog einen Packen Fotos heraus. Vier davon legte sie vor Alice auf den Tisch. Das erste zeigte ein blasses, schlaffes Gesicht mit geschlossenen Augen. Das Gesicht eines Toten. Gänsehaut überzog Alice' Arme.

Das Bild daneben zeigte die digitale Rekonstruktion der lebenden Version.

»Kennen Sie diesen jungen Mann?«, fragte die Staatsanwältin.

Alice sah sich noch einmal die grauen und teilweise schütter gewordenen Haare des Toten an, erkannte die ersten Falten und einen Hautausschlag am Hals, der ihr sehr bekannt vorkam.

»Ja, er war einer von uns. Ein oder zwei Jahre jünger als ich. Er ist tot, oder?«

Die Staatsanwältin presste kurz die Lippen aufeinander und nickte. »Was ist mit den beiden anderen?«

Das sagte sie leiser, und Alice musste den Kopf nach rechts drehen, um sie zu verstehen. Auf dem rechten Ohr hörte sie immer noch schlecht. Ob sich das jemals wieder geben würde, konnte ihr niemand sagen.

»Der eine Mann arbeitet für GP-Tech. Ich habe ihn oft am Tor gesehen, wenn ich mit meinen Eltern ankam. Den anderen Mann kenne ich nicht.«

»Sind das die Fahrer?«, fragte Simon. »Ich dachte, die arbeiten für ein Spielcasino.«

Die Staatsanwältin nickte erneut.

Das waren also die beiden Männer gewesen, von denen der Fernsehreporter draußen gesprochen hatte. Man hatte sie wegen eines defekten Rücklichtes angehalten, sich wegen ihrer unglaubwürdigen Geschichte den Kofferraum öffnen lassen und die Leiche des Jungen gefunden. An dem Casino, für das sie offiziell arbeiteten, war Ivan Gerüchten zufolge stiller Teilhaber.

»Haben Sie den toten Jungen untersucht?«, fragte Alice.

»Warum interessiert Sie das?«, fragte die Staatsanwältin.

»Weil er schon so früh graue Haare bekommen und einen ähnlichen Hautausschlag am Hals hat, wie ich ihn auf dem Arm hatte.« Alice zupfte an den Enden ihrer nur noch schulterlangen Haare. Mittlerweile braun durchgefärbt. Ihr gefiel weder ihre neue Haar- noch ihre neue Augenfarbe. Sie würde sich daran gewöhnen müssen.

»Wir haben Untersuchungen durchgeführt, die jedoch unter Verschluss bleiben«, warf der Kriminalbeamte aus Hamburg ein und beugte sich vor.

Alice wehte ein Hauch seines herben Aftershaves in die Nase. Er und sein Staatsanwalt hatten sie schon mehrfach in die Mangel genommen, um herauszufinden, ob sie mit Viktor gemeinsame Sache machten. Der Berühmtheit wegen und um die Konkurrenz auszustechen. Aber es gelang ihnen nicht, weil es nicht stimmte.

Die Fotos wurden wieder eingesammelt und zwei andere auf den Tisch gelegt. Alice besah sich die Bilder ganz genau, doch die beiden selbstbewusst in die Kamera lächelnden Männer waren ihr völlig unbekannt.

»Das sind GP-Techs ehemalige Geschäftsführer«, sagte Frauke und sah an Alice vorbei zu ihrem Bruder.

Simon beugte sich ein Stück vor und schaute sich die Bilder ebenfalls an. »Stimmt. Der eine ist vor, der andere während der Übernahmeverhandlungen umgekommen. In der Branche wurde von merkwürdigen Zufällen gemunkelt.«

»Haben Sie Beweise für ein Verbrechen?«, fragte der Hamburger Staatsanwalt.

Simon schüttelte den Kopf. »Es waren nur Gerüchte.«

Die Staatsanwältin sah Alice fragend an.

»Die kenne ich nicht.«

»Das war vor deiner Zeit.« Frauke strich ihr flüchtig über die Schulter. Mittlerweile schreckte sie nicht mehr vor der Berührung zurück.

Wieder wurden die Fotos gegen zwei andere getauscht. Eins davon war ein Passfoto.

Den einen Mann kannte keiner von ihnen.

»Wer ist das?«, fragte Frauke.

»Wenn Sie ihn nicht erkennen, spielt das keine Rolle«, sagte die Staatsanwältin freundlich, aber bestimmt.

»Auf Passfotos sieht man immer komisch aus, oder?«, fragte Alice und holte Luft, um zu fragen, ob sie ein besseres Foto hätten. Der Kriminalbeamte aus Hamburg kam ihr zuvor: »Jetzt erkennt man ihn nicht mehr, fragen Sie also nicht nach einem aktuelleren Foto.«

Beklommen starrte sie das Bild an. War er Viktor in die Quere gekommen? Dann konnte sich Alice vorstellen, was mit seinem Gesicht passiert war. Sie musste an den Flur bei TENEG zurückdenken. An Thomas. Für einen Moment schloss sie die Augen. Dachte an die grüne Wiese, die Picknickdecke und zwei freche Ponys mit Strubbelmähne. Besser. Erleichtert öffnete sie die Augen.

Simon zog das zweite Foto zu sich heran. »Das ist mein ehemaliger Studienkollege. Er hat uns auf Alice aufmerksam gemacht.«

»Haben Sie das Telefongespräch noch einmal Revue passieren lassen? Was haben Sie im Hintergrund gehört? Warum hat er das Gespräch plötzlich abgebrochen?«

»Ich kann Ihnen nicht mehr sagen. Dennis hat mich einige Zeit nach der Tagung angerufen und um Hilfe gebeten. Er hat an alte Zeiten appelliert. Im Hintergrund waren die

Geräusche eines Bahnhofs zu hören, aber ich habe keine der Durchsagen verstanden.«

»Warum hat er ausgerechnet einem bei der Konkurrenz arbeitenden ehemaligen Studienfreund sein Herz ausgeschüttet und um Hilfe gebeten?«, fragte der Kriminalbeamte aus Hamburg.

»Eben weil ich bei der Konkurrenz arbeite und ein alter Freund bin?«, fragte Simon zurück.

Der Hamburger Staatsanwalt hob eine Augenbraue, und sein Ermittler verschränkte die Arme vor der Brust. »Sie werden von der wissenschaftlichen Sensation profitieren, wenn sie erst veröffentlicht ist.« Er nickte zu Alice hinüber. »Bekommt Ihr alter Freund etwas ab?«

Ich bin keine Sensation und kein Projekt. Ich bin ein Mensch!

»So war das nicht«, brauste Frauke auf.

»Fragen Sie ihn selbst«, sagte Simon und schob das Foto wieder zurück. »Bei mir hat er sich nicht wieder gemeldet seit diesem Anruf.«

»Wissen Sie, wo er sich momentan aufhält?«, fragte die Staatsanwältin.

»Nein, aber Sie haben seine Telefonnummer.«

»Sagen Sie uns Bescheid, wenn er wieder anruft«, sagte sie und sammelte die Fotos ein.

Simon zog die Augenbrauen zusammen, doch bevor er etwas sagen konnte, fragte die Staatsanwältin: »Wissen Sie, wo sich dieser Viktor aufhält?«

»Gott sei Dank nicht«, rutschte Frauke heraus.

»Er hat Ihnen geholfen«, sagte der Staatsanwalt aus Hamburg.

Simon schüttelte den Kopf. »Er hat uns gejagt, mit einer Schusswaffe bedroht und einen Kollegen getötet.«

»Und er hat Ihnen geholfen«, wiederholte der Staatsanwalt.

»Er hat uns Informationen geschickt«, sagte Simon. »Dieselben Informationen, die er auch an die Presse, Unikliniken und Forschungsinstitute geschickt hat. Er sucht selbst nach Antworten.«

Kurz nachdem sie an die Öffentlichkeit gegangen waren, hatte Viktor dem Journalistenfreund von Ron weitere Insider-Informationen über die Arbeit von GP-Tech geschickt.

»Seit der E-Mail haben wir nichts mehr von ihm gehört«, sagte Frauke.

»Wenn er sich wieder meldet, müssen wir das unverzüglich wissen«, sagte die Staatsanwältin. »Und hüten Sie sich vor der Presse.«

»Behindern Sie vor allem nicht die Ermittlungen mit Ihren wissenschaftlichen Enthüllungen«, warf der Hamburger Ermittler ein.

»Uns blieb nichts anderes übrig, als die Geschichte publik zu machen«, verteidigte Frauke ihr Vorgehen zum wiederholten Male. »Sie hätten Alice niemals in Ruhe gelassen.«

Sie waren wieder dort angelangt, wo sie schon oft in den Befragungen gelandet waren. Keiner von ihnen konnte erklären, warum Viktor ihnen geholfen hatte.

»Die Presse kann einem nützen, aber auch bei lebendigem Leib verspeisen«, sagte der Hamburger Staatsanwalt, warf einen Blick auf sein Smartphone, das vibrierte. »Entschuldigen Sie mich einen Moment.« Er stand auf und verließ das Zimmer.

»Sie werden eine Ausbildung beginnen?«, fragte die Staatsanwältin und faltete die auf dem Tisch liegenden Hände.

»Ja, ich darf bei TENEG anfangen und verdiene dann mein eigenes Geld«, sagte Alice.

»Das freut mich für Sie.« Sie lächelte Alice aufrichtig an. »Wenn Ihnen noch etwas einfällt, melden Sie sich bitte.«

»Natürlich«, murmelte Alice.

»Ich danke Ihnen, dass Sie sich die Zeit genommen haben«, sagte die Staatsanwältin und stand auf. Alle anderen folgten ihrem Beispiel.

Alice war als Erste zur Tür raus und wartete im Flur auf Simon und Frauke. Die anderen blieben im Raum. Ihr war das ganz recht. Sie wollte weg hier und ihr neues Leben beginnen. Es so lange wie möglich genießen.

Schweigend gingen sie zum Ausgang.

Erst betrat Simon den Glaszylinder und wurde auf der anderen Seite wieder hinausgelassen. Auch Frauke passierte die schreckliche Schleuse ohne Probleme.

Alice zögerte unter dem strengen Blick des Uniformierten, schwitzte, obwohl sie die Jacke noch über dem Arm trug.

Frauke lächelte aufmunternd und winkte sie zu sich.

Alice stellte sich in den Zylinder, die Glastür ging zu, und es fühlte sich an, als bräuchte die Tür zum Ausgang eine Ewigkeit, um sich zu öffnen. Aber letztlich tat sie es. Alice zog ihre Jacke über, flüchtete die Treppe hinunter, den Geschwistern vorweg und aus der Tür ins Licht.

Die Sonne schien von einem wolkenlosen Himmel.

Das Fernsehteam auf der gegenüberliegenden Straßenseite war verschwunden.

»Das ist doch eine herrliche Luft zum Laufen«, sagte Frauke und strahlte Simon an.

Der machte ein schockiertes Gesicht. »Es ist saukalt.«

»Dann zieh dich warm an«, sagte Frauke und lachte.

»Wir haben uns zu einer Tour verabredet, und du wirst dich nicht drücken.« Frauke zeigte mit dem Finger auf ihn.

Er hob die Hände, als würde er mit einer Waffe bedroht. »Hatte ich nicht vor.«

»Ich hoffe, es geht ihm gut«, sagte Simon leise und sah nach, ob jemand hinter ihnen stand.

»Wem?«, fragte Frauke.

»Dennis.«

»Er konnte bestimmt abtauchen«, sagte Frauke.

Sie alle wünschten es ihm.

Simon wandte sich an Alice. »Wir wollen nach dem Laufen essen gehen. Möchtest du mit uns kommen?«

War sie schon so weit?

Brauchten sie nicht eher Abstand voneinander, nachdem sie monatelang aufeinandergehockt hatten?

»Nein«, sagte sie lächelnd. »Danke fürs Fragen. Ich werde morgen meinen Personalausweis abholen, und dann möchte ich früh ins Bett gehen, damit ich fit für meinen ersten Arbeitstag bin.« Mit ihrer Ausbildung blieb sie in der Nähe. In Simons Nähe.

»Du wirst es nötig haben«, sagte Simon und zwinkerte ihr zu.

Sie versteckte ihr rot werdendes Gesicht, indem sie den Kopf senkte, um ihre Mütze anzuziehen.

Danach streifte sie die Handschuhe über und warf einen Blick auf ihre reparierte Uhr.

Es war Zeit, neu anzufangen.

2.

Viktor war zurück. In Hamburg. Auf der gegenüberliegenden Straßenseite verschwand der Generalstaatsanwalt soeben im Strafjustizgebäude. An ihm vorbei traten Alice und ihre Samariter aus der Tür.

So sieht man sich wieder.

DANKSAGUNG

Mein besonderer Dank gilt Susanne Bienwald. Ohne ihre Offenheit und selbstlose Liebe zu Texten und Literatur, wäre dieser Roman nie geworden, was er jetzt ist.

Pascalina Murrone danke ich für die Chance, die sie mir und meinem Roman gibt.

Anke Küpper hat mit kleinen Taten große Wirkungen erzielt: Sie stellte den Kontakt zu Susanne Bienwald und später zu HarperCollins her. Und so nahm die Geschichte ihren Lauf …

Meiner Lektorin, Mareike Fröhlich, danke ich für ihre klaren, immer ausgewogenen Ansagen und dafür, dass sie genauso auf dem Gas steht wie ich. Ich habe viel von ihr gelernt.

Susann und Sonja Thurau schenkten mir durch ein erstes Testlesen Selbstbewusstsein und viele Anregungen, zum Beispiel für ein besseres Ende.

Ich bin meiner Schwester, Astrid, für ihre unermüdliche Unterstützung und Motivation dankbar.

Dank auch an Sarah Koch und das Team von HarperCollins, die von der Vertragsverhandlung über das Lektorat bis zum Cover einen tollen Job gemacht und dabei nie ihre gute Laune verloren haben.